U0339266

现代动脉粥样硬化的
基础与诊疗学

主 编　郭绪昆　关大顺　高玲玲　孙　姗

主 审　张明谏　关子安

天津出版传媒集团

天津科技翻译出版有限公司

图书在版编目(CIP)数据

现代动脉粥样硬化的基础与诊疗学/郭绪昆等主编. —天津:天津
科技翻译出版有限公司, 2012. 11
ISBN 978 - 7 - 5433 - 3136 - 5

Ⅰ.①现…　Ⅱ.①郭…　Ⅲ.①动脉粥样硬化—诊疗　Ⅳ.①R543.5

中国版本图书馆 CIP 数据核字(2012)256387 号

出　　　版:天津科技翻译出版有限公司
出　版　人:刘 庆
地　　　址:天津市南开区白堤路 244 号
邮政编码:300192
电　　　话:022 - 87894896
传　　　真:022 - 87895650
网　　　址:www.tsttpc.com
印　　　刷:山东临沂新华印刷物流集团有限责任公司
发　　　行:全国新华书店
版本记录:889 × 1194　16 开本　19.5 印张　0.75 印张彩插　600 千字
　　　　　2012 年 11 月第 1 版　2012 年 11 月第 1 次印刷
　　　　　定价:88.00 元

(如有印装问题,可与出版社调换)

编委名单

主　编　郭绪昆　关大顺　高玲玲　孙　姗

副主编　于　兰　卢玉川　刘战英　高　晟　胡德龙
　　　　　　滕寿英　吴先杰　卢绍禹　刘　丹

编　委　(按文章出现先后为序)
　　　　　　关大顺　卢玉川　张明谏　滕寿英　关锡祥　吴先杰
　　　　　　胡德龙　蔡平生　郭绪昆　杜继英　卢绍禹　郝月红
　　　　　　刘战英　孙　姗　孙蓉媛　关子安　高　晟　赵子军
　　　　　　郝　娜　杨耀琳　于　兰　李美娟　郑日忠　刘春英
　　　　　　高玲玲　刘　丹　章臣桂　王娜俐

主　审　张明谏　关子安

序　言

　　很高兴应我的校友(上海交通大学医学院,原上海第二医科大学)关大顺的邀请为他们主编的《现代动脉粥样硬化的基础与诊疗学》一书作序,这也是我本人的莫大欣慰。

　　近年来有关动脉粥样硬化领域内论著并不少见,但尚未见到学术水平较高、内容丰富精彩、令人满意的著作。《现代动脉粥样硬化的基础与诊疗学》一书在几位主编的精心策划、周密思考下,收集了国内外大量的有关文献,组织了京津两地二十余位有着丰富临床、教学、科研经验的专家教授,结合各自专业的实践经验,统筹安排、通力合作,终于完成了《现代动脉粥样硬化的基础与诊疗学》这一著作,是值得庆贺的。

　　该书编排新颖,共十篇,60万字,图180多幅(包括彩图44幅)。开始的概论及病因两大篇,编者有意突出动脉粥样硬化的总概念,详细分析了多种易患因素,以期引起读者的重视。后续的机制篇和病理篇全面地阐述了动脉粥样硬化的病理生理、病理学等方面基础医学知识,由于请到对基础医学有丰富经验的专家执笔,内容深入浅出、条理清晰明朗,具有较高的学术水平。接下来的是本书的精华部分——脏器篇,由于涉及内容广泛,多为临床极为关注的问题,如高血压、冠心病、急性心肌梗死、心绞痛、心源性猝死、脑梗塞及与动脉粥样硬化密切相关的伴发病及并发症,故把脏器篇分为上、中、下三篇,对临床常见疾病的各种临床表现、先进的诊断技术及超早期的诊断和早期治疗等都做了详尽深入的阐述,对指导读者今后的临床工作有一定的实际意义。最后一篇也是极为重要的一篇,全面介绍了动脉粥样硬化疾病非药物治疗和药物治疗以及中医辨证施治等。

最后，应对关子安教授表示祝贺，在他的关怀和指导下本书得以顺利出版。关老早年留学东洋，归国后长期致力于医学实践研究和教学工作，曾先后主编出版多部极有价值的医学专著，而今虽已年迈却不减当年，仍辛勤笔耕不辍，为我国的医学事业作出了卓越的贡献。我衷心祝贺《现代动脉粥样硬化的基础与诊疗学》一书的出版，并愿向同道郑重推荐此书。

李清朗

2012 年早春

李清朗　教授，主任医师，国内著名心脑血管疾病专家及医学健康教育家。最早享受国务院特殊津贴。1949年肄业于上海圣约翰大学医学院。曾任北京友谊医院、北京积水潭医院、北京同仁医院内科教授及内科主任医师。中国老年学会心脑血管病专业委员会资深教授委员，曾担任中华医学会心血管病专业委员会北京分会副主任委员，中华医学会内科学会北京分会委员，中国中西医结合学会心血管专业委员会副主任委员兼北京分会主任委员，中国保健协会理事。曾担任《中华内科杂志》编委，《心肺血管病杂志》编委，《中西医结合脑血管病杂志》副主编，《药物与人——相约健康》《心血管病防治知识》杂志编委。曾获第二届美国东方医学研讨会论文一等奖、北京市科学进步二等奖。历任北京市人民政府专家顾问委员会顾问。主编《心血管病诊疗防治》《健康金钥匙——走向健康长寿之路》等著作，参加编写《当代内科学》及《华夏内科学》等书。

前　言

　　动脉粥样硬化是临床极为常见的疾病,主要累及大、中型动脉,其病因尚未完全明了,但已公认高胆固醇、高血压、吸烟等是引起本病的主要危险因素。在多种致病因素作用下导致全身动脉血管管壁增厚、内膜脂质斑块沉着、管壁僵硬、管腔狭窄,从而引起机体各主要脏器如心、脑、肾等血流供应减少或阻断,出现严重的并发症,如心绞痛、心肌梗死、脑中风,甚至猝死等。其致残率和致死率很高,已受到医学界和老百姓的广泛关注。围绕动脉粥样硬化的病因、预防、诊断和治疗,国内外开展了大量的科学研究,并取得了丰硕的成果。

　　事实上就人类而言,随年龄的增长动脉硬化几乎是不可避免的,只是发病危险因素的有无是疾病进展的关键所在。当前随着人们生活水平的提高和社会竞争的加剧,动脉硬化趋向年轻化,20岁左右心肌梗死的患者并非罕见。因此该病的早期诊断,排查发病危险因素,及早采取措施防微杜渐进行有针对性地干预和治疗是非常重要的。

　　《现代动脉粥样硬化的基础与诊疗学》一书对动脉硬化的机制和治疗做了详细的阐述,重点对动脉粥样硬化所导致的冠心病、脑血管病、高血压病、颈动脉硬化、肾动脉硬化、下肢动脉硬化和眼动脉硬化等危及人们生命安全的部分,进行了细致的分析和论述。该书参考了国内外近年来大量的医学文献,吸收了许多新概念、新理论和新成果,汇聚了几十位临床专家的经验和智慧。其内容具有很高的权威性,文字通俗易懂。该书的出版不仅让临床医学工作者获益匪浅,而且会给关注健康生活方式的普通百姓带来福音。说实话,我们一直期待有这样一部有关动脉粥样硬化的专著出现,如今成为现实,以飨读者。

本书共十篇,约60万字,附图180多幅(包括彩图44幅)。我们期待着为百姓的健康工程添砖加瓦,但由于当今世界科学技术日新月异,加上编著者学识有限,本书难免有疏漏之处,希望读者指正和谅解。

本书撰写过程中承蒙北京铁路局天津铁路疾病预防控制中心给予大力支持和天津医科大学东院图书馆杨伟利同志提供国内外有关资料。在此一并致谢!

编者

2012年早春

目 录

概论篇
关大顺　卢玉川

病因篇（易患因素）
关大顺　卢玉川(1～12)

张明谏(13～14)

机制篇

滕寿英 关大顺 关锡祥

病理篇

吴先杰 胡德龙 蔡平生

脏器篇(上)

脏器篇（中）

脏器篇（下）

周围动脉粥样硬化篇

并发症篇

防治篇

概论篇

关大顺　卢玉川

动脉粥样硬化是累及全身动脉管壁增厚、管腔变细的系列病变总称。其累及部位和进展程度不同,就有不同的分类和分期。

1　概述

动脉粥样硬化(atherosclerosis，AS)是动脉管壁增厚硬化、管腔缩小的进行性和增生性病变的总称，也是原发性非炎症性动脉疾病的总称，也是大部分各种动脉硬化如脑动脉硬化(动脉硬化性脑梗塞、短暂性脑缺血发作/小卒中、动脉硬化性痴呆)、冠状动脉粥样硬化性心脏病(心肌梗死、心绞痛、心源性猝死)、肾动脉硬化症和主动脉硬化症/小动脉硬化症（主动脉瘤、肠系膜动脉闭塞症)等血管性疾病的致病源头。

动脉粥样硬化是引起心脑血管疾病的起因。随着人民生活水平的提高，生活方式发生了很大变化，丰富的食物、体力劳动日益减少、过度饮酒、吸烟、日益紧张的生活节奏使得我们的动脉越来越早地开始硬化，从而导致各种心脑血管疾病的发生。2006年国家卫生部关于《中国卫生事业发展情况统计公报》中报道，我国心血管疾病的流行趋势与全球完全相符，心血管疾病从1990年起一直是国人的主要死亡原因，目前已占全国总死亡人数的1/3强，成为第一死亡原因。如果不加以控制，到2020年我国心血管疾病死亡将再增加50%。因此控制心血管疾病的蔓延成为我国21世纪提高人民健康水平的重中之重。

2　定义

动脉粥样硬化是由脂质、复合碳水化合物、血液等成分的灶状积累而形成血栓和出血，还因结缔组织和钙质沉积构成种种复杂特发性的内膜病变，并延伸到动脉中层，逐渐退变和钙化，导致血管弹性丧失，致中小肌型动脉管腔受阻，因而影响供应组织和器官缺血或坏死。

3　分类与分期

类型分类有四种：
①脑动脉粥样硬化症；
②冠状动脉粥样硬化症；
③肾动脉粥样硬化症；
④周围动脉硬化症。
临床分为四期[1]：
①无症状期(隐匿期)：从早期病变无症状开始到累及器官病变出现症状。
②缺血期：血管狭窄，器官缺血产生的症状。
③坏死期：血管内血栓形成(管腔闭塞)，产生器官组织坏死的症状。
④纤维化期：长期缺血，器官组织纤维化和萎缩而引起症状。

参考文献

[1] 陈灏珠. 实用内科学.11 版. 北京：人民卫生出版社,2002：1359–1363.

病因篇（易患因素）

关大顺　卢玉川(1~12)
张明谏(13~14)

动脉粥样硬化的病因涉及因素较多，甚至有些还不甚明了，其中有年龄、性别、生活习惯、地理环境、遗传和疾病因素等。

动脉粥样硬化的病因目前尚不清楚。众所共识认为是由于多种易患因素(促进因素)或危险因素(risk factor)所致。兹将主要的易患因素略述之。

1 年龄、性别与动脉粥样硬化

动脉粥样硬化从 10 岁开始，先从动脉血管内膜出现脂肪纤维条纹斑 (fatty streak fibrous plaque)或脂肪斑(fatty plaque)，但内膜依然光滑，无凸起现象。以后随着年龄增长累及动脉中层，表现为溃疡、钙质沉积、血栓、出血等病变。当进入 40 岁左右时，进展较快，更加明显表现出冠状动脉粥样硬化性心脏病、脑梗塞、肾动脉硬化症、主动脉硬化和小动脉硬化(高血压病)等。

性别方面，男性多于女性，男女比例为 2:1。患动脉粥样硬化的正常女性，其高密度脂蛋白(HDL)平均水平高于男性；而低密度脂蛋白(LDL)平均水平低于男性。尤其是在性成熟期的女性，患动脉粥样硬化的危险性明显低于男性，可能由于女性雌激素的保护性作用所致。此种保护性作用到绝经期即宣告消失，所以适合雌二醇治疗。

2 职业与动脉粥样硬化

从事脑力劳动者的动脉粥样硬化发生频率高于体力劳动者，因为脑力劳动者经常处于工作紧张状态，精神压力较大，故发生动脉粥样硬化的概率较高。

3 地理的病理学与动脉粥样硬化

从流行病学调查获悉，居住在血清总胆固醇浓度高地区的居民，主动脉或(和)冠状动脉粥样硬化(心肌梗死)的发生频率明显高于居住在血清总胆固醇浓度低地区的居民。特别是欧美地区居民动脉粥样硬化发病率明显高于亚洲地区居民。其主要易患因素是西方人饮食结构的特点，一般摄入高热量食物和较多的动物脂肪、糖类食品，或者是患家族性高胆固醇血症较多，往往促使青年人患心肌梗死频率增高，成为死亡率的首位。另外由于人类在社会上并非孤立的，而是周围自然环境的一员，譬如衣食住行均不同程度受到赖以生存自然环境的影响。更因为各地区现代化工业建设，其发展进度和工业性质的不同，对各地区自然生态的影响也不尽相同，故影响到各地区动脉粥样硬化发生频率的差异。

4 吸烟与动脉粥样硬化

纸烟(cigarette)中含有尼古丁、苯并芘、一氧化碳、亚硝胺及微量放射性砷(arsenic,As)、钋(polonium,Po)等 10 余种元素，其中一氧化碳产生的烟雾经吸入后进入血液中，促进碳氧血红蛋白(carboxyhemoglobin)的浓度较非吸烟者明显升高。致使血管壁通透性增强，导致氧在血管壁发生变化，从而使胆固醇(CH)、甘油三酯(TG)、游离脂肪酸(FFA)均堆积在血管壁上，破坏血管壁的脂质水平。另外尼古丁可促进肝素(heparin)复合体的形成，并与血管壁上的甘油三酯相互作用，使甘油三酯的加氢裂化功能降低，加重血管壁损伤的进展，是各种类型弹力性动脉病变发病频率上升的原因之一。

值得关注的是吸入二手烟雾(被动吸烟)者在血管损伤方面不比吸烟者轻。根据《英国医学杂志》[BMJ,2009,338(12):462]发表的文章表明，对 4809 名 50 岁以上不吸烟人群的认知功能测试，采用唾液标本测定可替宁(尼古丁代谢产物，烟草暴露标志物)的含量。结果吸入二手烟人群认知功能受损的危险度增加，可替宁水平呈高值(OR=1.70)，说明不吸烟者二手烟暴露与认知功能受损的相关性最强。其机制是吸入二手烟雾损伤血管，使脑血管血液供给减少。

5 饮酒与动脉粥样硬化

根据日本木村氏报道，心绞痛患者饮用月桂冠酒 180mL，10min 后进行心电图检查发现 T 波暂时性变深，30min 后检测血清甘油三酯明显上升(2.2~4.4mmol/L)并持续 2h 后恢复。Di Luzis Losowsky、Beard 等人也有类似的报道。另外 Scheig 等认为酒精具有增加甘油三酯在肝脏合成的作用。还有报道，习惯性大量饮酒者的脑出血、脑血栓发生概率明显高于非习惯性大量饮酒者，两者对比观察结果经统计学处理后有显著性差异。研究者发现少量到适量饮酒有保护心血管的作用，大量或超量饮酒将增加心血管病的危险性。何谓少量或大量？男性大概 1~2 杯，女性 1 杯，每杯酒精含量为 10~14g 为适量。过量饮酒(binge drinking)为男性一次 4 杯以上，女性 3 杯以上，而血液中酒精浓度超过 0.08% 以上者可增加心血管事件或死亡率。饮酒时还要看酒品类别，当前主要的有 4 种：啤酒、葡萄酒、鸡尾酒、蒸馏酒又称烈酒(spirit)等。其中啤酒含酒精浓度约为 3%~4%，对心血管起到保护作用；烈酒类(白酒、白兰地、威士忌、朗姆酒)酒精浓度较高，可增加心血管疾病危险性。Kerr 等(美国加州艾莫里维尔酒精研究小组) 通过对人群的酒精与缺血性心脏病(IHD)研究，证实适量饮酒起到保护作用，大量饮酒却有害，尤其是大量饮酒可致甘油三酯水平显著升高。

6 饮茶、咖啡对动脉粥样硬化的利弊

6.1 饮茶、咖啡对动脉粥样硬化的弊端

茶、咖啡主要含有咖啡因(caffeine)，均属天然性刺激性嗜好食品饮料。对动脉粥样硬化疾病的研究经过临床实验证实：将速溶咖啡(instant caffee)12g(18mg caffeine)溶解于 500mL 温水中饮用，30min 后测定血清血脂质、血糖、乳糖、丙酮酸(pyruvic acid)等。结果：饮用速溶咖啡组，确认游离脂肪酸比对照组明显增高，这是由于儿茶酚胺(catecholamine)的介入引起游离脂肪酸持续高值，加速甘油三酯的合成，干扰血糖、血脂代谢平衡，增加动脉粥样硬化的进展。然而关键在于茶、咖啡

的饮用浓度、饮用量、浸泡温度和时间是否适当。一般饮用速溶咖啡每日 3 杯，每杯含咖啡因 25mg(相当红茶咖啡因 100mg，绿茶 70mg)，按此种饮用浓度，可减少游离脂肪酸的产生，因而不会加重动脉粥样硬化。

6.2 饮茶对动脉粥样硬化的裨益

国人以饮茶为主，且其成为日常生活中不可缺少的保健饮料。但饮茶究竟对动脉粥样硬化有何裨益，本文首先从 6 种茶叶所含的主要有效成分予以阐释。

6.2.1 绿茶

通过杀青工艺，未经发酵，其中茶多酚等有效成分并未被破坏的茶树新叶称为绿茶，如碧螺春、龙井、信阳毛尖、黄山毛尖、茉莉花茶等。绿茶每杯含咖啡因 70mg，含鞣酸 10%~20%。如果能够单纯提取茶中的茶黄烷醇(tea flavanols, TF)，经过实验研究证实具有降低甘油三酯和纤维蛋白原(FIB)含量的作用，还能提升高密度脂蛋白和抗凝血酶Ⅲ(AF-Ⅲ)指标，因而减少动脉管壁内皮细胞的损伤，增强抗血小板的凝聚和释放能力，防止血栓的形成，从而减缓动脉粥样硬化的进展。

根据《美国医学会杂志》[JAMA,2006,296(10):1255]报道，饮用绿茶可显著降低全因死亡率和心血管病死亡率，特别是绿茶的饮用量与心血管病死亡率之间的相关性，明显强于与全因死亡率之间的相关性，其中与卒中死亡率相关性最强，尤其是女性强于男性。再从绿茶饮用量观察，饮茶每日不到 1 杯与每日饮用 1~5 杯以上比较，其心血管病的死亡率明显下降 16%~21%。由此可见绿茶浓度和饮用量适当对抑制动脉粥样硬化很有裨益。

6.2.2 乌龙茶

乌龙茶为半发酵茶，茶叶周边呈红色，中间为绿色，兼备绿茶和红茶的特点，因而适合多数人饮用，如铁观音、大红袍等均属于此类。

由于茶叶中含茶碱，具有溶解脂肪、降低胆固

醇、增强心肌收缩、扩张冠状动脉等功能，对冠状动脉粥样硬化的抑制起到有利作用。2002 年日本大阪大学蛋白质研究所代谢生化学家永井克也报道，乌龙茶中含有抑制生物钟紊乱的物质，经动物实验已证实此种功能。

6.2.3 红茶

红茶为完全发酵茶，由于发酵致茶多酚氧化呈茶色素，如安徽祁门产祁红、云南产的滇红均属此类。因为茶叶中含有维生素、叶绿素、茶氨酸和 γ-氨基丁酸等成分，故可调节脑能量代谢，增强老年人的记忆力。

6.2.4 普洱茶

普洱茶因茶色素黑又称黑茶，经过压缩工艺处理，是为了便于储存（20~50 年）或者长途运输。该茶在储存或运输期间开始发酵故又称发酵茶。经实验研究，普洱茶具有降血脂功能，故对抑制动脉粥样硬化有益。

还有两种茶，黄茶和白茶，产于安徽福建两省，因缺少有价值文献，难以叙述。

茶叶中除上述各类茶叶所含的有效成分外，还有儿茶素以及矿物质中的微量元素等，对心血管也有良好作用。

7　食盐和调味剂与动脉粥样硬化

7.1　食盐

食盐与动脉粥样硬化的相关性已受到国际临床医学家的瞩目。以食盐与高血压病的相关性而言，我国早在 3000 年前的《黄帝内经》中就有记载："咸者，脉弦也。"此后到 3 世纪医学家王叔和所著《脉经》，因脉象触及如按在琴弦上，呈波形特点，主波上升顶点后触觉到暂时平坦期，故称弦脉。此脉与应用现代脉搏描记器所见相似，高血压病患者触及弦脉约占 50%。

食盐与动脉粥样硬化的相关性，还是从《黄帝内经》说起，对心脏的记载："心在窍为舌，主血脉循环，为五脏之主，神志思维活动中枢，为人体生命活动的中心。"可见我国医学家早已对心血管的功能做了精辟的诠释，称心脏病为"胸痹"、"厥心痛"、"真心痛"等，缘由多食、肥、甘、咸所致。更因为冠心病乃心血管病的一种，应体悟到与诊脉的相关性，据中国医学史记载，公元 25~57 年东汉初期医学家涪翁著《诊脉法》记载："罹胸痹症结者，脉象可触及促、结、代三种。"促脉：脉数（快）不规则间歇；结脉：脉缓（慢）不规则间歇；代脉：脉象快慢正常有规则间歇。由此可见，我国对食盐与心血管相关性的认识早于西方国家。

1904 年 Ambard 等指出，高血压患者减少食盐摄入量，高血压病的发病率明显下降。1945-1948 年 Grollmann 和 Kempnenr 等报道，提出食盐摄入量与高血压的发病率有密切相关性。日本秋田县进行流行病学调查发现每人每日食盐摄入量 26g，致使高血压病发病率明显升高。后来日本人终于有所悟，认识到食盐摄入量过剩是造成肾脏负担加重的主要因素，也是给老年人带来循环障碍和水肿的祸端。

食盐每日摄入量究竟应该多少算合理呢？据报道，非洲土著人每日摄入量 5g 以下，高血压病的发病率较低。欧美除特殊人群外，每日食盐摄入量限制在 1g 以下，但长期持续下去难以做到。另据报道，食盐摄入量与高血压的研究，分为甲乙两组：甲组食盐每日摄入量为 0.5~1.5g，乙组食盐每日摄入量 4~5g。结果两组对高血压的降压效果未见明显差异。从而公认正常成年人食盐每人每日摄入量 6g 左右，其中应包括酱油（含食盐 16%~20%），豆酱（含食盐 5%~12%）和其他酱制品（腐乳）在内，然而食盐的摄入量，还要依据个人的体重或季节做适当的调配。

肾脏髓质结构是主宰排出水钠的关键性通道，由于长期持续性高盐饮食，钠摄入量过剩，损伤肾脏髓质内肾小管和血管内皮细胞以及使血管内皮素 α、β-受体平衡失调促使血压的依赖性升高，容量增加，致使血压的敏感性升高；另一方面，非血压依赖性受损，通过氧化应激反应，促使生长因子 β（TGF-β）上调，引发肾皮质氧自由基产生增多，成为肾功能不全的重要发病机制之一（图 2-1）。

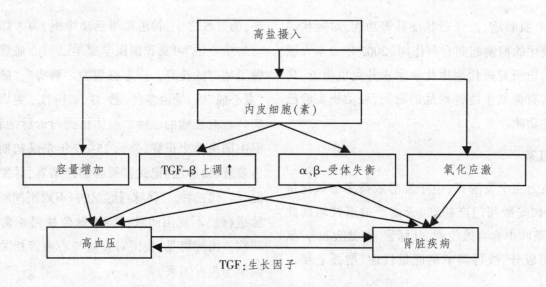

图 2-1　高盐摄入与高血压病和肾脏疾病的相关性

许多证据证实，饮食中氯化钠摄入量超过 1000mmol/L，收缩压和舒张压分别增高 2.3mmHg（0.31kPa）和 1.5mmHg（0.20kPa）。因此限制食盐摄入量，成为非药物治疗高血压的重要渠道之一。更值得注意的是，高盐摄入还会消减血管紧张素转换酶抑制剂（ACEI）和血管紧张素受体拮抗剂（ARB）对高血压病的治疗效果。

高盐与高血压和动脉粥样硬化相关性的预防，必须从生命早期（婴儿期或妊娠期）开始。就以动脉粥样硬化为例，儿童在 10 岁时，业已见到大血管内膜粥样斑，提醒生命早期动脉粥样硬化已具萌芽期。关于高盐与血压的动物实验，采用盐敏感性大鼠，喂饲 8% 盐水后，6 周龄大鼠的血压升高幅度大于 31 周龄大鼠。结果表明大鼠年龄越小高血压升高越高，有力说明预防高血压病必须从生命早期开始限盐，这才是良策。

7.2　调味剂（佐料）

调味食品如生姜、蒜、辣椒等，从来就对高血压病、肾病、胃炎等具有刺激性损伤性。其虽然有促进食欲或其他有益功能，但非本章所论。兹于对动脉粥样硬化的影响，香辣佐料除促使自主神经亢进引发高血压外，其他研究尚待感兴趣者去完成。

8　应激与动脉粥样硬化

8.1　概述

应激（stress）一词当前被广泛使用，表达多种意思。根据使用范围不同，其意义各异。从量上分为过多应激和过少应激；从质上分为有益应激和有害应激。呈现非特异性反应。应激有躯体的、心理的（情感的）、生理的、生物学的、物理化学的和社会环境等所造成机体产生紧张状态，导致丘脑下部-脑垂体-肾上腺皮质系统介导的全身性适应综合征。并与内分泌、自主神经、精神神经和免疫系统等彼此关联。本章因篇幅所限，仅对动脉粥样硬化并发症中的冠状动脉粥样硬化和高血压病的应激反应略加阐述。

8.2　应激与动脉粥样硬化

冠状动脉综合征诱发于情感激动等因素比较常见。我国早在 3000 年前《内经》记载"真心痛"（心绞痛）、"胸痹"（冠心病）缘由七情内伤（心理的）所致。西方国家 1768 年 Heberden 确认心绞痛诱发于情感应激。1915 年 Cannon 报道应激引起循环系统疾病是借助于神经内分泌来实现，成为循环系统的

"身心病"，特别是心律失常。1936 年 Menninger 等揭示冠心病患者的性格多以攻击型性格为主。1962 年 Bayers 和 1981 年 Carruthers 等发表同样报道，解释冠心病患者处于情感应激状态表现为争强好胜、富于攻击性和紧张性等特点。此类人群尿液检验，尿中可见香草扁桃酸(vanillymandelic acid,VMA)和去甲肾上腺素(noradrenaline)的排泄量增加，致使儿茶酚胺也增加。由此可见儿茶酚胺增加主要与去甲肾上腺素相关，因此加强血液中的脂质，促使游离脂肪酸活性，增加中性脂肪和胆固醇的合成，是动脉粥样硬化病因之一。

1981 年 Erbel 等指出，由于紧张、愤怒、焦虑不安等冲动神经传至丘脑下部前后核和侧核，通过反射作用再由传出神经导致交感神经受体活动起来，影响冠状动脉血管舒缩调节功能失衡，导致心率增加，血管口径缩小，引起冠状动脉痉挛性心绞痛。据报道，由于应激诱发的心绞痛约占 48.8%。Weiss 报道，43 例心肌梗死有 16 例与急性感情激动有关；还有 21 例由慢性应激所致。另据报道，剧烈恼怒后 1h 内发生心肌梗死的危险度最高。Friedman 等对性急、易怒、争强好胜、不甘落后的特异型性格 A 型行为模式人群，经过 8 年随访调查的缺血性心脏病发生率 A 型人群比 B 型（对照组）人群高出 2 倍以上。因此在治疗缺血性心脏病的同时，还应从身心方面着手，方可获得全面效果。

8.3 应激与高血压病

原发性高血压病主要是由于环境因素和遗传因素相互作用下所致多因素的疾病。加上心理、身心等应激反应，致使高血压病更趋复杂化。特别是高血压病中的身心相关性，从生物学机制而言，"心"者，实际就是脑功能。此功能通过大脑传递情报模式进行，其传递途径有二：一是来自机体外部信息途径，主要为外部环境刺激各种受体器官（视、听、味、嗅、皮肤、肌肉）等感觉后，使其向心性上升，最终传递到大脑皮质感觉联合部；二是来自机体内部信息途径，通过神经纤维上行内脏感觉神经传递

途径，通过交感神经-脊髓通路到达脑内，即所谓的本体感觉信息向心传递途径。Framingham 研究表明，通过 18~20 年的观察，处于高度紧张和焦虑状态的中年男性高血压病发生率比无紧张和焦虑的中年男性高血压病的发生率高出 2.2 倍。还有健康与应激问卷调查表明，78%的高血压病患者发病与应激相关。

9 遗传与动脉粥样硬化

1865 年孟德尔(Georg Maedel)命名遗传规律以来，更加证实彼此独立代代相传遗传基因的存在。此后遗传基因就成为现代生物学、现代医学研究中心的课题。动脉粥样硬化性心血管疾病的遗传基因属于常染色体显性多基因，主要有低密度脂蛋白受体基因，载脂蛋白 B、C、E(Apo B、C、E)和癌基因等。由此可见，因为脂质代谢障碍伴多种馏分（食油、煤焦油等液体在一定温度范围内蒸馏的成分）的增多，产生原发性高脂蛋白血症系列遗传缺陷征象。主要有 5 种遗传基因，其中 4 种与动脉粥样硬化相关（表 2-1）。

此种家族性系列遗传基因缺陷疾病多发生于近亲家族年龄较轻者之中，比无此种情况的人群高 5 倍，并与高脂血症、高血压病、真性糖尿病等同属于动脉粥样硬化的易患因素。虽然如此，得益于现代医疗措施，已能够减轻或者改变不利遗传因素，为人类繁衍后代提供良好健康体质。

10 高脂蛋白血症与动脉粥样硬化

10.1 概述

高脂蛋白血症(hyperlipoproteinemia,HL)又称高脂血症(hyperlipemia)。凡总胆固醇、甘油三酯、游离脂肪酸和磷脂(PL)，其中磷脂包括卵磷脂(lecithin)、脑磷脂(cephalin)、溶血卵磷脂(lysolecithin)、鞘磷脂(sphingomyelin)等，其中一项或几项异常增高统称高

表2-1 动脉粥样硬化遗传基因与相关疾病的致病原因

WHO	CM	LDL	HDL	TC	TG	Apo	BCE	酶	AS	并发症	原发性疾病	继发性（诱发性）疾病
Ⅰ罕见	↑				↑	凹 凹	△	LPL 凹 f	-	未控1型糖尿病	高CM血症	异常球蛋白血症，系统性红斑狼疮
Ⅱ		↑	↑	↑	↑	↑		-	+	CHD	家族性高胆固醇血症	肾病综合征，甲状腺功能减退伴肥胖症，库欣综合征
Ⅲ		↑		↑		凸		HTGL	+		家族性异常β脂蛋白血症	甲状腺功能减退，系统性红斑狼疮
Ⅳ常见		↑						LPL	+	CHD胰岛素缺乏	家族性高甘油三酯血症	肾病综合征，肾衰，饮酒过多摄入热，量过多，肝病
Ⅴ罕见	↑	↑			↑	凹	Ⅲ	LPL	+	CHD未控糖尿病	混合性高脂蛋白血症（高CM血症和高β-脂蛋白血症）	异常球蛋白血症，系统性红斑狼疮，酒精中毒
			↑	Ⅱ凹	凹 f							

注：↑:增高，↓:降低，f:受阻，凹:缺陷，△:缺乏，凸:突变，+:有，-:无。

脂蛋白血症。该症分为原发性高脂蛋白血症和继发性高脂蛋白血症两大系列。前者多由于家族性遗传基因缺陷引起脂质代谢障碍所致，后者多为其他各种疾病所引起。与动脉粥样硬化密切相关的属于前者，多由于血浆内脂质中总胆固醇、甘油三酯和磷脂等与载脂蛋白结合形成脂蛋白(lipoprotein)，经溶解后，如有低密度脂蛋白含胆固醇、胆固醇酯最多；极低密度脂蛋白(VLDL)含甘油三酯最多；高密度脂蛋白含蛋白最多。由此可见脂蛋白在动脉粥样硬化上起到极其重要的作用。由于脂蛋白是从脂质演变而来的，因此应熟悉脂蛋白的结构和性质。为了了解脂蛋白如何导致动脉粥样硬化形成，为防治寻找思路，首先从脂蛋白结构进行探讨。血清(液)中的脂质为疏水性，而脂质周围的蛋白主要为球蛋白，属于亲水性粒子。

10.2 脂蛋白的来源与构成

脂蛋白来源于复杂的多种脂质因子，直接参与细胞膜脂蛋白受体、载脂蛋白及脂肪酸在脂质转运过程中互相协调，保证脂质代谢水平。

脂质本属于非水溶性物质，通过与血清中游离脂肪酸和蛋白结合变成载脂蛋白，成为亲水性物质。脂质从形态上有大小之分，从密度上有轻重之别，故脂蛋白有不同类别。结合超速离心电泳密度分析，显示脂蛋白的性质和构成(表2-2)。

另外，还值得探讨的是脂蛋白所含脂酸不尽相同，并显示出各自不尽相同且又各有代表性，现以蛋白部分进行解释(表2-3)。

高密度脂蛋白α，其分子量为16 500~40 000，

表2-2 脂蛋白的性质及构成

电泳	漂浮度SF	离心比重	蛋白质*	脂质**				
				TG	PL	CE	CF	FFA
原点（静止）	CM 400	1.0	<2	85~90	9~60	2	1	<1
Pre-β	VLDL 20~400	1006	10	55	20	15	8	2
β	LDL 0~20	1006~1096	25~200	14	25	46	14	<1
α	HDL 2~3	1063~1210	35~60	17	44	28	6	6
蛋白	沉淀	>1210	99	0	<1	0	0	99

注：* 蛋白质为100其中数值；** 总脂质为100其中数值；SF:信号频率；CM:乳糜微粒；VLDL:极低密度脂蛋白；LDL:低密度脂蛋白；HDL:高密度脂蛋白；TG:甘油三酯；PL:磷脂；CE:胆固醇酯；CF:游离胆固醇；FFA:游离脂肪酸。

表2-3　各脂蛋白脂质中脂酸的构成

	软脂酸	软腊油酸	硬脂酸	油酸	亚油酸	花生四烯酸
CE SF0~10	19.7	3.3	4.8	29.6	31.5	3.9
SF 0~10	11.7	3.6	1.4	19.1	49.8	6.9
HDL 2~3	10.9	3.6	1.3	18.7	49.8	7.8
TG SF 10~20	25.5	4.5	4.7	36.1	19.2	1.4
SF 0~10	25.1	4.5	4.8	37.0	16.4	1.5
FFA HDL 2~3	25.3	4.4	5.3	35.6	16.5	1.5
PL SF 10~20	30.2	1.3	17.0	12.2	18.3	7.7
SF 0~10	28.8	1.2	15.7	11.5	19.7	9.6
HDL 2~3	27.3	1.3	15.6	11.7	20.1	108.0

注:CE:胆固醇酯;TG:甘油三酯;HDL:高密度脂蛋白;PL:磷脂;FFA:游离脂肪酸;SF:信号频率。

呈椭圆形。此种脂蛋白的蛋白部分称载脂蛋白(apopoprotein)α,并与氨基酸的成分已完全明确。总之，脂蛋白部分与氨基酸构成类似于乳糜微粒(CM)(表2-4)。另外还有一种脂蛋白的蛋白部分,在每个单位中又有各小单位(subunit)且全都一样,其分子量为30 000~31 000,而且每克分子(mol)中存在3个蛋白小单位,经仔细观察都是同样的均一性,其分子量为21 000,由于此种脂蛋白的缺陷,可患家族遗传性坦吉尔病(Tangier disease)。

低密度脂蛋白β,其分子量为(1.3~3.3)×10⁶ 大小值为150×350Å,呈椭圆形。此种蛋白部分称为载脂蛋白β,与氨基酸构成参见表2-4。该低密度脂蛋白β和极低密度β(pre-β)与氨基酸合成比较相似,此种载脂蛋白显示均一性,另一方面仅极少数在2个以上显示不均一性,这可能是由于部分肽(peptide)参与所致。凡是肝脏和各种组织细胞膜均有低密度脂蛋白受体,由于低密度脂蛋白合成过剩或异化障碍等,导致血液中低密度脂蛋白含量上升产生高胆固醇血症。又因为血液中载脂蛋白β合成障碍,致高密度脂蛋白中卵磷脂减少,而鞘磷脂增多,结果造成脂质与蛋白质合成受阻,因此导致β脂蛋白缺乏症(abetalipoproteinemia)。

极低密度脂蛋白per-β其直径为700~4500Å,表面厚度为20Å,主要由20%~30%蛋白质被覆其上。就以蛋白部分而言,仍然有些剩下的问题尚待解决。其中能够认定而确实存在的有载脂蛋白β,至于是否有载脂蛋白α,尚不明确。另外还有极其重要的载脂蛋白γ,含有丰富的亲和性磷脂质,近似低密度脂蛋白(表2-3)。此种脂蛋白已经在表2-1中表示。其含有丰富的甘油三酯,而甘油三酯是在肝内合成,属于内因性,因此对物质代谢有极其重要的作用。

乳糜微粒来源于消化食物中的脂肪,密度极低,大小为0.1~0.5μm,以脂肪酸及单酸甘油酯为

表2-4　人类脂蛋白中氨基酸的成分*

脂蛋白	VLDL(pre-β)	LDL(β)	HDL(α)
丙氨酸	80.9	98.5	54.4	75.8
精氨酸	36.5	35.1	30.6	39.3
天冬酰胺	79.8	93.3	93.6	71.7
胱氨酸	25.9	2.1	6.2	6.7
谷氨酸	120.0	106.1	106.4	152.6
甘氨酸	40.6	45.6	43.1	38.6
组氨酸	21.4	18.5	21.8	15.4
异亮氨酸	19.7	44.6	50.1	8.9
亮氨酸	83.6	93.9	98.1	110.1
赖氨酸	81.1	77.1	72.5	88.5
蛋氨酸	11.5	12.4	10.9	8.1
苯丙氨酸	39.8	46.8	45.0	32.7
脯氨酸	44.1	30.9	36.9	38.8
丝氨酸	58.0	79.1	75.8	58.2
羟丁氨酸	51.1	55.4	57.2	43.9
色氨酸	7.6	9.3	6.3	8.9
酪氨酸	27.7	27.0	29.4	28.6
缬氨酸	61.4	48.9	47.5	53.2

注:*表示100 000g氨基酸中的克分子数(mmol)。

主。经肠壁与95%外源性甘油三酯合成微量胆固醇和磷脂,再进一步与载脂蛋白α、β、γ结合成乳糜微粒。

10.3   高脂蛋白血症怎样导致动脉粥样硬化

除已知受损动脉血管壁和血液之间相互作用外,两者因果关系尚多,仅就脂质源性、血栓源性、循环炎症源性等作为简要的叙述。

10.3.1   脂质源性

主要为低密度脂蛋白和极低密度脂蛋白升高而高密度脂蛋白降低所致。由于升高的血脂沉积于动脉血管壁,引起内皮细胞灶状脱落,血管壁对血浆蛋白和脂蛋白的通透性升高,即渗入学说。正常人血管壁有巨噬细胞可发挥清道夫作用,将不断渗入血管壁的脂蛋白运走。若进入血管壁的脂蛋白过多,则巨噬细胞必然过度摄取,但巨噬细胞负载能力有限,引发溶酶体酯酶缺失和这些过度载脂的巨噬细胞死亡,从而释放出溶酶体蛋白酶及致炎的胆固醇衍生物。

10.3.2   血栓源性

血栓源性的发病机制是,由于异常的高密度脂蛋白损伤血管内皮细胞,使内皮细胞的抗凝血功能遭受破坏,受损的内皮细胞分泌纤维蛋白溶酶原(Pmg)减少,致血管纤维板破裂,引起纤维蛋白沉积。内皮细胞受损部位招来血小板激活因子且促使血小板积聚的凝血恶烷(thrombosane)的大量聚集,加上局部前列腺素E的减少,导致血管病变部位形成血栓。

10.3.3   循环炎症源性

高脂蛋白血症与动脉粥样硬化的炎症发病学说,20世纪80年代德国病理学家Ried和Wehner为代表的对动脉粥样硬化的炎症改变已有记载,近年来更深入探求对炎性产生过程做了比较详细的研究。动脉粥样硬化炎性病变属于慢性过程,多由于脂蛋白升高,内皮细胞受损,诱发炎性细胞的产生,主要有炎性胆固醇、白介素、γ-干扰素、肿瘤坏死因子(TNF-α)等。低密度脂蛋白由于颗粒小,容易透过血管内皮细胞间隙进入内膜下,并受多种氧化作用,变成氧化的低密度脂蛋白(OX-LDL),成为炎性分子的强力诱发物质,致单核细胞黏附于内皮上,促使循环单核细胞聚集,进入内皮变成单核-巨噬细胞,再结合低密度脂蛋白和脂蛋白残粒及脂质堆积形成动脉壁脂肪条。另外,血小板衍化生长因子(PDGF)和化学诱变剂诱导平滑肌细胞生长因子从中膜迁移到内膜,分泌大量胶原和弹性纤维蛋白,促进脂肪条向纤维斑块发展,最后形成动脉粥样硬化斑块[2]。

综合上述,各种发病机制学说再结合几种形态学所见(图2-2),不难了解高脂蛋白血症与动脉粥样硬化的全貌。

11   糖尿病与动脉粥样硬化

糖尿病引发血管损伤已是众所周知的事实。糖尿病会增加和加速动脉粥样硬化的发病率,其中包括冠状动脉疾病(CAD)、周围动脉疾病(PAD)和脑血管动脉疾病,大部分发生于2型糖尿病患者,约占90%。

11.1   糖尿病并发冠状动脉粥样硬化疾病

糖尿病并发冠状动脉疾病,因心肌梗死(MI)的发病率或死亡率均为20%,非糖尿病患者仅为3.5%。OASIS研究对不稳定心绞痛和无Q波心梗的联合调查时,仅糖尿病就增加57%的死亡率。Standl等研究高胰岛素血症与冠状动脉硬化疾病的相关性,研究对象为65名血脂阳性男性,至少有一支主要冠状动脉为有意义狭窄的冠状动脉疾病组和正常冠状动脉(NCA)组,给予75g葡萄糖进行口服葡萄糖耐量实验(OGTT),测负荷前、负荷后30、60、120min血糖值,并计算IRI总合(ΣBG、ΣIRI)和服糖前30min或60min的差值(△BG30、△BG60、△IRI30、△IRI60)。比较结果两组糖耐量无差异,但

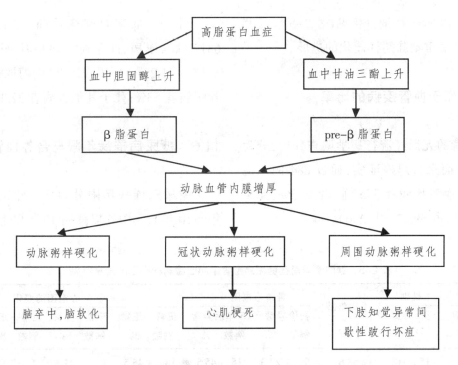

图2-2 高脂蛋白血症与动脉粥样硬化

CAD 组、∑IRI、△IRI 呈有意义的高值。对高胰岛素血症临界型糖耐量正常 41 名对象进行同样研究：CAD 组 ∑ IRI、∑ IRI/∑ BG、△IRI30、△IRI60 和 △IRI30/△BG30 呈有意义高值。研究表明，血脂阳性男性对内源性高胰岛素分泌与冠状动脉疾病成因有密切关系，尤其是糖耐量正常者，高胰岛素血症对冠状动脉疾病的进展起到促进作用[3]。更应认识到预防心肌梗死必须从预防动脉粥样硬化着手才有重要意义。

11.2 糖尿病并发脑血管硬化疾病

糖尿病患者发生猝死的危险性增加 150%~400%，其中主要原因是血糖控制不佳，造成危险性增高所致。糖尿病患者颈动脉粥样硬化斑块钙化的发生率较非糖尿病患者高 5 倍。糖尿病并发卒中的危险性较匹配的对照组高 3 倍。糖尿病并发卒中的危险性趋向青年患者，年龄小于 65 岁的糖尿病患者卒中危险性增加 10 倍以上。Baltimore Washington 青年卒中协作研究组调查 296 例缺血性卒中病例，受试者为 18~44 岁白人与黑人，结果表明，糖尿病大大增加了卒中的优势，比白人妇女多 23.1%；比黑人妇女多 8.3%。糖尿病对卒中预后的影响致使卒中引发痴呆的发生率增加 3 倍以上，复发的危险性也增加 3 倍，增加总死亡率及卒中相关疾病的死亡率。

11.3 糖尿病并发周围动脉粥样硬化

糖尿病罹患周围动脉粥样硬化的危险性增加 2~4 倍。糖尿病病程和严重病变与周围动脉粥样硬化疾病的发生率及病变程度密切相关，容易发生股动脉杂音(femoral arterial murmur)或足背动脉搏动消失，异常踝臂指数 (ankle-brachial index) 的发生率为 11.9%~16%。

11.4 糖耐量异常在糖尿病人群中的心血管病心电图异常所见

通过糖耐量测定，糖耐量异常 277 例，男性 168 例，女性 109 例，平均年龄 54.2 岁。其中已患糖尿病时间未满 5 年，初诊时心电图异常 9 例，占 27.3%；糖尿病患病时间超过 5 年，初诊时心电图异常 13 例，占 37.1%。5 年后两者的心电图异常病例明显上升，各占 45.5%、48.6%。详细分析见(表2-5)。尤其是胰岛素抵抗者加重动脉粥样硬化的进展。

11.5　糖尿病死于血管疾病的比率

糖尿病患者的死因经流行病学调查分析，分为两个方面：一方面来自尸检证实，通过 884 例尸检病例，其中死于血管疾病者 355 例，占 40.2%；死于其他疾病 529 例，占 59.8%(表2-6)。

另一方面来自临床诊断。Joslin Clinin 报道 6810 例糖尿病，死于血管疾病者 96.9%；死于其他疾病者 11.2%。平田报道 92 例糖尿病，其中死于血管疾病者 53%；死于其他疾病者 32.3%(表2-7)。

11.6　糖尿病罹病年限与合并血管疾病的比率

糖尿病罹病年限分为 3 个年限（<5 年、5~10 年、>10 年），其中均以罹病 10 年以上发生血管疾病

表 2-5　糖耐量异常在糖尿病患者中心血管病的心电图异常所见

糖耐量异常		性别		平均年龄	异常心电图				心电图的变化							
分类	例数	男	女		初诊异常		5 年后异常		正常→正常		正常→异常		正常→正常		正常→异常	
					例数	%	例数	%	例数	%	例数	%	例数	%	例数	%
糖尿病<5 年	33	15	18	53.6	9	27.3	15	45.5	15	45.5	9	27.3	3	9.1	6	18.2
糖尿病>5 年	35	20	15	56.1	13	37.1	17	48.6	16	45.7	6	17.1	2	5.7	11	31.4
无糖尿病	209	133	76	53.0	73	34.9	81	38.8	109	52.2	27	12.9	19	9.1	54	25.8
计	277	168	109	54.2	95	34.3	113	40.8	140	50.5	42	15.2	24	8.7	71	25.6

表 2-6　尸检糖尿病患者的死因

例数	血管疾病				合并其他疾病				
	心血管疾病	脑血管疾病	肾血管疾病	计	糖尿病昏迷	感染性疾病	恶性肿瘤	肝病及其他	计
884	67	66	222	355	123	127	130	149	529
%	7.6	7.5	25.1	40.2	13.9	14.4	14.7	16.9	59.8

表 2-7　临床诊断的糖尿病患者死因

报道者	例数	血管疾病(%)				合并其他疾病(%)					
		心血管疾病	脑血管疾病	肾血管疾病	计	糖尿病昏迷	低血糖昏迷	感染性疾病	恶性肿瘤	肝硬化	其他
Joslin Clinin	6810	51.0	31.3	14.6	96.9	0.9	1.1	5.4	0.4	1.1	2.3
平田	92	10.0	26.0	17.0	53.0	2.0	0.2	4.0	25.0	1.1	0

较高。心电图异常以 ST 段或 T 波为主。糖尿病患病时间越长，其血管疾病的发生概率越高，成为动脉粥样硬化是易患主要因素之一(表2-8)。

向红丁报道[3]，调查全国 30 个省、市、自治区，每省、市、自治区选择 2 个三级甲等医院，从 1991 年 1 月 1 日至 2000 年 12 月 31 日。住院糖尿病

24 496 例，男性 51.9%，女性 49.1%。1 型 2228 例，占 9.1%；2 型 22 268 例，占 90.9%。其中并发脑血管疾病为 12.2%，心血管疾病 15.9%，下肢血管疾病 5.0%，视网膜病变 15.1%，并发肾病 33.6%，并发神经系统疾病为 60.3%。本次调查结果显示我国糖尿病的并发症相当严重，值得引起关注。

表 2-8 各糖尿病患病年数与并发血管疾病

患病年数	例数	男	女	平均年龄	KW 期以上	高血压病	视网膜病变	心电图异常	尿蛋白阳性
<5 年	185	107	78	41.0	33(17.8)	75(40.5)	28(15.1)	56(30.3)	21(11.4)
5~10 年	149	101	48	42.2	50(33.6)	63(42.3)	37(24.8)	65(43.6)	25(16.8)
>10 年	92	59	33	46.7	44(47.8)	43(46.7)	38(41.3)	49(53.3)	20(21.7)
计	426	267	159	42.7	127(29.8)	181(42.5)	103(24.2)	170(39.9)	66(15.5)

注：括号内的数字为百分数。

总之，糖尿病在动脉粥样硬化致病因素中所占比率相当高，患病年龄较轻。对疾病进展相互促进，因此病情进展较快，主要原因为糖尿病伴随脂代谢紊乱、血小板黏附和聚集，促使胰岛素、性激素、生长激素以及儿茶酚胺等水平失衡，加上高胰岛素血症加速脂质合成，刺激动脉内膜平滑肌细胞增殖，加速了动脉硬化形成。

12 高血压病与动脉粥样硬化

高血压病（hypertensive disease）与动脉粥样硬化（atherosclerosis）的相关基础性问题是本章讨论的主要内容。关于高血压病详细内容见下文。在探讨之前，需从正常人血流动力学开始，缘起于心肌原动力，心脏射出血液进入体循环动脉血管与血管壁所施加的压力称为血压（blood pressure）。因为血管性质的差异，通过血管运输的血液量多少、流速快慢和流出阻力不同，加上血管壁的弹性作用，可允许容纳主动脉每一收缩期约一半血液，当舒张期由于弹性回缩促使血管中血液逐渐顺利畅通流向各级动脉分支。最终至小动脉（arterioles），其血管直径约 0.2mm，管壁几乎全为平滑肌。小动脉再分为更小的血管称为微血管——毛细血管，管径 5~8μm，长度 0.4~0.7mm，无壁层，仅有一层内皮细胞或鲁热细胞（Rouget's cell，为毛细血管的收缩细胞）遮盖衬托里面。毛细血管逐渐聚拢形成小静脉（venules），最后形成大静脉径路，将血液运回心脏。

心室收缩时射入主动脉的血液对应管壁施加的压力达到最高值的动脉血压称为收缩压（SBP）。

心室舒张末期所产生动脉血压的最低值称为舒张压（DBP），收缩压与舒张压之差称为脉压。正常状态下，从主动脉到小动脉的血压下降幅度为 20mmHg 左右，多则可达 50mmHg。

如前所述，动脉血管壁是由平滑肌细胞和弹力纤维所构成，负责维护血管壁弹性和柔性，以保障血液在血管中运输畅通无阻。但由于高血压病血管压力增高致血管壁平滑肌细胞和弹力纤维负担加重，且高血压病大部分发生在大小动脉硬化，导致动脉血管纤维组织增生，促使血管弹性和柔性减弱。加上动脉粥样硬化脂质类聚集黏附于血管壁，加重动脉血管壁增厚和管腔狭窄，随之管口直径变小，管径越小，血管阻力越大，加重血管压力升高。因此高血压病与动脉粥样硬化不但是密切相关的两种疾病，而且往往相伴互为因果。故高血压病是动脉粥样硬化的元凶，也是动脉粥样硬化的主要促进因子，并且加剧加快动脉粥样硬化的进展。要使血液在循环中畅通，必须具备完善的有效心脏发动机，再加上血管中流通的血液必须呈液体（黏稠度不高）状态严密无漏，更需要提高高血压病治疗的达标率或减少高血压病的发病率，才能取得两种疾病防治的双赢效果。

参考文献

[1] 傅辰生，丁小强. 盐与慢性肾脏疾病. 中国医学论坛报，2009,35(18):C4

[2] 关大顺，许先金，关子安，等. 现代代谢病与营养性疾病. 天津：天津科技翻译出版公司，2008:400-401.

[3] 向红丁. 我国糖尿病慢性并发症的流行病现状. 中国医学论坛报，2009,18(24):11.

13 维生素缺乏与动脉粥样硬化

维生素是维持人体正常生理活动所必需的有机化合物,它需要量小,必须从外界摄入,人体本身不能合成,不提供热量,一旦缺乏就会产生疾病。维生素分为水溶性与脂溶性两种。水溶性维生素溶于水,摄入过多会从尿液排出,也会干扰其他维生素的代谢;脂溶性维生素排出较慢,大量摄入会造成中毒。与动脉粥样硬化关系密切的有维生素 B_2、维生素 B_6、维生素 B_{12}、叶酸、维生素 C、烟酸、泛酸、维生素 D、维生素 E 等。维生素抗动脉粥样硬化的方式目前主要有两种学说:一种是抗氧化,清除自由基理论,另一种是降低血浆同型半胱氨酸。

动脉粥样硬化与许多因素相关,其中与自由基的相关性越来越受到人们的重视。高血脂和动脉粥样硬化均可引起自由基代谢紊乱。当血脂升高时,过多脂质沉积于血管内皮,使内皮产生的抗氧化酶含量下降,机体清除自由基的能力下降,产生大量自由基。自由基是一些带有未配对电子的原子、分子或化学基团,具有高度的反应活性。在生物体系中,自由基及其诱发的脂质过氧化反应均可对机体产生一系列有害影响,损害细胞,导致多种病理过程。自由基直接氧化细胞膜蛋白、膜脂质等,损伤血管内皮;自由基也促进血小板黏附、聚集、血栓形成;自由基间接氧化 LDL-C、HDL-C 和脂蛋白(α)等,加速动脉粥样硬化的进程,因此阻断氧自由基,对保护细胞的氧化性损伤是十分有用的。

血浆同型半胱氨酸是蛋氨酸在体内的代谢产物,由 S-腺苷-L-蛋氨酸经过脱甲基和进一步水解后形成。其代谢途径主要有两种:①同型半胱氨酸和丝氨酸在胱硫醚-β-合成酶(CBS)的催化下形成胱硫醚,这一途径称为转硫酶途径,是一不可逆过程,需要维生素 B_6 的参与;胱硫醚再进一步在 γ-胱硫醚酶催化下生成半胱氨酸和 α-丁酮酸,前者可参与蛋白质合成或转化成硫酸盐由尿

排出。②同型半胱氨酸在亚甲基四氢叶酸还原酶和蛋氨酸合成酶的催化下再合成蛋氨酸,前者需要维生素 B_6 和亚甲基四氢叶酸的辅助,而后者则以维生素 B_{12} 作为辅助因子,这一过程称为再甲基化途径。

同型半胱氨酸是蛋氨酸代谢途径中形成的一种含硫氨基酸,是能量代谢和许多甲基化反应的重要中间产物。流行病学和临床及实验研究证实,同型半胱氨酸是动脉粥样硬化、急性心肌梗死、脑卒中、冠状动脉病变以及外周血管病变等的独立或相关危险因子。叶酸、维生素 B_{12}、维生素 B_6、核黄素是同型半胱氨酸在体内代谢的重要辅酶,可降低血浆同型半胱氨酸含量,有助于心脑血管疾病的预防和治疗。

13.1 维生素 B_2

膳食中大部分核黄素是以黄素单核苷酸(FMN)和黄素腺嘌呤二核苷酸(FAD)辅酶形式与蛋白质结合存在。FAD 作为辅酶参与维生素 B_6 转变为磷酸吡哆醛的过程,而且核黄素缺乏可引起亚甲基四氢叶酸还原酶的活性降低,引起叶酸代谢异常。当核黄素水平较低或叶酸水平较低引起亚甲基四氢叶酸还原酶(MTHFR)活性降低时,S-腺苷甲硫氨酸(SAM)产量低,导致烟酸甲基化不足,同型半胱氨酸的水平上升,因此核黄素影响同型半胱氨酸的代谢。FAD 作为谷胱甘肽还原酶的辅酶,参与体内抗氧化防御系统,维持还原型谷胱甘肽的浓度。目前,中国营养学会推荐的膳食摄入量为:成人男性 1.4mg/d,女性 1.2mg/d。大量服用尚未见不良反应。食物来源主要是奶类、蛋类、肉类、动物内脏、谷类、绿叶蔬菜等。

13.2 维生素 B_6

维生素 B_6 参与转硫途径,同型半胱氨酸在胱硫醚-β-合成酶作用下,以维生素 B_6 为辅酶,与丝氨酸缩合为胱硫醚,最终裂解为 α-丁酮酸和半胱

氨酸,大多数半胱氨酸被氧化通过肾排出体外。维生素 B_6 是此过程中必需的辅酶因子,此途径除了合成半胱氨酸以外,还能有效降解甲基转移中不需要的过剩同型半胱氨酸,因此维生素 B_6 的缺乏也会引起同型半胱氨酸增多。目前,中国营养学会推荐的食物摄入量:成人 1.2mg/d。食物的主要来源有肉类、谷类、蔬菜,尤其是坚果含量较高,植物性食物的生物利用率低于动物性食物。大量服用维生素 B_6 制剂的不良反应有感觉神经异常,停止服用,症状缓解。

13.3　叶酸和维生素 B_{12}

叶酸和维生素 B_{12} 参与再甲基化途径。在蛋氨酸合成酶的作用下以维生素 B_{12} 为辅助因子、以 5-甲基四氢叶酸(5-MTHF)为甲基供体参与同型半胱氨酸合成蛋氨酸。甲基供体的形成依赖于 5,10-亚甲基四氢叶酸(5,10-MTHF)及亚甲基四氢叶酸还原酶(MTHFR),维生素 B_{12} 则是蛋氨酸合成酶(MS)的必需辅助因子。叶酸、维生素 B_6、维生素 B_{12}、核黄素是影响同型半胱氨酸浓度的重要营养因素,叶酸、维生素 B_{12} 缺乏会引起体内同型半胱氨酸浓度升高,造成高同型半胱氨酸。据报道,约 2/3 的高同型半胱氨酸是由于叶酸、维生素 B_{12} 缺乏引起的,特别是叶酸被认为是影响同型半胱氨酸水平最重要的因素。血清叶酸及维生素 B_6、维生素 B_{12} 浓度与血浆同型半胱氨酸水平呈负相关。补充叶酸、维生素 B_6、维生素 B_{12}、核黄素可降低血浆同型半胱氨酸水平。Bazzano 等进行了一次营养健康调查(NHANES)研究显示叶酸摄入量与脑卒中、脑血管疾病的危险性呈负相关,提示增加叶酸摄入量是预防脑血管疾病的重要途径。He 等认为叶酸摄入量可降低缺血性中风的危险性,高叶酸摄入量者缺血性脑卒中相对危险度降低。维生素 B_{12} 与缺血性脑卒中危险度也呈负相关。Endres 等使用无叶酸饲料喂食小鼠 3个月,然后形成大脑中动脉缺血模型,与对照组相比发现,试验组小鼠血浆同型半胱氨酸浓度较高,神经功能缺损严重,梗死灶体积较大,烟酸损伤也

较严重。Kim 等使用含叶酸饲料和正常饲料喂食大鼠 8 周,发现无叶酸组大鼠血浆叶酸浓度降低,血浆同型半胱氨酸浓度上升,脑组织电镜观察显示无叶酸组大鼠血管内皮细胞肿胀,线粒体退化,血管周围组织纤维化。线粒体退化,血管周围组织纤维化。另外研究显示高半胱氨酸(Hcy)浓度与血管内平滑肌细胞 DNA 合成和细胞增殖呈剂量依赖关系,高浓度组细胞数量增多,叶酸可拮抗 Hcy 的这种作用。还有一些研究显示叶酸可改善内皮细胞功能紊乱。综上所述,叶酸、维生素 B_6、维生素 B_{12}、核黄素缺乏是心脑血管疾病的一个危险因素,叶酸摄入量与心脑血管疾病呈负相关,但维生素 B_6、维生素 B_{12}、核黄素与心脑血管疾病的关系尚有争论,仍需进一步研究。

13.4　维生素 E

又名生育酚,有 8 种异构体,其中 α-生育酚在自然界分布最广,含量最丰富,活性最高,是生育酚中的有效成分。维生素 E 在预防动脉粥样硬化的作用:第一,在非酶抗氧化系统中是重要的抗氧化剂,能清除体内的自由基,阻断自由基引发的链反应,防止细胞膜、细胞器膜和脂蛋白中多不饱和脂肪酸、细胞骨架及其他蛋白质的巯基受自由基和氧化剂的攻击;第二,维生素 E 能抑制 LDL 脂质过氧化作用,改善氧化 LDL 诱导的内皮细胞功能紊乱、VSMC 的氧化损伤;第三,维生素 E 还有抑制血小板在血管表面凝集和保护血管内皮的功效,也是其预防动脉粥样硬化的一方面;第四,有研究报道维生素 E 可显著抑制同型半胱氨酸诱导的VSMC 增殖,与它的抗氧化性没有关系,而可能与它对蛋白激酶 C 的抑制有关。维生素 C、胡萝卜素和硒与维生素 E 有抗氧化互补作用。中国营养学会推荐维生素 E 适宜摄入量成年人 14mg/d。维生素 E 只能在植物中合成,植物绿色的叶子及其他绿色部分含量都较丰富。长期摄入维生素 E 制剂1000mg/d,会出现头痛、视物不清、疲乏等症状,停止摄入,症状逐渐消失。

13.5 维生素 C

维生素 C 是体内重要的水溶性抗氧化剂,在抑制血浆中脂质过氧化物生成、阻断脂质过氧化作用、促进四氢叶酸合成、维持巯基酶活性、清除自由基、降低血胆固醇、延缓动脉粥样硬化的发生和发展方面有着很重要的作用。国家营养学会推荐成人100mg/d。维生素 C 主要来源是新鲜的蔬菜和水果,如辣椒、茼蒿、苦瓜、豆角、菠菜、鲜枣、柑橘等。如果摄入量超过 2g/d 会引起恶心、腹痛、红细胞破坏、泌尿道结石等,停止服用,症状逐渐消失。

13.6 烟酸

又名维生素 B_3、维生素 PP、尼克酸、抗癞皮病因子。烟酸和盐酸酰胺都是吡啶的衍生物。烟酸抗动脉粥样硬化作用机制是:①降血脂,通过抑制脂肪酶,使甘油三酯不易分解成游离脂肪酸;②降低血黏度,使高密度脂蛋白数量增加,加快外周血管中的胆固醇向肝内转移;③防止血栓形成,降低血浆中脂蛋白 α 水平,增加前列环素释放,从而扩张血管、抑制血小板聚集,防止血栓形成。

实验观察到,两种剂量烟酸均具有抑制血浆及肝脏胆固醇、甘油三酯升高的作用,对多种脂质成分有调节作用,是综合性脂质失调患者的理想治疗药物,是其抗动脉粥样硬化的原因之一。实验结果显示烟酸还具有一定的抗氧自由基的作用。丙二醛是脂质过氧化的分解产物之一,过氧化物歧化酶(SOD)是体内一种重要的抗氧化酶,可通过歧化作用消除超氧阴离子,保护细胞免受氧自由基的损害。实验表明烟酸可抑制血浆及肝脏丙二醛升高,同时可提高 SOD 活力,呈剂量依赖性,尤其以大剂量组为显著,这提示烟酸可有效地预防 SOD 失活,抑制脂质过氧化,烟酸抗氧自由基的作用可能是其抗动脉粥样硬化的又一机制。由此可见,烟酸不仅具有直接调血脂,防治动脉粥样硬化的作用,而且可能通过抗氧化作用防治动脉粥样硬化及其并发

症——心、脑血管疾病。国家营养学会推荐的成人摄入量:男为 14mgNE,女为 13mgNE。烟酸的食物来源主要有动物的肝、肾、瘦牲畜肉、鱼及坚果,乳和蛋中虽然烟酸含量不高,但色氨酸较多,可转化为烟酸。谷类的烟酸存在于种子皮中,精细加工后损失大部分。

13.7 维生素 D

维生素 D 主要功能是提高血浆钙和磷的水平到超饱和的程度,以适应骨骼矿物化的需要,表现为促进肠道对钙、磷的吸收,促进肾脏对钙、磷的重吸收,促进钙沉积及骨钙分解,使体内钙、磷处于动态平衡。研究表明,动脉壁钙化和动脉壁上的脂质沉积是动脉粥样硬化最显著的特征。已知人类动脉粥样硬化的沉积物中钙磷灰石的含量可高达 71%,其含量与动脉粥样硬化的病变程度呈正相关。大剂量维生素 D_3 作为钙离子诱导剂,联合高脂饲料建立动脉粥样硬化模型已有报道。因此推断人类大剂量摄入维生素 D_3 合并高脂膳食,使血钙磷长期处于高水平,导致钙磷在软组织沉积,也是导致动脉粥样硬化的重要因素。长期摄入不应当超过 25μg/d。营养学会推荐的摄入量为成人 5μg/d。食物来源主要有鱼肝油、鸡蛋、动物肝脏。人体表皮内含有 7-脱氢胆固醇,经阳光中的紫外线照射可转变成维生素 D_3。人类通过食物和阳光得到的维生素 D 一般不会引起中毒,摄入过多的维生素 D 制剂和强化食品会发生中毒。中毒的症状有厌食、呕吐、腹泻、头疼、关节痛、嗜睡等。

13.8 泛酸

又称遍多酸或维生素 B_5,是一种水溶性维生素,可协助糖类、脂肪分解转化为能量,参与机体许多重要物质的合成和分解代谢,制造及更新机体组织。泛酸在体内转变成辅酶 A 或酰基载体蛋白参与脂肪酸代谢反应。泛酸也可增加谷胱甘肽的生物合成,从而减缓细胞凋亡和损伤。实验证明,泛酸会对

遭受脂质过氧化损伤的细胞和大鼠具有很好的保护作用。泛酰巯乙胺可降低胆固醇和甘油三酯的浓度。泛酸广泛存在于自然界的各种食物中,含量最丰富的天然食物是蜂王浆、金枪鱼等。人类获取泛酸的主要来源有动物内脏、肉类、鸡蛋、蘑菇、坚果、绿色蔬菜和某些酵母,全谷类食品也是其良好的来源,但精细加工会使泛酸大量丢失。

14 微量元素硒缺乏

人体内的硒大部分以含硒蛋白的形式存在,如谷胱甘肽过氧化物酶、硫氧还蛋白酶,参与氧化还原反应,通过消除脂质氧化物,阻断活性氧和自由基的致病作用,起到预防治疗动脉粥样硬化的作用。营养学会推荐成人摄入 $50\mu g/d$。食物含硒的多少主要取决于产地土壤的含硒量,动物内脏和鱼类含量较高。过量进食高硒食物会引起中毒,表现为脱发和指甲变形。

参考文献

[1] 何晶伟,周瑞华,魏剑芬,等.4种B族维生素、同型半胱氨酸与心脑血管疾病.山东医药,2010,50(36):110-111.

[2] 张军,齐晓勇,李英肖,等.叶酸、维生素 B_{12} 对老年高血压伴高同型半胱氨酸血症患者血清同型半胱氨酸、一氧化氮、血压水平的影响.中国老年病学杂志,2008,28(1):39-41.

[3] Tarkun I,Ceti NA rslan B,Canturk Z,et al. Homocysteine concentrations in type 2 diabetic patients with silent myocardial ischemia:a predictive marker.*J Diabetes Complications*,2004,18(3):165-168.

[4] Van Guelpen B,Hultdin J,Johansson I,et al. Folate,vitamin B_{12} and risk of ischemic and hemorrhagic stroke: a prospective, nested Case-referent study of plasma concentrations and dietary intake [J]. *Stroke*,2005,36(7): 1426-1431.

[5] Bazzano LA,He J,Ogden LG,et al. Dietary intake of folate and risk of stroke in US men and women: NHANES I epidemiologic follow up study. *Stroke*,2002,33 (5): 1183-1188.

[6] HeK,Merchant A,Rimm EB,et al. Folate,vitamin B_6,and B_{12} intakes in relation to risk of stroke among men. *Stroke*,2004,35(1): 169-174.

[7] Kelly PJ,Shih VE,Kistler JP,et al. Low vitamin B_6 but not homocyst(e)ine is associated with increased risk of stroke and transient ischemic attack in the era of folic acid grain fortification.*Stroke*,2003,34(6): 51-54.

[8] Endres M,Ahmadi M,Kruman I,et al. Folate deficiency increases postischemic brain injury. *Stroke*,2005,36(2): 321-325.

[9] Kim JM,Lee H,Chang N. Hyperhomocysteinemia due to short-term folate deprivation is related to electronmicroscopic changes in the rat brain. *J Nutr*,2002,132(11): 3418-3421.

[10] Lonn E,Yusuf S,Arnold MJ,et al. Homocysteine lowering with B vitamin in AS vcular disee. *N Engl J Med*,2006,354 (15):1567-1577.

[11] 邹彤,刘楠,李树德,等.维生素E抑制同型半胱氨酸介导的血管平滑肌细胞增殖.南方医科大学学报,2007,27(6):783-784.

[12] 冯一,蔡威.抗氧化营养素与肥胖的研究进展.中华内分泌代谢杂志,2005,21(4):385-386.

[13] 丁岩,郑培良.烟酸占替诺治疗心脑血管病的药理学基础.中国临床药理学杂志,2006,22(3):232.

[14] 赵娟,李相军,孙波,等.维生素 D_3 联合高脂饲料建立大鼠动脉粥样硬化模型.实用医学杂志,2009,25 (21):3569-3572.

[15] 杨延辉,肖春玲.泛酸的功能和生物合成.生命的化学,2008,28(4):448-451.

[16] 杨旭辉,马建慧,朱敏恒,等.烟酸抗高脂血症鹌鹑氧自由基和脂质过氧化作用.中国药理学通报,2005,21(8): 993-995.

机制篇

滕寿英　关大顺　关锡祥

动脉血管有其特殊的结构。动脉粥样硬化的机制尚不十分明了，其中引人关注的是脂质源性学说、内膜源性学说和血栓源性学说。

1 概述

动脉粥样硬化（atheroselerosis，AS）一词早在1904年就已提及，经过基础和临床科学研究已有百余年历史，现已明确 AS 是全身性、系统性、连续性疾病。尽管如此，对发病机制尚不明确，主要由于原因十分复杂，除前述 14 种易患危险因素外，尚有脂蛋白 α、甘油三酯、高同型半酰胺血症、纤溶功能异常、胰岛素抵抗和糖耐量异常以及感染和炎症等近 300 余种易患危险因子。在探讨发病机制之前，首先熟悉血管结构，为进一步了解发病机制的认识增添力度[1]。

正常血管无论动脉还是静脉其结构大致近似。现仅就动脉血管壁而言，分为内膜、中膜和外膜三层。

1.1 动脉血管壁的结构

动脉血管壁是一种有序层次结构，主要成分在内膜腔表面覆以光滑扁平的内皮细胞，内皮细胞下层可见部分平滑肌细胞和内弹力膜以及少量细胞外基质。特别是内皮细胞和平滑肌细胞两者相互联系是通过网络结构沟通，发挥代谢作用，其中以内皮细胞所产生生长调节素即抑素，抑制平滑肌细胞增生。在正常情况时，血管壁中膜既有收缩性(收缩性表型)功能，并且胞浆内充满收缩丝、肌动蛋白和球蛋白，这些细胞在血管壁中均能起到收缩作用，加上抑素的抑制信号作用，绝对不允许进行有丝分裂的动脉血管内皮细胞受到反复损伤，抑制平滑肌细胞增生功能被减弱，从而控制有丝分裂。有丝分裂被减弱，因此中膜平滑肌细胞则变成代谢性(代谢性表型)，胞质内的丰富合成活性收缩丝必然减少，导致脂质、糖质水平升高，并停留在代谢性表型，加深平滑肌增生的活性。外膜结构是由疏松的结缔组织、血管、淋巴管和神经纤维所组成(图 3-1)。

1.2 大、中、小动脉血管壁中膜结构的特点

大动脉（弹力型动脉）是动脉粥样硬化好发的部位。包括主动脉从左心房底部发出向上称为升主动脉，长度约 5cm（外径平均 2.8~3.6cm），而后向左平行部上方发出三大分支，分别为头臂动脉、颈总动脉和锁骨下动脉；另外还有肺动脉均属于大动脉范畴内。

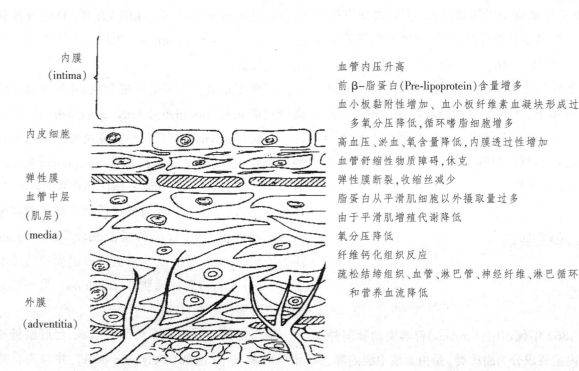

内膜 (intima)

内皮细胞

弹性膜
血管中层
(肌层)
(media)

外膜 (adventitia)

血管内压升高
前 β-脂蛋白(Pre-lipoprotein)含量增多
血小板黏附性增加、血小板纤维素血凝块形成过多氧分压降低，循环嗜脂细胞增多
高血压、淤血、氧含量降低，内膜透过性增加
血管舒缩性物质障碍，休克
弹性膜断裂，收缩丝减少
脂蛋白从平滑肌细胞以外摄取量过多
由于平滑肌增殖代谢降低
氧分压降低
纤维钙化组织反应
疏松结缔组织、血管、淋巴管、神经纤维、淋巴循环和营养血流降低

图 3-1 动脉血管壁的结构与动脉粥样硬化形成因素(赵培真，杨方报道[1]，中膜结构在大、中、小动脉中有差异)

血管壁的特点：内膜下层为一些散在平滑肌、胶原纤维和数层弹力纤维组成弹力膜与中膜弹力纤维相连，并无明显分界。中膜较厚，外膜仍为结缔组织。

中动脉（肌型动脉）：大动脉继续分支形成中动脉，包括冠状动脉、肱动脉、尺动脉、股动脉和肾动脉等。内膜由内皮细胞、内皮下层和内弹力膜组成。中动脉的中膜甚厚，位于内外弹力膜之间，中膜由10~40层环形平滑肌组成，其间夹杂少量弹力纤维和胶原纤维；动脉血管壁伸缩较强，借以调节管腔内的营养血液运输到机体各部位和脏器中的供血量。中膜与外膜之间以外弹力膜为界。

小动脉和微动脉：中动脉继续分支延伸成为小动脉和微动脉。小动脉管径在1mm以下。小动脉有内弹力膜，还有3~4层平滑肌组成的中膜，内径为100~400μm。微动脉缺乏连续的弹力膜，仅有2~3层平滑肌细胞，内径多数为100μm以下。虽然小动脉或微动脉不易发生动脉粥样硬化，但一些细小动脉如脑内穿通动脉支——豆纹动脉等，在高血压患者中容易脑出血，故称出血动脉。

1.3　大、中动脉血管因年龄增长而改变

大、中动脉血管由于增龄缘故，主要改变发生于内膜。来源内膜胶原纤维增多，致使内膜逐渐增厚，导致血管硬化、老化。尤其是高血压病和冠心病患者血管老化的进程加速。更因增龄之故，发生于全身肌型动脉中，尤其是冠状动脉内膜最厚，以增龄改变最显著。从327例中国男性左冠状动脉前降支近侧端的形态测量，35~39岁年龄组内膜厚度的均值是中膜的1.9倍。

2　脂质源性学说

2.1　概述

早在1862年魏尔啸（Virchow）曾表明动脉粥样硬化斑块内主要成分为脂质类。是由血浆中胆固醇、甘油三酯、磷脂等脂质代谢失衡，致脂质水平增高而

来。脂质经由动脉内膜表面脂蛋白酶的作用，分解成碎片后主要通过三种途径运输到动脉血管壁：①通过血管，受被动扩散直接由内皮细胞吞噬而进入内皮下或细胞间隙；②因高血压病、糖尿病、吸烟等易患因素损伤血管内皮细胞，增加跨膜浓度差、跨膜压力差和内膜孔径，提高扩散动力，加大细胞间隙，造成血管内膜渗透性增高；③通过内皮细胞缺失，直接暴露血管内膜下组织。

近百年来许多科学家做了大量动物实验研究，发现凡给动物喂食过量的丰富脂肪饮食均可引起与人类相似的血管改变。1942年阿尼奇可夫（Anitschkow）发表浸润学说，指出通过给动物喂食超量胆固醇食物，导致血管内皮细胞斑块脱落，从而引发血管壁对血浆蛋白通透性增高。1943年Roessle发表渗入学说，1963年Doerr发表灌注学说，经由这三种学说的补充，把脂质源性学说弥合得完美无缺。

2.2　脂质源性学说的核心

脂质源性学说的核心问题是极低密度脂蛋白（very low density lipoprotein，VLDL）和低密度脂蛋白（low density lipoprotein，LDL）升高，而高密度脂蛋白（high density lipoprotein，HDL）降低为主的代谢平衡失调。

高密度脂蛋白主要由肝脏合成，开始分泌前体高密度脂蛋白（pro high density lipoprotein，PHDL）、乳糜微粒（chylomicron，CM）和极低密度脂蛋白颗粒的外层物质等，并受脂蛋白脂酶（lipoprotein lipase）的活化作用，即可促使甘油三酯代谢增强。HDL的颗粒越小，密度越高。其与蛋白质结合构成载脂蛋白AⅠ和AⅡ。AⅠ经卵磷脂乙酰转移酶（lecithin acetyltransferase）激活成为细胞游离胆固醇的接收器，一部分成为溶血卵磷脂（lysolecithin），另一部分酯化成为胆固醇酯（CE）。

极低密度脂蛋白主要由肝脏合成，经肝脏糖原分解出来α-甘油酸（α-glycerin acid），并与来自脂肪组织的游离脂肪酸（FFA）结合，再与60%内源性

甘油三酯合成于粗面小泡内侧,形成 VLDL,通过高尔基小体渗透入血液中。

低密度脂蛋白是从 VLDL 转化而来的,主要成分为胆固醇酯和 Apo B100,经过低密度脂蛋白受体(low density lipoprotein receptor,LDLR)代谢干预,凡是肝脏和各种组织的细胞膜均有 LDLR 参与。由于 LDL 的合成过剩或因异化障碍等在血液中 LDL 明显上升,LDL 进入血管壁被内膜中氨基葡聚糖(aminopolyglucosan)所截获,形成不溶性复合物而沉积在血管内膜上,并刺激内膜纤维组织增生。此种复合物在形成过程中受高密度脂蛋白所控制。若 HDL 失去正常水平,而对控制复合物的形成无能为力,导致复合物沉积增多。又因为 LDL 在氧化型-LDL 被吞噬细胞所吞噬后形成泡沫细胞,继续向内皮细胞下侵入而聚集,造成平滑肌细胞增生;另外,血管壁在正常时本来具有巨噬细胞清除系统,担负着将不断渗透到血管壁的脂蛋白运走的职责。然而由于进入血管壁的脂质过多,而巨噬细胞摄入过量,其胞质富含空泡而变成泡沫细胞。不论这两种泡沫细胞来自何种途径,最终均造成血管壁平滑肌细胞增生,并且也是血管壁增厚和管腔狭窄的根由。因为高密度脂蛋白与其他脂蛋白的相关性,HDL 降低被动脉内膜表面的脂蛋白脂酶(lipoprotein lipase)激活后,分解为阿朴脂蛋白 B(ApoB)、LDL(ApoB、LDL)的数量超过 LDL 的正常水平,因而沉着在血管壁上的 LDL 也增多。这即是 HDL 失控的缘由(图 3-2)。

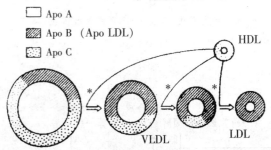

HDL:高密度脂蛋白;LDL:低密度脂蛋白;VLDL:极低密度脂蛋白;* 表示脂蛋白酯酶活性作用

图 3-2　HDL 失控的缘由

脂质源性学说中的 HDL、VLDL、LDL 三者相互间既抑制又促进,起到相克相生的作用,其中都离不开胆固醇的参与,因而需要熟悉胆固醇的代谢调节机制。胆固醇代谢的调节机制分为三种过程:吸收过程;合成过程;分解过程。这三种过程也是互相协调,共同发挥作用,以均衡体内胆固醇水平(图 3-3)。

胆固醇的吸收:胆固醇摄入时,先经肠管胆汁酸酯化合成后,才能被肠壁吸收(图 3-4)。关于吸收量的多少,要由食物中胆固醇的种类及含量决定。

胆固醇的合成:胆固醇大部分在肝脏合成,约占总量的 82%,其次为消化系统,约占 11.4%。首先醋酸与活性辅酶 A(乙酰 CoA)结合形成另一组 CO_2(tricarboxylicacid,三羧酸)周期;乙酰 CoA 与两个分子乙酰 CoA 结合后变成 β 甲基戊二酰(HMG),经其 HMG 还原酶的催化作用,生成甲基二羟戊酸(MVA);甲基二羟戊酸再与 5C 焦磷酸酶化合后,即成为 30C 多烯烃-角鲨烯;角鲨烯与固醇载体蛋白(sterol carrier protein,SCP)结合形成胆固醇(图 3-5)。

胆固醇在 HMG-CoA 还原酶活性下被抑制,最终应生物体,即变构效应体(allosteric effector),该效应体的作用就如同用钥匙开锁一样,因而 HMG-CoA 还原酶是胆固醇生物合成过程的限速酶,对胆固醇合成速度非常灵敏。胰岛可增强肝脏 HMG-CoA 还原酶的活性,可促使血液中胆固醇升高。

组织内合成胆固醇的过程中,离不开从肠管吸入的乳糜微粒,当乳糜微粒进入组织中与血清脂蛋白相互交流一起,经脂蛋白脂酶(lipoprotein lipase)催化后被组织甘油三酯所容纳(特别是脂肪组织)。

更进一步就是通过卵磷脂胆固醇酰基转移酶(lecithin cholesterol acyltransferase,LCAT)活性作用,并与高密度脂蛋白接触则发生变化,最后到达肝脏,经其处理,期间游离胆固醇受到 LCAT 作用,促使在卵磷脂 β 位的脂肪酸生酯化,形成新一代的胆固醇,被组织中脂蛋白所采用。就这样一代一代

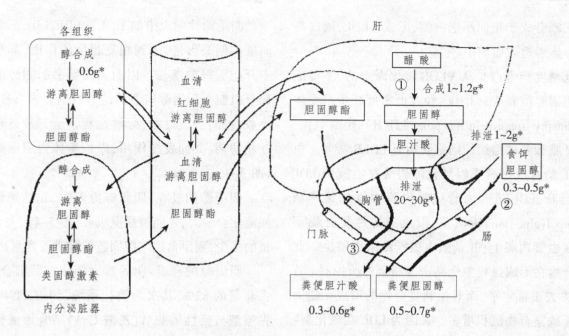

①合成,②肠管吸收,③分解排泄。*:为24h合成的排泄量

图 3-3　胆固醇代谢调节机制

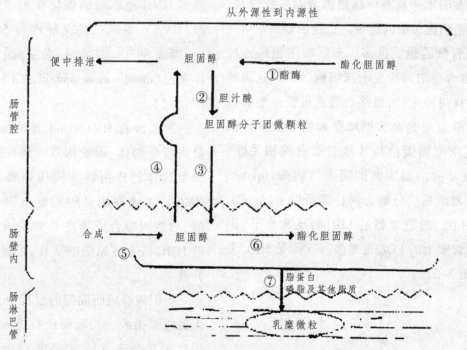

①脂花水解,②分子团微胶粒形成,③向肠壁拿进来,④向肠管腔分泌,⑤肠壁内合成,⑥脂化,⑦形成乳糜微粒

图 3-4　肠管吸收胆固醇机构

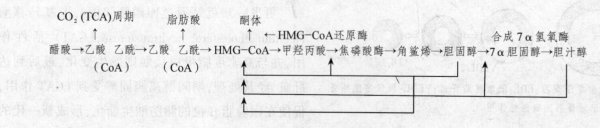

图 3-5　胆固醇合成与反馈控制

在相互协调下维持各组织中的胆固醇与脂蛋白代谢平衡(图3-6)

倘若LCAT缺乏或血清LCAT降低均可发生肝脏疾病或使红细胞膜中的胆固醇含量增高,容易引起溶血现象。

胆固醇与HDL和LDL在亚组(subunit)的变化:由于HDL在亚组从细胞膜所接受的胆固醇经LCAT酯化后,胆固醇转移到HDL内层,致使细胞膜表层的胆固醇降低,故减少胆固醇在动脉血管壁的沉积,有利于抵御动脉粥样硬化的形成,所以称HDL具有促使胆固醇逆向转运功能。HDL亚组还有识别LDL-β受体和与LDL竞争受体功能,因而减少LDL摄入和降解,并可抵御LDL氧化,降低血液中LDL的浓度。故也有减缓动脉粥样硬化进展的效果。

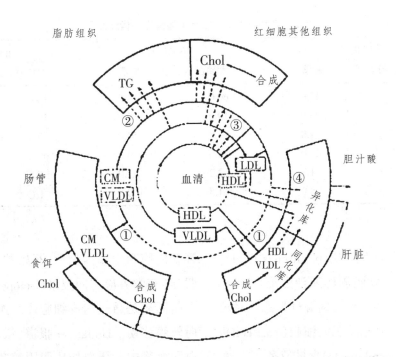

CM:乳糜微粒;TG:甘油三酯;Chol:胆汁与胆固醇作用部位;VLDL:极低密度脂蛋白;LDL:低密度脂蛋白;HDL:高密度脂蛋白。①脂蛋白形成与分解;②脂蛋白酯酶;③LCAT卵磷脂胆固醇酰基转移酶;④胆固醇脂水解酶

图3-6　脂蛋白与组织中胆固醇动态

3　内膜源性学说

3.1　内膜源性学说与动脉血管壁的发病机制

动脉粥样硬化本来就是动脉血管壁肥厚、硬化、修复以及包括各种脂质成分变化在内的总称。有关血管壁内膜各种脂质成分的变化,最早开始研究者Portman和Alexander对猿猴胎生期(近似婴儿的出生期)大动脉内膜及内膜侧中膜胆固醇酯含量测定,湿重量为0.046mg/g,到青春期无病的大动脉内膜胆固醇酯增加到湿重量0.28mg/g。一般内膜脂质含量伴随增龄而增加。Smith报道,对人类大动脉内膜各种脂质含量的测定,在无病变的15岁年龄组全脂质含量的测定结果为4.4mg/g(每100g),当到65岁年龄组时,已增至10.9mg/g,约增高2.5倍。另外还对胆固醇酯、游离胆固醇、中性脂肪和磷脂等在大动脉内膜中的含量也进行测定(表3-1),其中以胆固醇酯含量最高;同时也对大动脉内膜与血清中各类脂蛋白的构成和脂质含量的比例予以分析(表3-2)。

血管壁的脂质多来源于内膜脂质,区别为细胞外源性和内源性两种。细胞外源性脂质形态较小,其直径为0.5~1.3μg,其存在于沿着胶原纤维和弹力

表 3-1 大动脉内膜有无病变的脂质种类和含量

脂肪种类 mg/100mg(%)	无病变者年龄(岁) 15	有病变者年龄(岁) 65	脂肪沉积	动脉硬化已形成者	纤维性肥厚	钙质沉着
全脂质	4.4	10.9	28.2	61.2	47.3	50.0
胆固醇酯	12.5	47.0	59.7	64.8	54.1	56.3
游离胆固醇	20.8	12.2	12.7	13.9	18.4	22.4
中性脂肪	24.8	16.6	10.0	8.7	11.1	6.5
磷脂质	41.9	24.2	17.6	13.6	16.4	14.8

表 3-2 大动脉内膜与血清中脂蛋白的构成比例

	LDL-β		VLDL-β		HDL-α	
	大动脉内膜	血清	大动脉内膜	血清	大动脉内膜	血清
胆固醇(C)	49.0	45.0	60.0	20.0	14.0	18.0
磷脂质(P)	26.0	26.0	19.0	19.0	19.0	26.0
中性脂肪	6.0	9.0	13.0	53.0	7.0	8.0
蛋白质	16.0	20.0	8.0	9.0	50.0	48.0
C/P	1.7	1.7	3.2	1.0	0.5	0.7
脂质/蛋白质	5.3	4.0	11.5	100.0	1.0	1.1

纤维周围,故称为纤维周围脂质(perifibrous lipid),脂肪结构类似脂蛋白,以胆固醇亚油酸酯(cholesterol linoleate)的含量最多。细胞内源性形态相对较大,其直径为 1.5μm,其内充满肥大细胞(mast cell),以胆固醇油酸酯(cholesterol oleate)含量最多。

动脉粥样硬化的血管壁病变从肉眼所见可区别为脂纹(fatty streak)、纤维斑(fibrous plaque)和各种复杂病变等。脂纹属于动脉粥样硬化初期阶段的血管内膜病变,多呈黄色条纹状,从儿童期即已出现。初起时脂纹病灶含有胶原和弹力蛋白,均被吞噬细胞所吞噬,胞内布满肥大细胞,聚集于血管壁内膜和内膜下层。脂纹随着年龄的推移,当到成年期脂纹病灶中个别的肌细胞、泡沫细胞和弹力纤维趋向坏死,胆固醇酯及脂质被释放于细胞外间隙。脂纹逐渐随着纤维增多而演变硬化,以瓷白色的纤维斑进一步取代脂纹。纤维斑内值得关注的是胆固醇亚油酸酯和鞘磷脂的显著增多。另外若脂纹不消退,病灶仍然发展,可变成粥状,称为粥瘤(详见病理篇)。

血管壁的营养来源是从血管壁外侧进入到血管壁内膜和中膜内侧后,开始扩散到管壁各层以供营养。有学者应用同位素(isotope)研究,观察到血浆中胆固醇是通过内皮细胞侵入血管壁内膜,而后再向外膜移动。Hollander 报道,从大动脉中抽取脂蛋白和血浆中脂蛋白均比胆固醇含量稍高,相反比中性脂肪含量略低。其结构成分比较相似,再从化学性状与免疫性状分析同样无异。经各种研究证实,血液中脂质是通过内皮细胞侵入血管壁中。脂质进入内皮细胞的过程如同细胞胞饮现象(pinocytosis vesicle)。该胞饮现象是在 700~1000Å(长度单位=10^{-7}mm)大小颗粒范围内在输送途中可能被内皮细胞捕获。例如,脂蛋白直径较小的高密度脂蛋白和低密度脂蛋白很容易进入,特别是小型高密度脂蛋白更容易进入,然而脂蛋白直径较大的极低密度脂蛋白和乳糜微粒的进入较差。

另外关于脂蛋白进入细胞间隙的研究,French 报道,健全内皮细胞间隙,水、葡萄糖和分子量 40 000D 范围蛋白质可自由进入,但受损的内皮细胞间连接松弛,致使细胞间隙通透性增大,导致血浆中脂蛋白容易通过内皮细胞进入内膜。

病态的动脉血管内膜脂质的合成比较亢进，大部分以磷脂质合成为主，约占95%，其中最具有活性的是卵磷脂和磷脂酰肌醇(phosphatidylinositol)，鞘磷脂的合成并非减少，而是大部分沉积于血管壁中，原因为鞘磷脂磷酸胆碱酯酶(sphingomyelin phosphocholine-esterase)的活性作用而延缓鞘磷脂的分解，加重鞘磷脂与血浆脂蛋白-β的沉积，这也不可忽视。

内膜脂质的合成以脂肪酸最为活跃，从细胞可溶性限界以软脂酸(palmitic acid)和硬脂酸(stearic acid)进行合成为主；如果要以线粒体(mitochondria)为限界，细胞可溶性须通过丙二酰辅酶A(malonyl-A)途径，以线粒体中碳酸长链与脂肪酸进行合成，该合成的脂肪酸在脂纹中激活作用比健全的组织部位更加活跃。此种合成的脂肪酸需要利用磷脂质和中性脂肪进行合成，因而加重脂纹病灶的进展。有关内膜脂质的聚积与分解过程具有重要意义。从上述因为鞘磷脂增多，致使水解作用(hydrolysis)发生变化，加快胆固醇酯水解，使其游离酸更容易进入脂纹内，故促使脂质在脂纹中比例升高。

3.2　内膜功能性受损与内膜解剖学损伤

内膜源性学说是动脉粥样硬化最早的组织学变化，主要为动脉内膜损伤反应，因此又称内膜损伤反应学说，表现为功能性受损与解剖学损伤。

3.2.1　内膜功能性受损

发生于管壁内膜，在显微镜下未见到任何病灶，其原因为一氧化氮(NO)释放减少，过氧化物和氧离子的增多，造成氧化低密度脂蛋白(OX-LDL)和胆固醇对动脉血管内膜功能性受损，并且还发生在内膜解剖学损伤之前，这就是动脉粥样硬化内膜出现脂纹最重要的环节。关于内膜功能性受损，使单核细胞、P选择蛋白和细胞黏附因子在内皮细胞上数量增多，而进入内膜下层与巨噬细胞结合变成泡沫细胞，并释放4种生长因子：内皮细胞生长因子样因子(EGF样因子)、PDGF、FGF和转化生长因子-β(TGF-β)。PDGF和FGF具有刺激平滑肌细胞和成纤维细胞增生，而TGF-β具有抑制平滑肌细胞增生的作用，故需要PDGF、FGF和TGF-β之间应维持相对平衡，对减少平滑肌细胞增生，才能发挥应有作用。

3.2.2　内膜解剖学损伤

多发生在大动脉生理解剖直角弯曲部位和动脉分支管腔狭窄部位，此种动脉血管部位由于血流受阻引起压力急剧升高，导致血流出现涡流状的血流动力学变化，则致使动脉血管内膜产生解剖学损伤，使血小板得以黏附和聚集，并在血管壁形成血栓，这就是血栓源性学说的来源。同时还有来自骨髓的两种多能干细胞：其一功能较强，通过生长性炎症使其内皮祖细胞补充和完全修复受损的血管内膜，以维护体内平衡和自身稳定；其二功能为退化干细胞，特别是在老年冠心病患者中，内皮祖细胞减少，并且功能状态欠佳，修复能力不强，引发破坏性炎症，导致动脉血管壁内膜重构。

总之，动脉粥样硬化主要病变发生于动脉血管壁，主要表现为内膜受损反应，因此凡是动脉粥样硬化发病机制的易患因素(危险因子)，归根结底其病变表现均以内膜损伤为主。故内膜源性学说涵盖多种动脉粥样硬化发病机制学说，但凡是单一的一种发病机制学说仅可视为发病过程中一个砝码而已，只有多种发病学说互相衔接才能获得动脉粥样硬化的全貌。

4　血栓源性学说

4.1　概述

动脉粥样硬化的血栓源性学说，仍然来自血管壁内膜损伤的基础上所发生的病变，其核心内容是"血小板"。因为血小板在机体内具有许多促使血小板聚集、纤溶的系统。其中包括二磷酸腺苷(ADP)、凝血酶、胶原、5-羟色胺、肾上腺素、脂肪酸、抗原抗体复合物等。还因为血小板的致密颗粒中含有二磷酸腺苷、三磷腺苷(ATP)、GTP、Ca 及其他物质,在较弱刺激时即释放出来,因此起到止血和保持血流畅通的重要生理功能。该功能一旦遭到破坏,含有纤维蛋白的血小板就在血管壁内膜损伤处黏附并形成凝集血块,堵塞管腔的过程中称为初期血小板血栓形成或凝固性血栓形成(图 3-7)。Virchow 百年前提出血栓形成三大要素:①血管壁内膜损伤;②血流动力学障碍;③血流凝固性升高。

血管内皮细胞对血栓形成具有种种防护功能,而且血小板不黏附在正常内皮细胞上,只能在血管内皮细胞受到损伤,同时内皮下结缔组织直接暴露于血液中,血小板才能黏附于内皮损伤处,进而发生一系列病变反应(图 3-8)。

4.2 血管壁损伤(管壁因素)

血管壁损伤是因为血管壁内皮细胞受损,造成凝血物质的消失,以及含有胶原(collagen)的皮下结缔组织的裸露,导致血小板黏附和聚集,促进凝血作用得以发挥,导致血栓形成。

4.3 血流动力学障碍(循环因素)

血流动力学障碍是因为血流减慢或血流速度降低,因此形成压力升高,造成红细胞结成团块、血小板聚集成堆,使血小板与内皮细胞接触,特别是动脉血管弯曲部位、直角部位和血管分支狭窄部位产生涡流和应切力等的作用,导致内皮细胞间连续性中断,这样内皮细胞从基膜上剥离下来,同时血小板得以黏附和聚集在血管内膜,形成血栓。

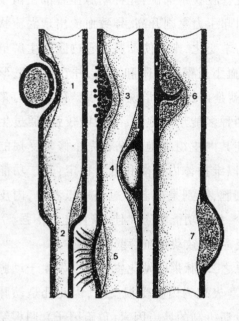

1.外来的压迫(如肿瘤);2.血管痉挛;3.血管壁炎症;4.动脉粥样硬化粉瘤;5.外来的瘢痕牵拉;6.钙化的静脉瓣;7.血管壁动脉瘤

图 3-7　各种血流障碍伴血小板沉积

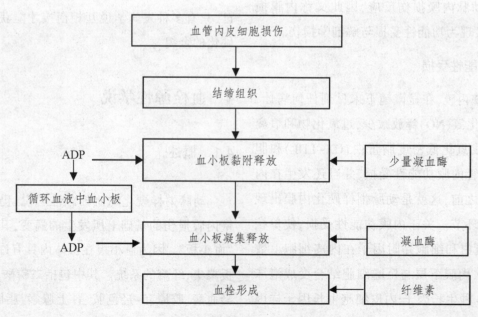

图 3-8　血栓形成与血小板的变化

4.4　血流凝固性升高(血流因素)

血流凝固性升高是因为以下几种相关因素造成的:①凝固因子受损后进入血液;②血小板增多;③活性凝固因子被抑制物迅速灭活;④纤维蛋白溶解系统中断;⑤网状组织细胞系统被填塞,其凝血物质不能从循环血液中移出。

4.4.1　血液凝固的机制

血栓的形成脱离不开血小板的凝血过程,血小板先黏附在含有胶原的结缔组织、微丝、基底膜和弹力纤维上,同时还必须有血浆中各种血液凝固因子参与其中(表3-3),这可能是导致动脉粥样硬化斑块的形成和延伸的重要因素。

其中最重要的应属 Von willebrand 因子,可使血

表3-3　血液凝固因子在血浆或血清中的存在

血液凝固因子名称	血浆	血清
纤维蛋白原(fibrinogen)	+	−
凝血酶原酶(prothrombinase,凝血因子)	+	−
促凝血酶原激酶(thromboplastin)	组织−	
钙离子(calcium ion, Ca^{2+})	+	+
不稳定因子或易变因子(libile factor=凝血因子 proaccelerin Ⅴ)	+	−
稳定因子或转化素(stable factor=factor Ⅶ)	+	−
抗血友病球蛋白(antihemophilic globulin,AHG Ⅷ)	+	−
血浆凝血致活酶成分(plasma thromboplastin component,PTC)或称克里斯马斯因子(Christmas factor)抗血友病 B 型因子Ⅸ	+	+
血浆凝血激酶先质因子Ⅺ(plasma thromboplastin,PTA)或称斯图亚特因子(Stuart Prower factor)	+	+
凝血因子Ⅻ或称哈格曼因子(Hageman factor)	+	+
纤维蛋白稳定因子(fibrin stabilizing factor,FSF)XⅢ	+	−

小板发生形态性变化,产生血小板扩展反应,广泛覆盖于血管内皮损伤面上,称为血小板释放反应。此种反应过程中因为凝血酶(thrombin,纤维蛋白酶)促使血液凝集,对血栓形成发挥重要的作用。此种过程中从凝血酶到纤维蛋白形成过程中还包括红细胞、白细胞在内,致使形成的血栓更为坚固(图3-9中6~9)。这些步骤机制(图3-9中1~10及A~E)都是依据病理生理和生化学为基础的予以诠释。由于血栓引起各种障碍,导致动脉粥样硬化在各个脏器上所发生种种征象则不言而喻。

4.4.2　凝血途径

可分为外源性和内源性凝血系统两大类。外源性凝血途径来源于组织受损部位所释放的组织凝血激活酶(thrombokinase),由此产生少量凝血酶,促使凝集的血小板释放大量二磷酸腺苷,导致血小板凝集块继续扩大。内源性凝血途径来源于血浆中第Ⅷ因子,当接触血管内皮细胞损伤处时,促使内源性凝血系统活跃产生大量的纤维素,由于凝血酶活化的第Ⅷ因子与纤维素交错连接,导致血栓更加牢固。

血液凝血顺序从第Ⅶ因子活化成Ⅶa型开始连接到第Ⅹ因子活化后成Ⅹa型称为第一相;从第Ⅱ因子活化后成Ⅱa型凝血酶为第二相;从凝血酶Ⅱa,即从纤维蛋白到交接处为第三相(图3-10)。

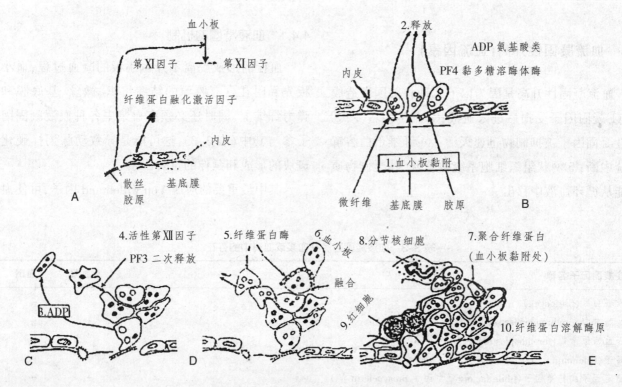

图 3-9　血管损伤与血小板血栓形成机制

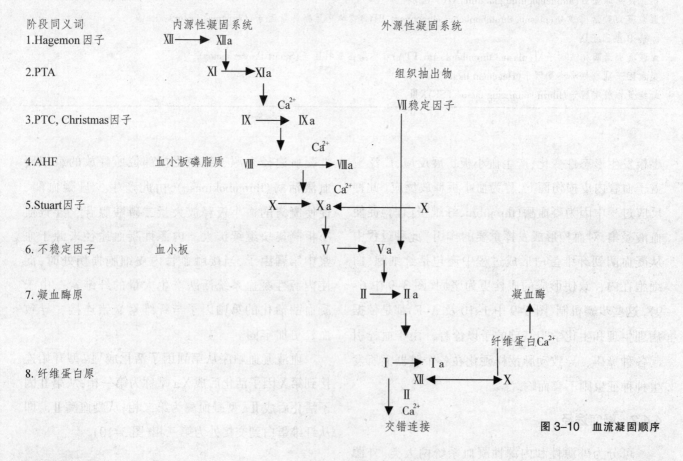

图 3-10　血流凝固顺序

参考文献

[1] 代喆,姜宏卫主译.高血压、脂质代谢与动脉粥样硬化.北京:科学出版社,2008:332.

病理篇

吴先杰　胡德龙　蔡平生

　　动脉粥样硬化的病理机制很复杂，从正常动脉血管进展为粥样硬化，常常需要数年或者数十年的过程。其影响因素较多，常系多种因素致血管损伤后，引发多种免疫细胞和脂质代谢障碍等环节，最终动脉管壁增厚、管腔狭窄。

1 概述

动脉粥样硬化的发病机制相当复杂，其病理是多种因素所致的血管损伤触发本来正常的组织细胞和脂质、巨噬细胞、T淋巴细胞、平滑肌细胞、细胞外基质和钙质等，发生质和量的病变。从脂质条纹到斑块、破裂、溃疡引发坏死碎片聚集于血管壁上，导致血管壁增厚，引发病理改变。

2 类型

动脉硬化病理所见主要分为三种类型：首先为动脉粥样硬化（atherosclerosis，AS），其次为小动脉硬化（arteriolosclerosis）和动脉中层钙化（Monckeberg's arteriosclerosis）或称门克伯格硬化。小动脉硬化多发生在高血压病中（参见高血压病章节）；而动脉中层钙化多见于四肢动脉（参见周围动脉硬化章节）。本章仅对动脉粥样硬化进行诠释。

根据美国心脏学会制定的动脉粥样硬化损伤分类法，分为7型（图4-1）[1]。

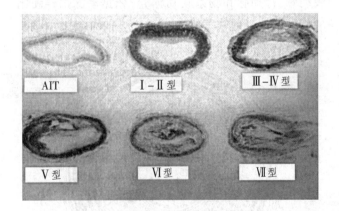

AIT：动脉内膜增厚

图4-1　美国心脏学会动脉粥样硬化的血管损伤类型[1]

3 动脉壁的结构与形态学的变化

动脉壁的结构主要分为三层：内膜（Ⅰ），从内皮细胞（EC）单细胞层到内弹性膜（IEL）；中层（M），由平滑肌细胞（SMC）组成；外膜（A），最外面一层。其中内弹性膜将内膜层与中层清楚分开（图4-2）。

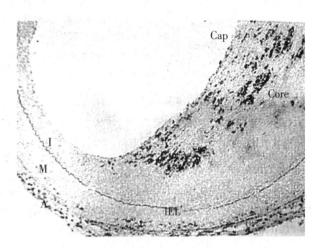

I：内膜；M：中层；A：外膜；cap：覆盖表层；core：核心；IEL：内弹性膜

图4-2　动脉壁的结构[1]

3.1 内膜

内膜（intima，I）是由内皮细胞单细胞层、基底膜、结缔组织和（或）弹力纤维所组成。其中可见平滑肌细胞，偶见巨噬细胞和T淋巴细胞。在与中膜交界处有明显内弹性膜成为内膜与中层膜的界限。从内弹性膜到内皮细胞又分为三层：基底部以平滑肌为主，夹杂纤维板，称为肌纤维层；中间层以纤维板为主，其中有少量平滑肌细胞，称为弹力增生层；最表面层细胞成分较少，称为富于基底层[2]。

内膜结构中极为重要的是内皮细胞，正常内皮细胞胞浆内具有许多质膜小泡，担任输送多种分子的功能，还含有数量不等的微丝，能够收缩改变细胞形态及细胞间隙的大小。在内皮细胞胞腔表面有一菲薄的绒毛状的多聚糖层——"糖萼"，被认为与内皮细胞通透性有关。另一方面内皮细胞的基底面也有一层膜称为基底膜，是内皮细胞的支持结构，阻止颗粒状物质的进入，达到控制管壁通透性的作用。总之，内皮细胞的功能相当复杂，仅对相关结构和物质予以阐明（表4-1）[2]。

表 4-1　内皮细胞的功能与结构和物质[2]

功能	有关结构和物质
物质运输通透障碍	表面电荷、糖萼、细胞间隙和连接结构、质膜小泡系统、基底膜
调节血管张力	前列环素、内皮细胞源迟缓因子、内皮素、组织胺
	血管紧张素转化酶、灭活缓激肽、凝血酶、5-羟色胺
	ADP、去甲肾上腺素
抗血栓形成	前列环素、内皮细胞源迟缓因子、血栓调节素、ADP 酶
	肝素、硫酸乙酰肝素
	纤溶酶原激活剂及抑制剂
促凝血作用	组织因子、血管性假血友病因子、凝血因子 V、血小板活化因子、血栓素
产生细胞外基质	I、III、IV、V 型胶原纤维、弹力纤维、氨基葡聚糖、纤维连接蛋白、层粘连蛋白、凝血敏感蛋白
产生细胞生长因子和生长因子	转化生长因子、肿瘤坏死因子、激落刺激因子、干扰素、肝素、内皮细胞原生长因子、纤维母细胞生长因子、白介素-1、白细胞黏附蛋白、趋化因子
参与脂蛋白代谢	脂蛋白酯酶、低密度脂蛋白、极低密度脂蛋白、高密度脂蛋白受体、清道夫受体、氧化修饰脂蛋白
参与免疫反应	ABO 血型、人类白细胞抗原 A、B、I a 及组织相容性复合抗原,抗原提呈,白介素-1、6、8 等

3.2　中层

中层(media,M)始于内弹性膜到外膜之间,主要由平滑肌细胞、弹性胶原纤维和细胞外基质组成。其中以平滑肌为主的是由平滑肌细胞中的收缩型(contractile phenotype)通过断裂的内弹性膜逐步进入内膜后转变为表型,另外,收缩型还可转变为合成型(synthetic phenotype)。合成型能够分泌合成胶原纤维、弹性纤维和氨基葡聚糖等成为细胞外基质的主要成分。

电镜显示:收缩型平滑肌细胞浆内存在收缩性肌丝成分;合成型平滑肌细胞则见丰富的粗面质网和其他细胞器成分。且合成型平滑肌细胞可产生弹性纤维与脂蛋白极具亲和力,易致动脉血管壁脂质沉积。

3.3　外膜

外膜(adventitia,A)实乃一层纤维膜,主要成分为纤维母细胞、巨噬细胞和胶原纤维。若是中膜受到严重损伤致中膜受累,其防御功能减弱,外膜则提供较大的支持作用。如果内膜和中膜均受损伤,只要外膜完整未受损伤,血管壁发生破裂或者其他因子穿壁外出的可能较少,故碎片都沉积在内膜中导致斑块的形成。

总之,动脉粥样硬化主要发生于内膜或中膜,涉及外膜受累极少。

3.4　形态学病变的发展过程

动脉粥样硬化的形成(atherogenesis)早期病变主要发生于动脉壁内膜受损伤,并累及体循环系统的大型弹力型动脉(主动脉)和中型弹力型动脉。如冠状动脉、脑动脉罹病最多,其次是下肢髂动脉、浅股动脉、肾动脉和肠系膜动脉等。依据动脉粥样硬化的病理形态学或病变发展过程将分别阐述(图4-3)。

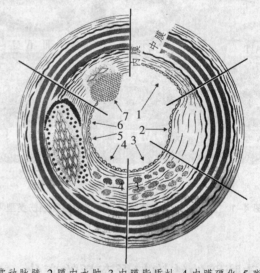

1.正常动脉壁;2.膜内水肿;3.内膜脂质灶;4.内膜硬化;5.粥瘤伴有坏死;6.被泡沫细胞及个别炎症细胞包围,营养不良性粥瘤钙化;7.粥瘤性溃疡,伴有附壁性析出血栓

图 4-3　动脉粥样硬化形态学病变发展过程图解

4 组织学的变化

4.1 早期病变

4.1.1 内膜水肿

动脉粥样硬化的早期病变因为动脉血管壁受损后，首先从血管壁内膜水肿开始。肉眼可见胶冻样扁平隆起的小水泡，灰色或无色，若其中含有脂质成分则略带黄色，呈半透明，大小不一，圆形、卵圆或呈条纹状。此种病变又称为胶样病变，也是冠状动脉粥样硬化早期病变之一。内膜水肿早在儿童期即开始出现，随着增龄逐渐变大。有的伴随脂纹同时出现，但也有单独出现。当内膜水肿出现之后，随即而来的血小板聚集导致局部内皮细胞通透性升高，结果为血浆蛋白渗透性提供有利渠道，因而导致病变内膜中血浆蛋白成分高出正常血浆蛋白 2 倍，纤维蛋白原、脂蛋白高出 4 倍，胆固醇油酸盐也增多。这些大量物质沉积内膜不被吸收，必然影响平滑肌细胞的正常功能，进而成为斑块和血栓。

显微镜观察内膜水肿，结缔组织成分分离，随后扭曲变形，有的可见破碎或断裂，若是病灶较小时，其病变仅限于内膜浅层，若病变较大可扩展至内弹性膜或者更深[2]。

4.1.2 脂纹

脂纹(fatty streak)也是动脉粥样硬化的早期病变之一，在婴幼儿期即可见到。脂纹病灶显示黄色，呈扁平状稍微隆起的斑点状或条纹状，宽 1~2mm，长短不一，后者与动脉纵轴平行。显微镜下可见脂纹内有许多细胞成分，胞浆内含有数量不等的脂滴，形如泡沫状，称为泡沫细胞。

电镜下泡沫细胞来源有二：其一，源自动脉血管壁平滑肌细胞的泡沫细胞，外形呈卵圆形或梭形，偶见基底膜，胞质内可见肌丝和致密体、密斑以及脂滴等；其二，源自血中的单核细胞(巨噬细胞)

的泡沫细胞位于内膜浅层，形状规则，体积较大，胞浆内脂质含量丰富，提示泡沫细胞大量吞噬脂质所致。

此外，还见单位膜包裹的液泡溶酶体及残余体无基底膜，有伪足样胞浆突起，胞核外形似卵圆形或肾形，细胞内有较小的脂纹，较大的脂质多在细胞间隙[2]。

依据许多动物实验证实，脂纹形成早期过程，是由血中的单核细胞黏附在内皮细胞上，经内皮细胞间互相连接得以进入内皮间隙中，成为巨噬细胞，而巨噬细胞内有低密度脂蛋白受体，并从中摄取低密度脂蛋白和胆固醇则演变成泡沫细胞。

低密度脂蛋白和其他脂蛋白进入并集聚在内皮细胞下空间。陷窝内的 LDL 颗粒被氧化，或又与来自血管细胞中活性氧(ROS)相结合后，成为极低修饰 LDL(MM-LDL)，而诱导内皮细胞表达单核细胞黏附分子(X-LAM)、单核细胞趋化蛋白(MCP)和巨噬细胞集落刺激因子(M-CSF)。结果导致更多血液单核细胞被募集增多(图 4-4)。

随后分化为巨噬细胞。一段时间后，LDL 颗粒高度氧化(OX-LDL)被巨噬细胞的清道夫受体所识别，并吞噬，从而产生富含胆固醇的泡沫细胞。此种泡沫细胞就是动脉粥样硬化的早期脂质条纹的标志[1]。还可产生多种细胞因子和生长因子，刺激平滑肌细胞增殖和纤维帽形成，乃至引发动脉血管壁晚期损伤，如晚期出现钙化、出血、血栓形成复合斑块(图 4-5)等。

4.2 晚期病变

4.2.1 纤维斑块

纤维斑块(fibrous plaque)是以纤维组织为主，故称纤维斑块。纤维斑块由脂纹发展而来，是由逐渐增多的平滑肌细胞和大量的细胞外基质(包括胶原纤维、弹性纤维、蛋白多糖、细胞外脂质)在斑块表层形成纤维帽(fibrous cap)所构成(图 4-6)。

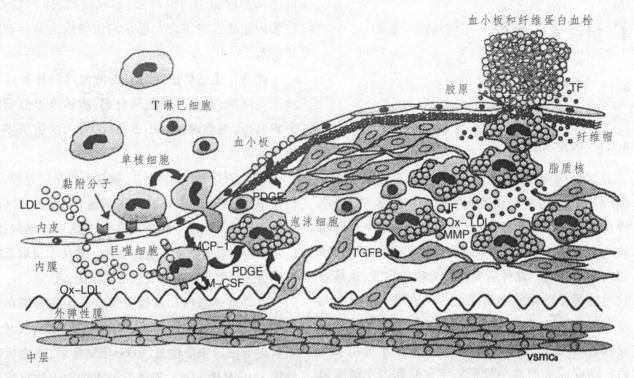

PDGE:血小板源生长因子;M-CSF:巨噬细胞集落;MCP-1:单核细胞趋化蛋白-1;Ox-LDL:氧化低密度脂蛋白

图 4-4　动脉粥样硬化损伤过程分子机制[1]

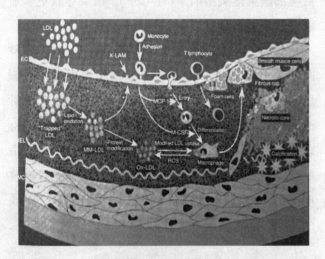

EC：内皮细胞;IEL：单细胞层到内弹性膜;SMC：平滑肌细胞;ROS：活性氧;MM-LDL：极低修饰低密度脂蛋白;X-LAM：单核胞黏附分子;MCP-1：单核细胞趋化蛋白-1;M-CSF：巨噬细胞集落刺激分子;Ox-LDL：高度氧化低密度脂蛋白

图 4-5　动脉粥样硬化纤维斑块和复合型斑块模型图[1]

纤维帽的来源除内膜泡沫细胞聚集外,还有大量的细胞外脂质积聚,形成大小不一、数量不等的脂质湖(池)和(或)析出的胆固醇结晶。在纤维帽表面可见平滑肌细胞和纤维组织,形成纤维帽雏形。同时伴随单核巨噬细胞和淋巴细胞浸润。此种病变

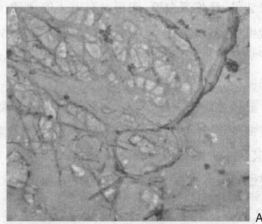

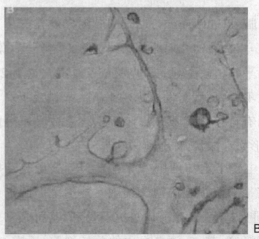

图 4-6　细胞外基质超微结构电镜图[1]

就是从早期病变开始向晚期病变过渡,故称为过渡性病变,可发展成晚期病变。若是及早采取相应干预,也可能维持长时间稳定,不至于引起严重后果。然而,还要取决致病危险因素的作用时间和强度,也取决于患者对动脉粥样硬化的耐受性。

肉眼所见:内膜表面可见隆起灰黄色光滑的斑块。在斑块表层可见纤维帽的胶原纤维不断增加,导致斑块出现玻璃样变性,该板块则变成灰白色。

从脂质湖到粥样斑块的过程:脂质湖来源于高度氧化-低密度脂蛋白的细胞毒素和自由基的相互作用,引起平滑肌细胞、内皮细胞以及巨噬细胞源性的泡沫细胞受损伤或坏死,致使胞浆内脂质释放出来,成为富含胆固醇的脂质湖。此外,还因为泡沫细胞的坏死崩溃,释放出许多溶酶体酶,进而加重内膜细胞的损伤或坏死。由于这些病理过程的发展导致纤维斑块逐渐演变为粥样斑块[2]。

4.2.2 粥样斑块

粥样斑块(atheromatous plaque),又称粉瘤(atheroma),肉眼所见内膜表面有明显隆起的灰黄色斑块,切面表面可见瓷白色纤维帽,深层可见多量脂质和坏死崩溃混合而成的黄色粥样物质。组织学所见,依据粥瘤病变的发展时间不同,由许多增生的载脂代谢型肌细胞和含有丰富胶原基质所构成;或由较多的脂质、胆固醇(结晶空隙)、细胞残屑和泡沫细胞以及粥样内容物所构成(图4-7)。

典型的粥瘤内含有粥样脂质的坏死组织,在管腔内表面均被纤维帽所覆盖,此乃代谢型肌细胞所形成。

4.3 复合病变

复合病变是在晚期病变的基础上随着年龄增加和病变继续发展而出现的各种并发病灶,如钙化、溃疡、血栓形成或斑块出血以及形成血管瘤。

4.3.1 钙化形成

钙化多发生在老年人的陈旧性粥样硬化斑块

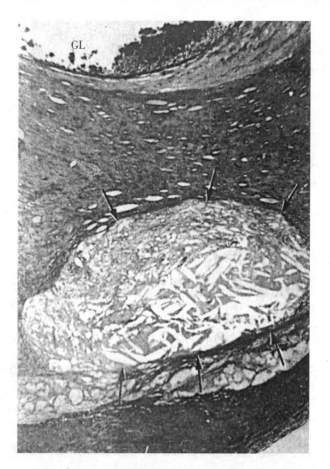

↑:多数胆固醇结晶和纤维帽;GL:血管腔
图4-7 粥瘤(摘自武忠弼译《病理学》)

内,由细颗粒状嗜碱性钙盐聚集而沉积于内膜最深部的粥样病灶中或其周边,并于纤维组织中可见玻璃样变性。钙化引起的粥样斑块易破碎。

4.3.2 溃疡形成

溃疡形成若是来自钙化的粥样斑块,既硬又脆,加上动脉血管壁的波动而致破裂,形成溃疡。此外,还由于靠近内膜表面的纤维帽破溃,其中坏死的粥样物排入血液中造成胆固醇栓塞(图4-8)。

上述情况下,多数很快被血管壁溃疡附壁析出性血栓所覆盖,由此引起动脉血管腔高度狭窄,既硬又脆,虽然管腔未完全阻塞,但也可导致缺血的后果。此种血栓也可致冠状动脉栓塞,引发急性心肌梗死,如粥瘤破入中膜而形成动脉瘤。此外,由于粥样硬化已进入晚期,中膜呈现不同程度萎缩,加之血压作用,致使中膜扩张而形成动脉瘤。

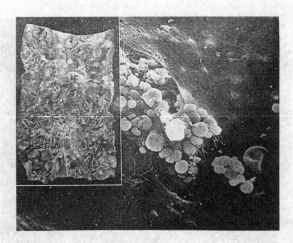

左图:粥样物质涌出表面(电镜扫描1:2500);右图:粥瘤的斑块性斑块肉眼所见

图4-8　粥瘤性溃疡(摘自武忠弼《病理学》)

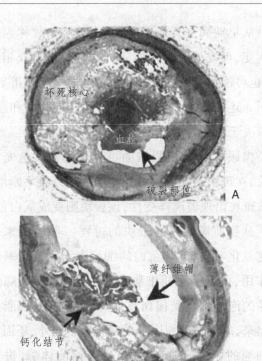

图4-9　不稳定斑块破裂图解[4](见彩1)

5　稳定血管斑块是动脉粥样硬化防微杜渐的有效干预措施

依据病理观察,动脉血管内膜斑块的形成早在婴幼儿期就开始,而临床无任何表现。在随着年龄增长,到40~50岁时,临床可见各种症状出现。在此时间内,能够采取针对性有效干预正是防微杜渐的良机。当前共识的有效措施包括:改善合理饮食摄入条件,适当运动,有针对性地应用降脂、降压、降糖药物,以及预知易损斑块的先兆,以便实施防治策略,保持斑块的稳定性,减少或降低心脑血管疾病意外事件的发生[3]。

斑块的破裂,取决于不稳定斑块或称易损斑块。其特点为:①脂质含量多,以细胞外脂质为核心,包括胆固醇结晶,占斑块面积40%以上;②脂质湖(池)被覆盖的纤维帽较薄,纤维组织成分减少;③许多炎症细胞、T淋巴细胞浸润明显;④易崩溃部位充满脂质的巨噬细胞聚集,而平滑肌细胞减少;⑤病灶内基质金属蛋白酶(MMP)的活性明显上升;⑥斑块常为偏心形;⑦半胱氨酸蛋白酶有助斑块向易损斑块转变(图4-9)。

几十年来许多科学家虽然在动物实验研究上发现动脉粥样硬化的斑块可逆转,但晚期斑块的逆转一直未得到病理学证实。所以稳定斑块治疗方法被提到审议日程。诸如想方设法研究清除早晚期斑块,其手段层出不穷,如控制和治疗易患因素、促进斑块内脂质逆转和减轻继发性损伤等。通过中西医治疗措施,致使动脉硬化的斑块体积明显缩小。已经利用高分辨率的光学相干断层显像术(OCT)和血管内超声(IVUS)所证实。如前所述动脉粥样硬化应于早期即青壮年期开始干预,在未出现临床症状之前(治未病)着手进行,实现防微杜渐。

参考文献

[1] 代喆,姜宏卫主译.高血压脂类代谢与动脉粥样硬化.北京:科学出版社,2008:242.

[2] 李小鹰,范利.老年周围动脉硬化闭塞性疾病.济南:山东科学技术出版社,2003:77-84.

[3] 赵培真,杨芳.中国年轻人动脉粥样硬化病理生物学图谱.北京:中国协和医科大学出版社,2006:324.

[4] 康熙雄,刘志忠.易损斑块生物学标志物及其意义.中国医学论坛报,2008,5.22.C12.

脏器篇（上）

附錄四（上）

冠状动脉粥样硬化性心脏病

郭绪昆　杜继英

冠状动脉粥样硬化性心脏病是指冠状动脉粥样硬化使管腔狭窄或阻塞,导致心肌缺血、缺氧而引起的心脏病。它是老年人最易患的心脏病之一,被列为当今的流行病。共分为五种类型,即隐匿型、心绞痛型、心肌梗死型、缺血性心肌病和猝死型。其发病机制、临床表现、诊断和治疗及预后判断又各有特点。

1 冠心病概述

冠心病(coronary heart disease,CHD)是冠状动脉粥样硬化性心脏病(coronary atherosclerotic heart disease,CAHD)的简称,是指冠状动脉粥样硬化使管腔狭窄或阻塞,导致心肌缺血、缺氧而引起的心脏病。它是老年人最易患的心脏病之一,被列为当今的流行病。

据WHO统计,冠心病是世界上最常见的死亡原因之一。男性多在40~60岁之间,女性最常在绝经期后表现症状,男性多于女性。我国冠心病的发病率和死亡率存在明显的地区差异,北方明显高于南方,且近30年呈逐渐增加趋势。20世纪90年代冠心病患者已占住院心脏病患者总数1/3,冠心病患者的住院人数是20世纪50年代的15倍。

冠状动脉局部由于脂肪堆积(主要为富含胆固醇的脂质)、管壁增生和钙化形成局部斑块并增厚,或病变部位破溃、出血、血凝块形成等原因,使管腔狭窄甚至完全闭塞引起心肌缺血、缺氧或坏死,称为冠心病,故冠心病又称为缺血性心脏病。

稳定性冠心病和急性冠脉综合征是临床上最常见的冠心病类型。稳定性冠心病是由于劳累引起心肌缺血,导致胸部及附近部位的不适,可伴心功能障碍,但没有心肌坏死。特点为前胸阵发的压榨性窒息样感觉,主要位于胸骨后,可放射至心前区和左上肢尺侧面,也可放射至右臂和两臂的外侧面或颈与下颌部,持续数分钟,往往经休息或含服硝酸甘油后迅速消失。此病多见于男性,多数40岁以上,劳累、情绪激动、饱餐、受寒、阴雨天气、急性循环衰竭等为常见诱因。

急性冠脉综合征是一组有关急性心肌缺血的临床表现的总称,通常是冠状动脉疾病所致,会增加心源性死亡的危险。急性冠脉综合征是由心肌的急性严重缺血甚至坏死导致的一系列疾病谱组成,包括不稳定型心绞痛、非S-T段抬高心肌梗死和S-T段抬高心肌梗死以及心源性猝死,约占冠心病患者的50%。

2 发病机制及病理生理

2.1 病理解剖

冠状动脉粥样硬化病变大多数发生在冠状动脉主要分支的近段,距主动脉开口约5cm的范围内;常位于房室沟内,四周包绕以脂肪组织的冠状动脉主支。伴有高血压或糖尿病患者,则病变范围广,可累及冠状动脉小分支。粥样硬化病变主要累及冠状动脉内膜,在病变早期内膜和中层细胞内出现脂质和含脂质的巨噬细胞浸润,内膜增厚呈现黄色斑点。随着多种原因引起的内膜细胞损伤和内膜渗透性增高,脂质浸润增多,斑点也逐渐增多扩大,形成斑块或条纹。内膜也出现局灶性致密的层状胶原,病变累及内膜全周,导致血管腔狭窄或梗阻。病变的冠状动脉血流量减少,运动时甚或静息时局部心肌供血供氧量不足,严重者可产生心肌梗死。冠状动脉粥样硬化病灶可并发出血、血栓形成和动脉瘤。粥样硬化病灶破裂出血时脂质进入血管腔,易引起远侧血管栓塞和诱发血栓形成,血管壁血肿又可逐渐形成肉芽组织和纤维化。内膜出血急性期可能促使冠状动脉和侧支循环分支痉挛,加重心肌缺血的程度。血栓形成常与出血合并存在,亦可引发远侧血管栓塞和血管壁纤维化。冠状动脉内膜粥样硬化斑块下血管壁中层坏死并发动脉瘤者非常罕见,大多数病例仅一处血管发生动脉瘤,直径可达2.5cm,腔内可含有血块,但血管腔仍保持通畅。粥样硬化病变引发的冠状动脉狭窄,如仅局限于冠状动脉一个分支,且发展过程缓慢,则病变血管与邻近冠状动脉之间的交通支显著扩张,若建立有效的侧支循环,受累区域的心肌仍能得到足够的血液供应。病变累及多根血管,或狭窄病变进展过程较快,侧支循环未及充分建立或并发出血、血肿、血栓形成、血管壁痉挛等情况,则可引发严重心肌缺血,甚或心肌梗死。病变区域心肌组织萎缩,甚或坏死以至于破裂或日后形成纤维瘢痕,心肌收缩功能受到严重损害,则可发生心律失常或心脏泵血功能衰竭。心肌缺血的范围越大，造成的危害越严重。左冠状动脉供应的冠脉循环血流量最多，因此左冠状动脉及其分支梗阻造成的心脏病变较右冠状动脉更为严重[1]。

2.2　发病原因

冠心病主要就是由于血液中的脂类沉积在血管壁上所造成的动脉粥样硬化引起的。但受粥样硬化严重程度不同的影响，冠心病的表现形式是不一样的。心肌缺血是因为冠状动脉长期处于狭窄状态或者心脏活动长期处于兴奋状态，部分心肌得不到良好的血液供应而处于"半饥饿"状态。心绞痛发作就是这种心肌缺血急性短暂发作的一种形式，冠状动脉血液供应一过性减少，但尚不至于引起心肌细胞坏死。急性心肌梗死则不同，是由于冠状动脉急性闭塞或痉挛持续较长时间（超过0.5~1h），心肌细胞就开始坏死，超过6h后，心肌细胞就没有"救活"的可能性了。

简而言之，冠状动脉内脂质斑块使血管腔堵塞导致心肌缺血缺氧引起的心脏病就是冠状动脉粥样硬化性心脏病；而心肌缺血、心绞痛、心肌梗死是冠心病的不同类型，它们可相互转化。长期持续的冠状动脉狭窄（没有完全堵死）可引起心肌缺血；短暂的冠状动脉内粥样硬化斑块堵塞或心肌活动增强（几秒到十几分钟）引起心绞痛；而冠状动脉内粥样硬化斑块突然破裂，血栓形成，完全堵塞血管较长时间（超过30min），心肌出现坏死，为心肌梗死。

2.3　病理解剖分期

正常动脉壁由内膜、中膜和外膜三层构成，动脉粥样硬化斑块大体解剖上，有的呈扁平的黄斑或线，有的呈高出内膜表面的白色或黄色椭圆形丘，前者多见于5~10岁的儿童，后者始见于20岁以后，在脂质条纹基础上形成。

按病理解剖可将粥样硬化斑块进展分为六期。

第Ⅰ期：初始病变，单核细胞黏附在内皮细胞表面并从血管腔面迁移到内膜。

第Ⅱ期：脂质条纹期，主要由含脂质的泡沫细胞在内皮细胞下聚集而成。

第Ⅲ期：粥样斑块前期，在Ⅱ期病变基础上出现细胞外脂质池。

第Ⅳ期：粥样斑块期，病变处内皮细胞下出现平滑肌细胞及细胞外脂质池融合成脂核。

第Ⅴ期：纤维斑块期，病变处脂核表面有明显结缔组织沉着形成斑块的纤维帽。有明显脂核和纤维帽的斑块为Ⅴa型病变；有明显钙盐沉着的斑块为Ⅴb型斑块；斑块成分主要由胶原和平滑肌细胞组成的病变为Ⅴc型病变。

第Ⅵ期：复杂病变期，分三个亚型，Ⅵa型病变——斑块破裂或溃疡，主要由Ⅳ和Ⅴa型病变破溃而形成；Ⅵb型病变——壁内血肿，是由于粥样硬化斑块中出血所致；Ⅵc型病变——血栓形成，多由于在Ⅵa型病变的基础上并发血肿形成，导致管腔完全或不完全堵塞。

3　流行病学

冠状动脉粥样硬化性心脏病的流行病学是全面完整认识疾病不可或缺的资料。冠心病从20世纪90年代后发病率和死亡率呈现逐渐上升势头，成为人口死亡的四种主要疾病之一。本病多发于40岁以上人群，男性多于女性，以脑力劳动者发病占多数。我国于1976年在12个城市统计本病的死亡率为29.6/10万人口，以北京、天津最高。70年代中期北京、上海、广州三市的死亡率分别为21.7、15.7和4.1/10万人口，至80年代中期统计三市死亡率增至60.0、37.4和19.8/10万人口。显示北方高于南方并逐年上升的趋势[1]。

世界卫生组织（WHO）20世纪末和21世纪初对世界37个国家的冠状动脉粥样硬化性心脏病（包括心肌梗死）的死亡率进行统计。居高位为乌克兰、俄罗斯，男性均为520/10万人口，女性乌克兰为300/10万人口，俄罗斯为240/10万人口；其次爱沙尼亚、印度尼西亚，男性均为340/10万人口，女性均为 180/10 万人口；居于中位的多为西欧和北美各国；居于最低位为日本、韩国，男性均为 30/10 万人口，女性均为 15/10 万人口。从以上资料看男性比女性约多近 2 倍(图 5-1)。

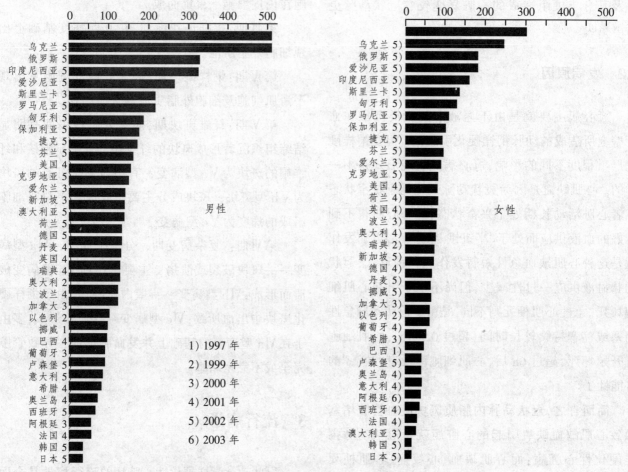

图 5-1　1997-2003 年间世界各国冠心病的死亡率(1/10 万人口)[2]

4　诊断

4.1　病史

有典型心绞痛和心肌梗死病史的患者可确诊为冠心病。心绞痛病史不典型但有冠心病的危险因素者如高血脂、高血压、糖尿病和吸烟史的，也应高度怀疑，积极做进一步检查。不伴有危险因素者可经医生的指导严密观察病情变化，有条件者也可以做进一步检查以确诊或除外该病。

4.2　化验检查

主要项目有血脂全项(至少包括胆固醇、甘油三酯、低密度脂蛋白、高密度脂蛋白)、血糖(除空腹血糖外还应注意餐后两小时血糖)及血液凝固状态的指标(血小板、纤维蛋白原)。这些指标有助于判断发生冠心病和急性心肌梗死的危险性，指导预防和治疗。怀疑急性心肌梗死时应做与心肌梗死有关的血中标记物检查，包括磷酸肌酸激酶及同工酶、肌钙蛋白 I 或 T 等。需要指出的是，血液黏稠度全项与冠心病的发生关系并不密切，某些项目对诊断及治疗无明确指导意义，因此没有必要盲目地做全套血液检查。

4.3　心电图

心电图检查经济、简单、易行，是诊断冠心病最常用的检查手段。当心电图出现典型的缺血性 S-T

段和 T 波改变或心肌梗死的图形时则可明确诊断。但是心电图诊断心绞痛的敏感性仅有 50%~70%，也就是说，有 30%~50%冠心病心绞痛患者心电图检查可能正常或仅有轻度异常而不能作出诊断。急性心肌梗死的患者初次心电图检查也仅有 50%能确诊，10%心电图正常，其余表现异常但不能定论，密切复查心电图可使确诊率增至 95%。因此特别强调，首先心电图有明确改变者可肯定诊断，反之不能排除诊断，需继续观察心电图并在医生的指导下选择进一步诊断方法。就诊时，应向医生提供既往检查的心电图（包括正常查体的心电图）进行对比，以利于及时准确地作出诊断。

4.4 心电图运动负荷试验

上述心电图检查是在安静平卧状态下进行的，心脏负担小，部分心肌缺血不能显现出来。增加心脏负担的实验叫负荷实验。在患者从事一定量运动的过程中做心电图检查叫心电图运动试验。此时，因心肌需氧量增加，可诱发出心肌缺血的心电图证据。目前常用的有活动平板运动试验和脚踏车运动试验。

4.5 动态心电图

是一种将电极片佩戴于人体躯干部位，长时间记录并分析人体在日常活动和安静状态下心电图变化的方法。最常选用的记录时间为 24h，必要时可延长到 48h，甚至 72h。然后将记录仪放到计算机上回放和分析。动态心电图可捕捉到更多的信息。

4.6 超声心动图

用于观察心脏的大小、心腔壁的厚度及心脏收缩和舒张的能力，以明确心脏结构和功能的情况，是否存在缺血或梗死部位心室壁运动不正常。

4.7 放射性核素检查

将无害的放射性示踪剂（常用锝⁹⁹ᵐ）经静脉注入体内随血液流到心脏，通过体外的照相技术观察示踪剂在心脏的分布情况，称为心肌灌注显像，以反映心肌缺血或坏死部位及心脏收缩和舒张的状况。

4.8 选择性冠状动脉造影

是目前诊断冠心病最直接的方法。检查时将导管经下肢股动脉或上肢桡动脉插入，送至主动脉根部，再选择性地将导管送入左右冠状动脉开口处，注射造影剂，利用 X 射线显示冠状动脉的状况。该方法能直观地反映冠状动脉的走行、分布、狭窄的部位及程度。对于及时确诊冠心病及确定治疗方案，特别是决定是否需要药物以外的治疗有非常重要的意义。冠状动脉造影虽然属有创性检查，但创伤极小（体表伤口仅有黄豆粒大小），皮肤无需缝合，有很高的安全性。

5 临床类型与临床表现

冠心病的临床类型主要分为隐匿性冠状动脉粥样硬化型心脏病、心绞痛、心肌梗死、缺血性心肌病和心源性猝死等。虽然这些类型相互连接，均隶属冠心病范畴，但由于各类型病变部位、范围和病变程度以及临床表现、治疗手段等均不相同，已近似独立性疾病，所以本书对各类型另辟章节加以诠释。

5.1 心绞痛

心绞痛是指冠状动脉严重狭窄，心肌供血明显减少，不能满足心肌代谢需要而发生的胸背部不适或疼痛的总称。主要为胸部的压迫感、闷胀感、憋闷感，或是一种难以言表的感觉。这些不适感有时还波及双侧肩部、背部、颈部、咽喉部、下颌角，以左侧为主。较少数的患者表现为牙痛或上腹部疼痛，休息或含服硝酸甘油缓解。需要说明的是，首先切忌望文生义地将心绞痛理解为心脏部位的疼痛或绞痛，因为大多数的心绞痛为不适感而并非真正的疼痛。此外，心绞痛的持续时间为数分钟，很少超过 20min 或短至几秒钟,胸痛时间大于 20min 要怀疑急性心肌梗死。长达数天之久或仅持续数秒钟如闪电掠过样疼痛基本不属于心绞痛。任何部位的胸痛,随呼吸或躯体扭转而加重,或伴有患处的压痛者也不属于心绞痛。但应警惕心绞痛和非心绞痛性质的胸痛交织在一起,以防延误诊治。

5.2　缺血性心肌病

由于严重冠状动脉狭窄造成慢性心肌缺血,心肌发生病变,心腔变形,心脏扩大,进而导致严重的心肌收缩和舒张功能减退,叫缺血性心肌病。临床表现有进行性加重的劳累性呼吸困难,由开始较强的体力活动引起气喘逐渐发展到较轻的活动也导致气喘;进一步发展可出现夜间突发呼吸困难,不能平卧,并伴咳嗽及吐白色或粉红色泡沫痰。晚期有下肢或全身水肿,甚至腹水等。同时还伴有各种心律失常。

近期在 2 个月内发生的心绞痛或原有症状加重或休息时发生的心绞痛称为不稳定性心绞痛。它

们与急性心肌梗死及冠心病猝死均为冠心病急症,称为"急性冠状动脉综合征"。

5.3　心肌梗死

当冠状动脉局部管腔被血凝块阻闭,血流完全中断,其供应的心肌发生坏死,称心肌梗死。其临床特点是明确、严重而持久的胸痛。疼痛发生的常见部位是前胸部,放射部位与心绞痛相同。持续时间较长,多在 30min 以上,甚至长达数小时。休息及含服硝酸甘油无效。值得提出的是,糖尿病和脑血管病后遗症的患者在发生急性心肌梗死时可无上述典型胸痛症状,仅有非典型性的胸闷、憋气或恶心、呕吐等表现,应该引起警惕。

参考文献

[1] 陈灏珠. 实用内科学.11 版. 北京:人民卫生出版社,2002:
    1367.
[2] 山崎力. 日本にあげろ冠动疾患の现状.内科,2007,100(3):
    395-406.

隐匿性冠状动脉粥样硬化型心脏病

郭绪昆　杜继英

隐匿性心肌缺血亦称无症状性心肌缺血,临床比较常见。患者无症状,但静息时或运动后心电图有心肌缺血的改变,无发作症状。隐匿性心肌缺血可转变成心绞痛或心肌梗死,有临床治疗意义。

1　概述

隐匿性心肌缺血,亦称无症状性冠心病或静息性心肌缺血、无症状性心肌缺血。这些现象普遍存在于患者中。患者无症状,但静息时或运动后心电图有S-T段压低、T波减低、变平或倒置等心肌缺血的改变;无心绞痛或与之相关的症状。隐匿性心肌缺血可转变成心绞痛或心肌梗死,因此也需要临床治疗。

2　发病率

隐匿性心肌缺血在冠心患者群中十分常见。很多患者在做心电图检查时有心肌缺血但无心绞痛症状,其在一般人群中的发病率高达2.5%~10%,在心源性猝死者中,约有1/4的死者生前无任何冠心病症状。国内外资料报道,冠心病患者在24h动态心电图检出的阵发性心肌缺血中,无症状心肌缺血占67.4%~88.8%。

3　检查方法

3.1　动态心电图

动态心电图(Holter)可记录24h或更长时间的连续心电图,反映心肌缺血在日常生活中的发作频度、程度和持续时间等。对于已经确诊为冠心病的患者,Holter监测对隐匿性心肌缺血的检出价值是肯定的。单纯心电图的缺血样改变受很多因素的影响,对完全无症状的人群,Holter监测检出的S-T段变化,则难以肯定其心肌缺血意义。

3.2　心电图负荷试验

心电图负荷试验就是让患者运动,增加心肌耗氧量。目前临床多用活动平板运动试验,该试验是让患者在一个运动的斜型平板中进行快走,使患者在运动中心率增加到预定的数值,增加心肌耗氧量,激发心肌缺血。在运动试验中40%患者的心电图呈无症状心肌缺血性变化。运动中出现典型心绞痛、心电图出现缺血改变、血压下降等均可判断心电图负荷试验阳性,考虑该患者有患病可能。

3.3　放射性核素心肌显像诊断

给患者血管内注射一种放射性物质(该物质是安全的),使其与血液中的红细胞结合,这些带有放射性物质的细胞通过血液进入心肌。我们用一个仪器测定心肌细胞摄入注入的放射示踪剂的量来推测心肌的供血情况。如果心肌缺血则放射性物质在缺血心肌区域显示稀疏,也即该区域血液供给减少。该方法诊断隐匿性心肌缺血准确性较高。

4　隐匿性心肌缺血的常见形式

4.1　自发性无症状性心肌缺血

无症状性心肌缺血常发生在日常活动中。

4.2　诱发性无症状性心肌缺血

无症状性心肌缺血发生在心脏负荷试验时(做规定量的活动也就是上面说的平板运动试验),在运动中诱发心肌缺血。也有心绞痛患者的无症状性心肌缺血是在非心绞痛发作期间或心肌梗死后患者心电图检查仍见非梗死区心肌缺血,而患者无心绞痛症状。

5　隐匿性心肌缺血的治疗

对无症状性心肌缺血患者的治疗一般采取消除危险因素,如降血脂,控制糖尿病、高血压,戒烟,避免导致心肌缺血发作诱因如大运动量活动及应用抗心肌缺血药物(如异山梨酯或欣康、美托洛尔等)进行预防性治疗。对其中药物治疗效果差、冠脉造影发现左主干、多支血管病变或冠状动脉高度狭窄病变者,应积极采取冠脉介入治疗或外科搭桥手术治疗,以改善整个心肌供血状态。

心绞痛

卢绍禹　郝月红　刘战英

心绞痛是冠心病的一种类型，是心肌急性缺血缺氧所导致的一种临床综合征。它是冠心病偏重的一种，常常发展为急性心肌梗死，而且有时不易与心肌梗死鉴别。其诊断和治疗甚为关键，处置是否妥当直接影响患者的预后。

心绞痛（angina pectoris）是冠状动脉粥样硬化心脏病整体病变综合征之一，是冠状动脉供血不足所致的心肌急剧的、暂时的缺血缺氧而引起的临床综合征。多见于 40 岁以上的男性，劳累、情绪激动、饱食、寒冷、吸烟等为常见诱因。

1　病因及病理

心肌缺血与缺氧可导致疼痛。这可能是由于心肌细胞内聚积过多的代谢产物，如乳酸、丙酮酸、磷酸等酸性物质，或类似激肽的多肽类物质，刺激心脏内自主神经传入纤维末梢，经上颈神经节至第 5 胸交感神经节和相应的脊髓传至大脑，产生疼痛感觉。痛觉再放射到相同水平脊神经所分布的皮肤区域，称为"牵涉痛"，故心绞痛常表现为胸骨后疼痛并放射到左肩、颈部、左臂内侧和手指等（图 5-2）。

正常情况下，心肌循环（冠脉系统）储备力量强大，如剧烈运动心率加快的同时，小冠状动脉扩张，冠脉阻力下降，冠脉循环的血流量可增至休息时的 6~7 倍。心肌能量的产生需大量的供氧，为通常心脏摄取的血液氧含量的 65%~75%。人机体有自动调节机制，当心外膜大的冠状动脉管腔狭窄超过 50%

时，传输能力下降，而小冠状动脉扩张，只有当心脏负荷加重及心肌耗氧量增加最终超过固定狭窄的冠状动脉最大代偿供血能力时，导致心肌需氧与供氧平衡失调，因此两者能够维持相对平衡极为重要。图 5-3 左侧表示需氧状态，从左室压与左室容积开始保持两者相对平衡状态，否则就可能影响到心肌壁张力、心搏数和心肌收缩等。此时即使缺氧也难以从血液中摄取，因为心肌负荷过重而血液供氧已达界限；另一方面右侧表示供氧状态，冠状动脉抵抗与大动脉压也是保持相对平衡状态，否则亦影响冠状动脉血流、心肌血流分布和动静脉氧差等。倘若需氧与供氧两者发生矛盾，即左侧需氧增加而右侧供氧减少，必然导致心肌缺血，发生心绞痛、心电图出现异常、代谢异常、左室功能不全等征象（图 5-3）。

还因为冠状动脉痉挛或一过性血栓形成等所致动力性阻塞因素，导致心肌供血的突然减少，也会发生心绞痛。严重贫血患者携氧量减少也会引起心绞痛。

病理解剖显示心绞痛者至少有一支冠状动脉主支管腔显著狭窄达横切面的 75% 以上。冠脉造影显示约 15% 的患者冠脉主干无狭窄，其心绞痛可能为冠状动脉痉挛或冠脉循环小动脉病变所致。

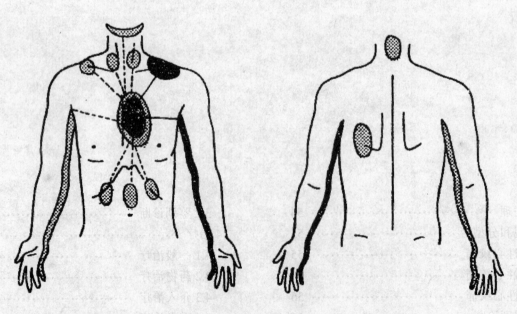

■典型的疼痛放射部位；▨非典型的或频度较多的疼痛放射部位

图 5-2　心绞痛的疼痛放射部位

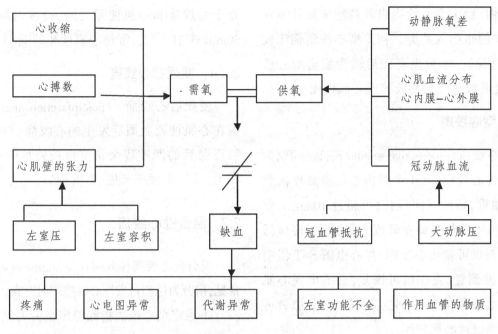

* 缓激肽（bradykinin）

图5-3 心肌缺血发生机制示意图

2 临床表现和分型

典型的心绞痛发作是突然发生的胸骨体上段或中段后压榨性、闷胀性或窒息性疼痛，常历时1~5min，休息或含服硝酸甘油片1~2min内可消失。

心绞痛是一种常见病，其疼痛部位多在胸骨后的中上段，也有在心前区或上腹部，常放射至左肩、左臂内侧达环指和小指或至颈、咽、下颌部、牙齿、肩背部等，范围约手掌大小，也有横贯前胸者。其疼痛性质多为压迫发闷或紧缩感，重者可有出汗濒死感，若为针刺样或触电样锐痛则多不是心绞痛。其持续时间多为3~5min，重者可达10~15min，极少超过30min者。其诱因多为体力活动诱发，情绪激动（如愤怒、过度兴奋、焦虑）、寒冷、饱餐、吸烟等常见。其缓解方式如停止活动、坐下或卧位休息数分钟即可缓解，舌下含服硝酸甘油可使心绞痛在1~2min内迅速缓解。其体征常无异常，有时心率增快、血压升高、表情焦虑、皮肤冷或出汗等。

世界卫生组织和国际心脏病学会联合会"缺血性心脏病的命名及诊断标准"将心脏病分为劳力性

和自发性两大类，也有混合发生者。

2.1 劳力性心绞痛

劳力性心绞痛（angina pectoris of effort）是由体力活动或其他心肌需氧量增加所诱发的心绞痛。又可分为3种类型。

2.1.1 稳定型心绞痛

稳定型心绞痛（stable angina pectoris）或普通型心绞痛，最常见。有典型的心绞痛发作，其临床表现在1~3个月内相对稳定，每天和每周疼痛发作次数大致相同，诱发疼痛的活动强度和情绪变化程度相似。

疼痛发作时心电图可呈典型的缺血性S-T段压低的改变，休息时心电图50%以上可正常，异常者包括S-T段T波改变、房室传导阻滞、束支阻滞左束支前分支或后分支阻滞、左心室肥大或其他心律失常等。

2.1.2 初发型心绞痛

初发型心绞痛（initial onset angina pectoris），指以前从未发生过心绞痛或心肌梗死，且心绞痛病程在 1~2 个月内,稳定型心绞痛患者若持续数月不发作,突然发作的也归入此类。初发型心绞痛临床表现与稳定型相同,多数患者以后转为稳定型心绞痛,少数可发展成恶化型心绞痛或心肌梗死。

2.1.3 恶化型心绞痛

恶化型心绞痛(progressive angina pectoris)原为稳定型劳力性心绞痛,在 1 个月内心绞痛发作次数增加、程度加重,持续时间延长(可超过 10min),含服硝酸甘油后不能使疼痛立即或完全消除。轻微活动或休息状态也可发生心绞痛,伴心电图 S-T 段明显压低和 T 波倒置,发作后可恢复,且不出现心肌梗死图形。血清酶也不支持心肌梗死,部分患者可发展为急性透壁性心肌梗死。

2.2 自发性心绞痛

自发性心绞痛(angina pectoris at rest)系由于冠状动脉痉挛,导致心肌缺血,心绞痛发作,与劳力性心绞痛相比,其疼痛时间较长,程度较重,且不易为硝酸甘油所缓解。此病又分为 4 种类型。

2.2.1 卧位型心绞痛

卧位型心绞痛(angina decubitus)在休息或睡眠中发生,发作时间较长,症状较重,发作时需立即坐起或站立走动。硝酸甘油疗效不佳,预后差。可发展为急性心肌梗死或猝死(发生严重心律失常如室颤等所致)。可由稳定型心绞痛、初发型心绞痛或恶化型心绞痛发展而来。

2.2.2 变异型心绞痛

变异型心绞痛(variant angina pectoris)常静息状态下发病,周期性发作,以午夜至上午 8 时发病最多见。心电图常伴有相关导联 S-T 段暂时性抬高,常并发各种心律失常。吸烟为本型重要危险因素。

2.2.3 中间综合征

中间综合征(intermediate syndrome)疼痛性质介于心绞痛和心肌梗死之间,持续时间较长,可达 30min 或 1h 以上,常是心肌梗死的前奏。

2.2.4 梗死后心绞痛

梗死后心绞痛(postinfarction angina pectoris)指在心肌梗死数周后发生的心绞痛,与梗死相关动脉再通后的严重残余狭窄且梗死后尚有存活心肌有关,易发生梗死延展,影响预后。

2.3 混合性心绞痛

混合性心绞痛(mixed type angina pectoris)临床较常见,指劳力性和自发性心绞痛同时存在。

不稳定型心绞痛指除稳定型劳力性心绞痛以外的初发型、恶化型。劳力性心绞痛和各型自发性心绞痛,介于稳定型心绞痛和急性心肌梗死之间的一种临床状态。其中约 20% 患者可发生非 S-T 抬高型心肌梗死。不稳定型心绞痛是急性冠脉综合征中的常见类型,系冠状动脉内膜下出血、斑块破裂、破损处血小板与纤维蛋白凝集形成血栓,冠脉痉挛及远端小血管栓塞引起急性或亚急性心肌供氧减少所致。

3 诊断与鉴别诊断

3.1 诊断

根据心绞痛的发作特点和临床表现,结合心电图血清酶改变,一般可建立诊断。诊断有困难者可选择冠状动脉造影。据临床报道[1],应用光学相干断层成像技术可清晰显示冠状动脉粥样硬化斑块特征。与稳定型心绞痛患者相比,不稳定型心绞痛患者冠状动脉粥样硬化表现为纤维帽更薄,更多的纤维帽侵蚀,更多的破裂斑块和薄纤维帽粥样斑块。另有报道[2],冠脉造影可相对准确地评价不稳定型心绞痛低危和中危组患者的冠状动脉狭窄程度,同时会低估高危组患者的病变程度。64 层螺旋 CT(MDCT)对冠心病的诊断有非常高的阴性预测值,可用于排除冠心病,但无法可靠地区分粥样硬化斑块内的纤维帽和脂质核。血管内超声检查显示软斑块,正性血管重构和最小管腔面积<4mm²者可能为不稳定型心绞痛高危患者。

3.2　鉴别诊断

3.2.1　急性心肌梗死

疼痛性质更剧烈,持续时间可达数小时,含服硝酸甘油多不缓解,常伴休克、心律失常及心力衰竭,有心电图和血清酶变化。

3.2.2　X综合征

多见于绝经期前女性,以反复发作劳力性心绞痛为主要表现,冠脉造影无有意义的狭窄。目前认为是小冠状动脉内皮依赖性舒张功能障碍、异常神经刺激或代谢障碍等多种因素所致。

3.2.3　心脏神经官能症

常诉胸痛,但常为数秒的刺痛或几小时持续隐痛,疼痛部位常变动,患者常喜欢叹息性呼吸。

3.2.4　肋间神经痛

常局限在1~2个肋间,为刺痛或灼痛,多为持续性,咳嗽或身体转动时疼痛加剧,沿神经走径处压痛,手臂上举时有牵拉痛。

3.2.5　其他疾病导致的心绞痛

如严重的主动脉瓣病变,风湿热或其他原因引起的冠状动脉炎,梅毒性主动脉炎引起冠状动脉口狭窄或闭塞,肥厚型心肌病肥厚心肌相对缺血,先天性冠状动脉畸形等所致的心绞痛,需结合其他临床表现来鉴别。

另外,不典型的心绞痛尚需与食道疾病、溃疡病、肠道疾病、肋骨病变等相鉴别。

4　治疗

4.1　一般治疗

卧床休息,吸氧,日常生活中避免诱发心绞痛

的因素,如过度的体力活动、情绪激动、饱食等,治疗高血压、高脂血症、糖尿病、甲亢、贫血等疾病。

4.2　药物治疗

4.2.1　硝酸酯类药物

可扩张冠状动脉,增加冠脉循环血流量,扩张周围血管,减轻心脏前后负荷,降低心肌耗氧量,从而缓解心绞痛。稳定型心绞痛应立即舌下含服硝酸甘油0.3~0.6mg,1~2min开始起效,约76%在3min内可消失。若延迟见效或无效则提示非冠心病或患严重的冠心病。不稳定型心绞痛患者在最初24h内需静脉应用硝酸甘油,可从5~10μg/min起用,每5~10min增加10μg/min,至症状缓解或有明显副作用(头痛或低血压,收缩压<90mmHg,或较用前收缩压下降30mmHg)。患青光眼、颅内压增高、低血压者不宜选用本类药物。近年来其长效制剂已广泛应用于临床。

4.2.2　β-受体阻滞剂

可竞争性地与受体结合而产生拮抗神经递质弱β-激动剂效应。可减慢心率,降低血压,抑制心肌收缩力与房室传导,减少心肌氧耗,缓解心绞痛的发作。该类药物还可使非缺血区心肌小动脉缩小,使更多的血液透过极度扩张的侧支循环流入缺血区。常用制剂是美托洛尔,12.5~50mg,每天2次;比索洛尔2.5~10mg,每天1次;阿替洛尔12.5~25mg,每天2次。

该类药物在应用过程中需注意以下几点:可与硝酸酯类药物合用,但有协同作用,故初始剂量要小,以防止体位性低血压的发生;停用本药时应逐步减量,否则有诱发心梗的可能;心动过缓和支气管哮喘者禁用;剂量应逐步增加,但用量需个体化。

4.2.3　钙离子拮抗剂

可抑制钙离子内流,降低心脏舒张期自动去极化速率,也可抑制心肌细胞兴奋-收缩耦联中钙离子的作用。抑制心肌收缩,减少心肌氧耗,扩张冠状动脉,解除冠状动脉痉挛,改善心肌的供血,扩张周

围血管降低动脉压,减轻心脏负荷,还可降低血黏度,抑制血小板聚集,改善心肌微循环。常用制剂为:硝苯地平10~20mg,每天3次,其缓释剂型为20~40mg,每天1~2次,需注意血压变化;维拉帕米80mg,每天3次。地尔硫草30~90mg,每天3次。该类制剂治疗变异型心绞痛疗效最佳。停用本类药物应先减量再停服,以免发生冠脉痉挛。有报道[3]冠脉血流缓慢患者冠脉内注射维拉帕米的即刻治疗效果优于硝酸甘油,但两组患者冠脉血流仍未恢复到正常水平,冠脉造影显示心外膜主要冠脉血管无狭窄。

4.2.4 抗血小板药物

阿司匹林(乙酰水杨酸)可抑制血小板在动脉粥样硬化斑块上的聚集,防止血栓形成,可抑制TXA_2的合成,从而抑制血管痉挛,50~100mg,每天1次。氯吡格雷可抑制血小板内钙离子活性,并抑制血小板之间纤维蛋白原桥的形成,常用剂量75mg,每天1次。

4.2.5 调脂药物

他汀类药物可有效降低总胆固醇和低密度脂蛋白胆固醇,从而降低心血管事件风险,还有延缓斑块进展、稳定斑块和抗炎等有益作用。高甘油三酯或高密度脂蛋白血症降低的高危患者可考虑联合使用贝特类药物。这两类药物在应用过程中需定期检验肝功能和血常规。为达到稳定更好的降脂疗效,可酌情应用胆固醇吸收抑制剂依泽替米贝(ezetimibe)。

4.2.6 血管紧张素转换酶抑制剂(ACEI)

心绞痛合并糖尿病、心力衰竭或左心功能不全的高危患者应该使用ACEI。指南指出所有冠心病患者均能从ACEI治疗中获益,但低危患者获益可能性较小。

4.3 介入治疗

经球囊导管心肌血运重建术与药物疗法相比可使患者症状迅速改善,生活质量提高,但心肌梗死的发生率与死亡率无显著性差异。近年来,药物洗脱支架及新型抗血小板药物的广泛应用,介入治疗已明显降低了心肌梗死的发生率和死亡率。

4.4 手术治疗

主动脉冠状动脉旁路移植手术疗效确切。临床冠状动脉多支血管病变,尤其合并糖尿病者、冠状动脉左主干病变者、心梗后发生室壁瘤需手术切除者、不适合介入治疗者均应择期手术治疗。

4.5 其他疗法

心理问题和冠心病共存在心内科常见,在急性冠脉综合征中更为突出,对于稳定型冠心病和冠状动脉阴性的患者应注意心理因素的影响。据报道[4]冠心病患者中抑郁占65.6%(84/128),焦虑占78.9%(101/128),这类患者预后差,死亡风险增加。临床应酌情予以抗抑郁治疗。

运动锻炼疗法:稳定型心绞痛患者症状缓解时,适当的运动有助于促进侧支循环的建立[5],提高机体体力活动耐受量,改善症状和生活质量。

参考文献

[1] 陈步星,马凤云,罗维,等.光学相干断层扫描比较不稳定型和稳定型心绞痛患者粥样硬化斑块特征.中华心脏病杂志,2009,379(5):422-425.

[2] 金泽宁,吕树铮,陈均岱,等.血管内超声64层螺旋CT及定量冠状动脉造影对不稳定型心绞痛患者冠状动脉病变的评价.中华心血管病杂志,2009,37(12):1088-1092.

[3] 常书福,马剑英,钱菊英,等.冠状动脉内应用硝酸甘油和维拉帕米治疗冠状动脉血流缓慢现象的效果.中华心血管病杂志,2010,38(1):27-30.

[4] 刘梅颜,姜荣环,胡大一,等.心脏急症与稳定型冠心病患者合并心理问题现状分析.中华心血管病杂志,2009,37(10):904-907.

[5] 中华医学会心血管病分会,中华心血管病杂志编辑委员会.慢性稳定性心绞痛诊断与治疗指南.中华心血管病杂志,2007,35(3):198.

缺血性心肌病

孙姗　孙蓉媛　关子安

缺血性心肌病系冠状动脉粥样硬化心脏病另一种表现。该病因心肌长期供血不足引发心肌营养障碍,致使心肌纤维增生,导致心肌变僵硬,最终病变形成心功能不全和心律失常。本章侧重对心肌僵硬发病机制、心肌的超微结构对心功能的影响以及心力衰竭和心律失常略加叙述。

1　概述

　　缺血性心肌病(ischemic cardiomyopathy)又称心肌硬化 (myocardial sclerosis) 或称心肌纤维化(myocardial fibrosis)，主要由于冠状动脉粥样硬化所致冠脉狭窄,使心肌长期处于供血不足和心肌耗氧量与氧供应量失衡状态(图 5-4),导致心肌组织产生营养障碍和萎缩,形成心肌局限性反复坏死和愈合,致使病变的心肌组织增生、僵硬、扩大。

　　如图 5-4 所示充足的冠状动脉循环可促使冠状动脉血流适应心肌对血液和氧变化无常的需求。因为心肌的血液和氧的供应必须通过冠状动脉系统来完成。倘若冠状动脉功能不全,其中包括血管性、心肌性和血源性等功能损伤所致心肌血管血流不畅以及氧供应与氧需求之间失调,最终导致缺血性心肌病的发生。本文着重动脉血管硬化和心肌超微结构,对缺血性心肌病的发病机制予以释述。

2　心肌超微结构对缺血性心肌病的发病机制

2.1　心肌的正常超微结构

　　心肌从生理学表现如合胞体(syncytium)同样

　　性质，可实际的构造完全由肌纤维膜(sarcolemma)以及多数心肌细胞和间质层(ID)构成复杂的网状组织,其中存在结缔组织、血管、自主神经纤维等。成熟的肌细胞直径约为 10~20μm,形状不规则有如圆柱形、分支形、杆状形。肌细胞包含有肌原纤维和最多的线粒体 (mitochondria)，还有核、肌浆网(sarcoplasmic reticulum)、溶酶体(lysosome)、脂质、糖原颗粒和核糖核酸(RNA)颗粒等(图 5-5)。

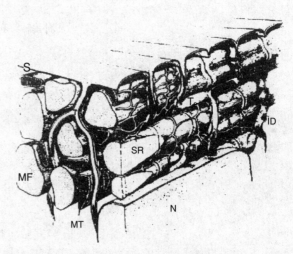

S:肌纤维膜;ID:间质层;MF:胶原纤维;T:T 细胞;MT:线粒体;
SR:胞浆网;N:细胞核

图 5-5　心肌细胞的超微结构模拟图

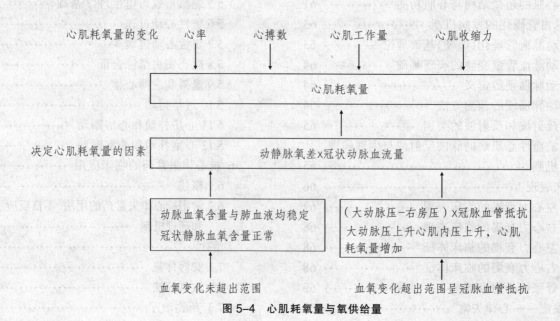

图 5-4　心肌耗氧量与氧供给量

2.2　心肌细胞间质、血管与神经的正常超微结构

　　心肌细胞之间并存间质细胞和胶原纤维。毛细血管壁与心肌纤维大体上以1:1比率分布于心肌。心肌的神经系统一方面为肾上腺素能纤维(adrenergic fiber)和胆碱能纤维(cholinergic fiber)所支配的远心性神经纤维；另一方面尚存在着向心性的感觉神经。心室肌接受最多的是交感神经和副交感神经，以交感神经为主。而心肌内的神经纤维多为无髓性一至数枚轴索(axon)和许旺(Schwann)细胞的细胞质包围(图5-6)。

　　以下仅对心肌的超微结构中与缺血性心肌病或心肌功能相关的几种分别叙述。

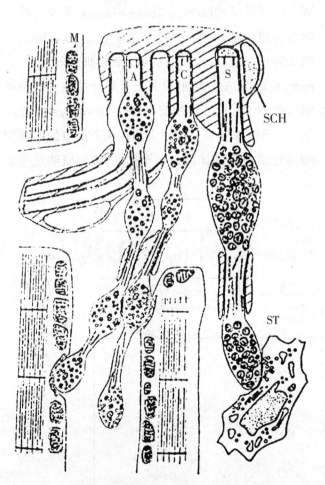

M:心肌细胞；A:肾上腺素能纤维；C:胆碱能纤维；S:感觉神经；
SCH:许旺细胞；ST:终末细胞

图5-6　控制心脏相关神经

2.3　心肌的超微结构与心肌功能

2.3.1　肌纤维膜和T系统与心肌功能

　　肌纤维膜的厚度约为9nm，其中胞浆膜(plasma membrane)表面上覆盖着基底膜(basement membrane)，而胞浆膜是细胞内外的钠、钾、钙等离子通道。应用细胞内微小电极法，从活动电位开始显示第0相，此时细胞外的钠离子急速流进细胞内构成平高线(plateau)；第2相钙离子缓慢流入细胞内引发肌收缩的职责，共同担负起调节肌原纤维(myofibril)收缩，使其发挥重要的有意义的功能。

　　基底膜厚度约为50nm，内含蛋白质多糖体，具有维持离子浓缩和调节细胞膜表面离子环境等功能，构成细胞间的结合体。

　　心肌细胞平常为肌纤维膜，在肌原纤维Z带位置上成为T管(T-tubules)，并由多数管状陷入(invagination)组成，其尖端直入细胞内深处，称此全部T管为T系统，占细胞容量的1%，相当肌纤维膜的1/3，心肌T管直径为0.1~0.2μm。T系统对肌纤维具备电气兴奋的效果，并能迅速顺利传导到细胞深处，还起到与肌纤维下池的连接作用。

2.3.2　线粒体对心肌功能的影响

　　线粒体(mitochondria)的形态多样，形状大小不一，约0.5~2μm，并与肌原纤维共同广泛地分布于细胞内，往往聚集在细胞核的近端。线粒体有内外两层膜组织包围，并有横跨内外两膜之间的非特异性孔道，称为线粒体通透性转换孔道(mitochondrial permeability transition pore, mPTP)，可能在细胞死亡之际发挥重要作用。当心肌缺血期mPTP处于关闭状态，如果在灌注早期，氧自由基生成增加和细胞内钙离子超载均促进mPTP开放，致使线粒体脱偶联，大量消耗细胞能量物质，从而促使心肌由可逆性发展为不可逆性损伤。mPTP的开放范围决定再灌注损伤程度，因而抑制再灌注mPTP的开放，成为心肌保护的一个重要靶点。另外线粒体还有从内膜向内部突出的多数山脊线粒

体（cristas mitochondria），山脊膜内含多数酶活性族，其间为基质（matrix），经浓染后内含小颗粒。线粒体经氧化磷酸化后产生三磷腺苷外，还单独与脱氧核糖核酸（DNA）结合进行核酸代谢和蛋白质的合成。线粒体超微结构遭遇缺血性心肌病和低氧血症容易受损，如前述 mPTP 开放时间短暂呈可逆性，否则若为时漫长则难以恢复，逐渐引起心律失常或心功能不全。

2.3.3 肌浆网对心肌功能的影响

肌浆网（sarcoplasmic reticulum）的一部分分布于肌原纤维周围呈细纹状细管（sarcotabular network），另一部分分布于肌纤维膜下池（subsarcolemmal cistern），在细胞旁边和细胞间连接部与胞浆膜相连接。心肌的兴奋需依赖肌浆网的脱分级效果向细胞内部传递致使肌原纤维产生收缩，其过程称为兴奋收缩联结（excitation contraction coupling），在这种情况下必须有钙离子的供应才能完成。

钙离子从细胞外流入细胞内是在心肌兴奋状态下，受胞浆网活动组织产生活动电位，促使钙离子流入细胞内，贮存于肌纤维膜下池，通过脱分级效果释放出细胞质传递到肌原纤维引起心肌收缩。另一方面在心肌迟缓状态时，钙离子从胞浆网细目

状细管向肌纤维膜下池传递，通过肌原纤维引起心肌收缩。

心肌的收缩性（contractility）调节机制与蛋白质的机制具有相似性。可能性有二：其一须有肌原纤维的供应，可能实现调节钙离子质量的规律，称为相位性调节（phasic control）；其二肌球蛋白（myosin）分子的性状和三磷腺苷的比例均发生变化的进行调节，称为紧张性调节（tonic control）。例如细胞外的钙离子浓度上升刺激心肌收缩性和频率均增多，致使心肌收缩性逐渐增强，此种现象称为同效性自体调节（homometric autoregulation）（图5-7）。

2.3.4 肌原纤维对心肌功能的影响

肌原纤维约占心肌细胞容量的 40%~50%，从超微结构所见与骨骼肌细胞相似。主要成分由 2 种形状大小不一的肌细丝（filament）组成，即所说的可调节的细丝模式（silding filament model）学说。肌细丝分为粗与细两种，粗的肌细丝直径 10~15nm，长约 1.5μm，沿着长轴进行排列；细的肌细丝直径 5~8nm，长约 1.0μm，与粗的细丝呈平行排列。大小粗细的肌细丝之间有多数交叉桥（crossbridges）相连接。从横断像所见肌细丝大小在主要部位的间隔为40~45nm，按着规律的六角形排列，细的肌细丝依附

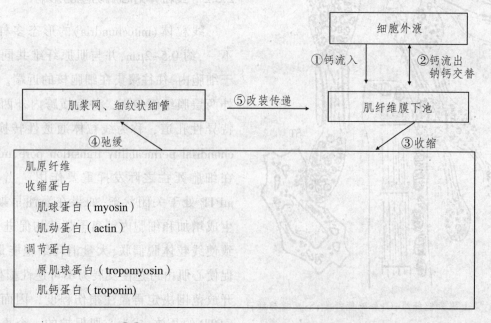

①②：介入肌膜钙得以流入或流出；③④⑤：细胞内部

图 5-7　钙在心肌细胞内外流动

在粗的肌细丝上。

肌原纤维从生物学表述：粗的肌细丝呈蝌蚪尾征（tadpole tail sign）形态，其中肌球蛋白的分子量为 5 000 000。在相当长尾部分由轻的酶解肌球蛋白（meromyosin）组成，并有 2 个 α_1 螺纹（helix）形成双重卷曲（coil）状；粗的肌细丝是由坚固的背骨（back bones）构成。在头部球状部位为肌球蛋白重链，从背骨向交叉桥突出，这成为包含三磷腺苷酶（ATPase）与肌动蛋白合成的部分。细的肌细丝中肌动蛋白稍似卵圆形，其分子量约为 150 000，其中单基物（monomer）显示双重螺旋聚合物（eolymer）。更加强调节蛋白质对亲肌凝蛋白（tropomyosin）和肌钙蛋白复合体的构成（图 5-8）

肌钙蛋白在钙离子浓度降低时，通过亲肌凝蛋白致使肌动蛋白和原肌球蛋白合成受抑制，导致肌活动力弛缓。当钙离子浓度升高时，肌钙蛋白中部分钙离子与蛋白质结合则发生一系列形态上的变化。

3 动脉血管硬化的发病机制

3.1 动脉血管硬化（僵硬）基础理论

缺血性心肌病缘由于动脉硬化（arteriosclerosis），而动脉硬化之称又属于日常用语，且内涵有粥样硬化，因为两者共有动脉壁硬化（sclerosis）的改变，所以存在着密切相关性，但在病变形态学所见，两者差别极大（表 5-1）。

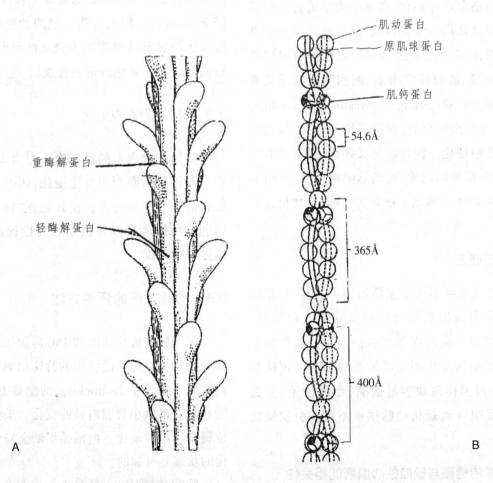

A.粗肌细丝中肌球蛋白分子排列示意图；B.细肌细丝示意图：球状形为肌动蛋白复合体，呈双重螺旋状，沿着细长的亲肌凝蛋白，在不同 Å（波长埃单位=10⁻⁸cm）周期与肌钙蛋白复合体相结合

图 5-8 轻重酶解球蛋白和粗、细肌细丝与肌钙蛋白相结合示意图

表 5-1 动脉硬化与粥样硬化两者的区别[1]

	动脉硬化	粥样硬化
病变部位	以中膜为主	以内膜为主
好发部位	弥漫性	局限性(以分支部)
组织像	弹性纤维断裂、变性	脂肪蓄积炎症细胞浸润
血管内腔	扩大	狭窄、闭塞
原因	周期性压力紧张	切断应激反应,脂质增多
危险因素	年龄增加或高血压等	高脂血症等
可塑性	几乎阴性(−)	±(稳定时+)
血管壁硬度	↑	↑或→

3.2 动脉血管壁变硬的病理基础

3.2.1 动脉硬化

早在 100 年前由门克伯格(Monckebera)首先发表了门克伯格型动脉硬化,并从形态学进行充分研究。近年来又从病理学进行研究,发现动脉血管壁中膜弹性纤维减少或变性、破裂,血管平滑肌增殖和形态质转换,胶原纤维增多,细胞间质钙质沉着以及终末糖化产物(advanced glycation and product, ADE)等胶原纤维结合后,促进斑块的形成,从而产生动脉血管壁硬化。此种动脉壁硬化,使其动脉弹性消失,并失掉伸缩功能,而动脉壁成为垫子(cushion)效应,因而给血流动态极坏的影响,更加重血管壁硬化。

3.2.2 粥样硬化

粥样硬化发生多由于生活习惯不规范、吸烟以及诸多易患危险因素所致动脉血管壁内膜受损,最初以内膜为主从内皮细胞损伤开始,逐渐涉及中膜。内皮损伤是从初期纤维板块到晚期粥样斑块(粥瘤),而粥样斑块容易破裂,形成栓子,使其冠状动脉受阻导致冠状动脉供血不足,引发缺血性心肌病。

3.2.3 动脉的僵硬与缺血性心肌病的相关性

虽然缺血性心肌病也是由血管粥样硬化所致,是以动脉血管壁内膜发生透明蛋白(hyalin)变性、脂质聚积和炎症细胞浸润为特征的病理改变(已如前述)。本章仅对动脉的僵硬(arterial stiffening)程度与缺血性心肌病的相关性予以阐述。依据血压和脉波记录资料为基础,采取脉波传播速度(pulse wave velocity, PWV)和脉波压反射(pressure wave reflection)等方法作为预测动脉壁硬化程度的指标。最近经 Framingham 研究表明[2],预测动脉血管壁硬化程度以大动脉脉波速度列为独立性预测因子,以便观察动脉血管壁硬化的进展程度。

3.3 动脉僵硬的定义

实属于物理学的血管内压力增大,至血管腔内容积和管腔横断面积发生变化,还因为生物体本身就有的自主心搏动力,使其血管内径产生脉压,因而利用脉压原理以评估动脉弹性程度为动脉僵硬提供评估依据。

3.4 动脉僵硬的预测方法

应用脉波传播速度和中心静脉压测定是临床诊察动脉粥样硬化广泛应用的特殊预测方法。是利用超声回波跟踪(echo tracking)的测量方法,很容易精密地测量出微小管腔内径的变化。虽然所测量的部位属于局限性硬化,但依循推断全身性动脉粥样硬化的状态是可靠的。

脉波传播速度:自左心室射出血液,伴随脉压波沿着血管壁向末梢血管输送血液时所产生的速度。其中还要经过不尽相同的动脉树(动脉分支)分

为两点脉波,其间的距离(D)和速度的时间差(△t)公式如下:

$$PWV=D/\triangle t$$

检查部位欧美国家多选取颈动脉、股动脉,日本选取手腕动脉和足颈动脉进行测量。

3.5　反射波和反射波的类别

从心脏向末梢传播的脉波为顺行性波,称为投射波;反之从末梢向心脏传播之波称为反射波;两者合成称为观察波(图5-9)。

3.6　缺血性心肌病的脉波反射波与生理病理机制

动脉的硬化在反射波返回心脏时,经过一定时间对心脏产生直接影响。例如儿童期弹性动脉仍属软化阶段,脉波传播速度较缓,即从末梢向心脏传播速度较低。在舒张早期返回心脏反射波致使舒张期血压上升,冠状动脉血流灌注增加,此种

反射波对心脏功能属于正常的作用,形成动脉与心脏理想的相关性。与其相对应的弹性动脉变硬或60岁以上(图5-10),脉波传播速度明显上升,返回心脏的反射波早期即收缩后期的舒张期血压下降,冠状动脉血流灌注减少,从反射波到收缩后期的血压明显升高,相应的投射波以及中心静脉压必然上升,导致末梢动脉紧张性增加,反射波系数增多和中心静脉压增高,加重心脏负荷,导致心肌肥大萎缩,病变多累及左心室和乳头肌,影响起搏和传导系统。致使冠状动脉广泛性粥样硬化管腔狭窄,血流灌注减少,造成严重心肌缺血,引发心肌顿抑(myocardial stunning),最终由于左心室严重损伤,从代偿性转为失代偿性,舒张期功能和收缩期功能均不全,最后带来共同结果为心力衰竭(图5-11)。

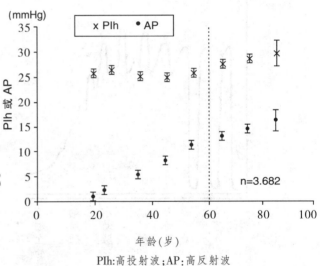

PIh:高投射波;AP:高反射波

图5-10　60岁及以上高龄的投射波、反射波以及血压均升高[4]

弹性动脉血管依据解剖学所见管壁是软的,随年龄增长,逐渐变硬。从心脏到末梢的微循环,产生脉搏动脉压与心脏存在密切的相关性。正常青年期弹性动脉血管是软的,动脉的伸缩性自如,血压和血流相对稳定,无异常变化。60岁以上老年期的弹性动脉血管是硬的,动脉伸缩性明显降低,血压上升,投射波增高,细小血管阻力加大,因而使动脉血管壁硬化,引发缺血性心肌病和脑梗塞(图5-12)。

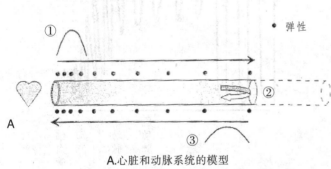

A.心脏和动脉系统的模型

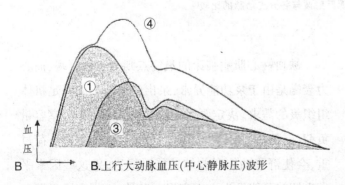

①投射波(顺行性的传播);②波动脉的反射;③反射波(逆行性传播);④观察波(投射波和反射波的合成)

图5-9　以动脉树脉压波为基础发生的反射波[3]

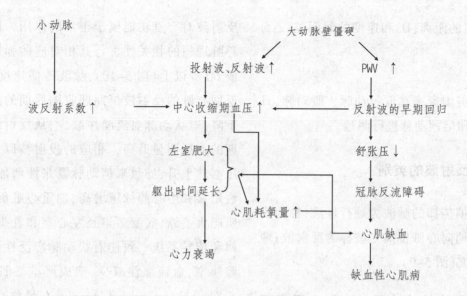

PWV：脉波传播速度

图 5-11　动脉与心脏的相关病理机制

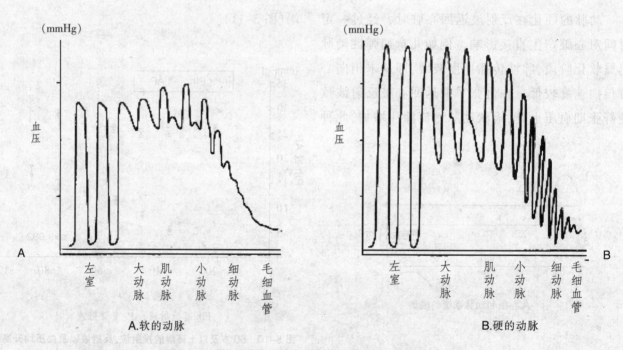

图 5-12　软、硬动脉血管出现反射波与各分支动脉的比较[5]

4　临床表现

缺血性心肌病的临床表现,本来就是全身性动脉粥样硬化在心脏中的另一种表现。其与冠心病、心绞痛、心肌梗死、心源性猝死和高血压病、高脂血症以及心力衰竭、心律失常并存症状和体征。

缺血性心肌病临床的最终点则为心力衰竭,而心力衰竭是由于泵功能异常,泵出的血液不能满足机体组织氧的需求。决定泵血功能的因素取决于心室容量负荷(前负荷)和压力负荷(后负荷),倘若两种负荷过重,会使舒张功能和收缩功能受损;如果这些因素平衡失调就可能发生心力衰竭。此外,心力衰竭早期左心室先肥厚后扩大,后期时右心室也肥厚和扩大,导致心脏排血量降低,最终形成左右心力衰竭。

4.1　左心力衰竭的临床表现

4.1.1　呼吸困难

左心力衰竭最早出现的自觉症状为劳累性呼吸困难(exertional dyspnea)。若是轻中度左心力衰竭的劳累性呼吸困难与正常人运动时出现的呼吸困难相似;重度左心力衰竭,就是在轻度劳动时,甚至休息时也出现呼吸困难,称为休息性呼吸困难(dyspnea at rest)。其原因有三:①呼吸中枢对血流减少刺激;②血液中的 CO_2 升高, O_2 降低引起酸中毒;③肺充血(肺淤血)导致肺组织发生肺水肿,气道阻力增加,肺泡弹性降低,导致呼吸困难(dyspnea)。

4.1.2　端坐呼吸

端坐呼吸(orthopnea)是在仰卧位数分钟时,即出现呼吸困难,随后采取半坐位或坐位,呼吸困难缓解。因为在平卧位时血流从下肢至胸腔发生再分布,回心血流量增加,致使左室前负荷过重,左室舒张末期压力增加,随之静脉压、肺毛细血管压也增高,引起肺间质和肺泡水肿,导致呼吸困难。其原因除左心力衰竭外,还有心包炎、慢阻肺、呼吸肌无力或功能障碍、肥胖、腹水、前纵隔肿物、妊娠等。

4.1.3　阵发性夜间呼吸困难

阵发性夜间呼吸困难 (paroxysmal nocturnal dyspnea)或称心源性哮喘(cardiac asthma)发生在夜间熟睡后 1~2h 之间,忽然感觉胸闷、气急而惊醒,并伴呼吸困难,轻者坐起后即缓解。中度以上除呼吸困难外,多伴随哮鸣呼吸音,并发短暂咳嗽、咳粉红色血痰,经过数分钟乃至 1h 发作后缓解。严重患者持续进展须应急予以恰当治疗,否则易过渡到肺水肿、休克状态。其主要原因为肺充血,加上卧位姿势的肺组织多位于心脏水平之下相关。

4.1.4　陈–施呼吸

陈–施呼吸(Cheyne-Stokes respiration) 是从 30s

至数分钟由浅呼吸到达一定程度的深呼吸后停止呼吸再重返,形成周期性波浪型呼吸(图 5-13)。

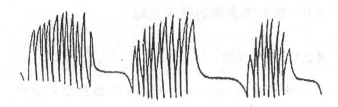

图 5-13　Cheyne-Stokes 呼吸型

此种呼吸型多为左心力衰竭或脑动脉粥样硬化引发中枢神经障碍出现昏睡状态的临床表现,还可能在应用麻醉药、镇静药时出现。主要原因为呼吸中枢敏感性下降。

4.1.5　急性肺水肿

急性肺水肿(acute pulmonary edema)可表现为颜面苍白,出冷汗,发绀伴随严重呼吸困难,在远处可听到啰音(rasseln),剧烈刺激性咳嗽时可咳出多量浆液性泡沫样痰,往往其中带有红色透明样类似蛋白样痰(表示蛋白反应)。倘若并发肺炎可咳出血样痰。叩诊浊音,听诊双肺可闻中、小水泡湿性啰音或哮鸣音。原因为肺组织重度充血和肺毛细血管壁受损,两者相互结合,导致肺毛细血管压上升,使其渗透性增强,致使液体从肺毛细血管滤入肺泡内,造成肺水肿。多发生于左心力衰竭、急性肾小球肾炎、有毒气体吸入等。

4.1.6　全身性倦怠和衰弱感

全身性倦怠和衰弱感 (general malaise and weakness)是慢性心力衰竭的特异性症状,几乎是大部分心力衰竭患者初期主诉的主要症状,劳累时尤甚。其原因为心排血量下降,致使脏器血流量减少,肺静脉充血等。

4.1.7　咳嗽

咳嗽(cough)多发生在夜间,是呼吸困难与肺水肿必需的并发症状,也是左心力衰竭初期在夜间的常见症状,特别是体力活动或卧位变动时导致咳嗽症状加重是其特征。其原因为支气管黏膜充血和肺泡内液体渗出等。

4.2 右心力衰竭的临床表现

4.2.1 末梢水肿

末梢水肿(peripheral edema)是右心力衰竭的特征。水肿的出现与所发生的部位不尽相同，由于静水压的影响，水肿首先从下肢足背开始，夜间加重，早晨减轻，多发生于双下肢。若患者取卧位姿势，其水肿仅限于坐骨和会阴部位。重症是从下肢波及上肢，呈全身性水肿(anasarca)(图5-14)。

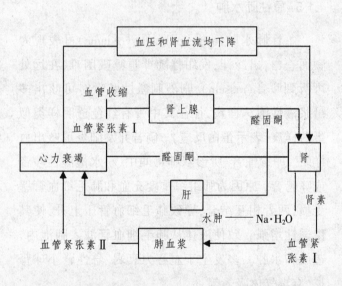

图 5-14　心力衰竭末梢水肿发生机制

4.2.2 消化系统症状

食欲不振、恶心、呕吐、上腹部胀满，缘于消化道淤血之故。还因肝脏淤血引起右季肋部、上腹部疼痛，劳累时加重，称为肝脏痛。倘若长期肝脏淤血，可出现黄疸，导致心源性肝硬化。

4.2.3 尿量减少

尿量减少(oliguria)也是心力衰竭的特征，特别是重症患者尿量显著减少，更是肾脏淤血的具体表现。

4.2.4 其他症状

心律不齐、心悸等，是由于肺疾病引发右心力衰竭并发呼吸困难、胸痛等症状。

4.3 左心力衰竭的临床体征

4.3.1 心脏所见

左心室扩大和肥厚，心浊音界扩大，心尖搏动向左下方移位，听诊心尖区可闻收缩期杂音和舒张期奔马律，特别是在肺动脉瓣听到舒张早期奔马律对诊断更有意义。

4.3.2 数脉弱(虚)脉(rapid extrsoud)与交替脉

心力衰竭患者多见数脉，因为心搏出低下和脉压缩小致使脉搏微弱，更由于强弱脉搏交替出现而产生交替脉(pulsus alternans)。

4.3.3 肺部啰音

心力衰竭从轻症到中等症于双肺下部可听到干性或湿性啰音(rale)，重症两侧全肺野均可听到啰音，尤其是急性肺水肿啰音更加重。然而啰音并非心力衰竭独有征象，其他呼吸疾病均可有之。

4.3.4 胸膜腔积液(pleural effusion)

左右心力衰竭均可发生胸水，以右侧为多，可呈现单侧或双侧，也可局限于肺叶间膜出现胸水。患侧叩诊浊音，触诊语颤减弱，听诊呼吸音减弱或消失。

4.3.5 发绀(ryanosis)

因肺换气功能障碍，末梢血流速度减缓，重症患者可见颧颊潮红(malar flush)。

4.4 右心力衰竭的临床体征

4.4.1 心脏所见

右心力衰竭多由左心力衰竭引起，右心室扩大和肥厚，形成左右心室均扩大，因而叩诊心脏浊音界向患侧扩大,听诊肺动脉瓣区可闻舒张早期奔马律。倘若为青年患者,在胸骨下窝可见收缩期隆起(systolic heave)。

4.4.2　静脉充盈

静脉充盈或称静脉淤血常见于右心力衰竭早期,表浅静脉如手背、颈等静脉出现怒张。特别是重度颈静脉怒张来源于肝-颈静脉逆流 (hepato-jugular reflux),也是右心力衰竭的特征。

4.4.3　肝脏肿大

右心力衰竭早期可见肝肿大,与肝静脉充盈有关。若为三尖瓣闭锁不全,在肝脏部位触及肝搏动(hepatic pulse),长期肝淤血可迁延为肝硬化。

4.4.4　体液潴留

因为右心力衰竭引起静脉压升高出现双侧或单侧胸水,单侧胸水以右侧为多。腹水多见三尖瓣狭窄。有时可见心包积液或阴囊水肿。初期水肿多发生躯体下垂部位,严重时出现全身性水肿。

4.5　舒张性心力衰竭

临床上具有明确心力衰竭症状和表现,但心脏收缩功能仍然维持正常,因此推测心室舒张功能障碍为主要原因。近年来报道,心力衰竭类型中舒张性心力衰竭约占心力衰竭的40%左右,因此要引起医务工作者的重视,更由于舒张性心力衰竭与收缩性心力衰竭在临床症状和病情上非常相似,故而仅以舒张性心力衰竭为主予以叙述。

4.5.1　病因与病机

舒张性心力衰竭分为主动性左室弛缓和被动性左室僵硬。通过实验研究,左室弛缓是由细胞内钙离子动态来决定,钙离子动态又与蛋白质的量和质发生异常变化相关。左室僵硬与心肌纤维化和心肌细胞静息时张力有关,增加的程度与左室舒张期末压呈有意义的相关性,还有说与胶原蓄积量有关。常见病因为冠心病、高血压、糖尿病、主动脉瓣

狭窄、各类心肌病等。

4.5.2　治疗

主要以治疗原发病为主。例如对高血压性心脏病的降压药物治疗。此外,能使心室肥大缩小的舒张功能障碍应用钙通道阻滞剂,例如氨氯地平(Amlodipine)和血管紧张素转换酶抑制剂进行治疗或许起到治疗效果,特别是ACEI能够舒张动脉和静脉,降低全身血管阻力。对心力衰竭能减慢心率,增加心排出量,降低肺动脉压、右心房压和肺毛细血管楔压,使心脏前后负荷降低,致使心脏功能得到改善。ACEI具有保护血管内皮细胞和抗心血管病理性重构作用,在心力衰竭和动脉粥样硬化引起血管内皮细胞出现损伤时,ACEI通过抑制缓激肽降解,促进NO及PGI_2生成,发挥保护内皮细胞的作用和恢复依赖内皮细胞的血管舒张功能。依据实验研究和临床观察,ACEI具有抗动脉粥样硬化的功能,长期口服ACEI能预防和逆转左心室肥大(LVH)以及血管肥厚,致使血管重量和管壁厚度均减轻,动脉壁变薄,管腔直径增加。上述作用是由于ACEI抑ACE后,血管紧张素Ⅱ(AngⅡ)生成减少,导致病理性血管肥厚逆转之故。

慢性心力衰竭除上述ACEI治疗外,还要以阻滞交感神经和肾素-血管紧张素-醛固酮系统(Renin -Angiotensin -Aldosterone -System, RAAS) 为主的治疗。根据大规模临床试验研究表明ACEI、ARB、β-受体阻断剂及抗醛固酮等药物,对改善慢性心力衰竭的生命预后有效。缬沙坦和卡托普利具有同等程度抑制心肌梗死后的心室重构作用。

5　并发症——心律失常

5.1　概述

心律失常(cardiac arrhythmia)心律起搏源头始于窦房结。正常时原本呈节律规则性,心搏频率为60~100 次/min,心搏节律和心搏频率其中任何一项发生异常称为心律失常(无节律)。

自从心电图问世以来，不规则心搏节律和心搏频率异常均得到确认。有关影响心脏内发生冲动和传导障碍等因素，并非单纯心脏本身的疾病所致，还其他各种因素如电解质紊乱、内分泌和酸碱平衡失调、自律神经功能异常以及外科手术、麻醉药应用等干预而发生。本文仅对心脏病变引起的心律失常加以阐释。心律失常的分类见表5-2。

表5-2　心律失常的分类

	类型
起源部位	室上性和室性
心率快慢	快速性和缓慢性
病变程度	良性和恶性(致命性)
	刺激形成异常和兴奋传导障碍

5.2　正常心脏起搏传导系统

心脏由肌肉组织构成，其中大部分为普通心肌纤维，少部分为特殊分化心肌纤维。正常起搏系统始于窦房结(sinoatrial node)，窦房结位于右房上腔静脉入口处，即右房与上腔静脉接连首尾两端的分界沟(sulcus terminalis)处，长度为25mm，宽度为4mm，分头、体、尾三部分。1907年由Keick和Flack发现，窦房结的活动基本呈节奏性，故称为窦房结节奏(sinus rhythm)。窦房结激动除一部分向心脏内传导扩散外，另一部分可达房室结(auriculoventricular node，A-V)。窦房结由房结、结、结束三种细胞组成，其心肌纤维属于心房肌，特别细嫩，而且分支特别多，是网状结构。房室结与房室束或称希氏束(His束，1895年发现)，其主干连接处称为房室交接处。房室束分为左右束支和分支，沿心内膜下向心尖分支再分支与细支相互吻合形成网状，称为浦肯野网(Purkinje network)，深入心室肌(图5-15)。

心房内兴奋传导通道，即右房-左房之间心肌兴奋传导通道，是由巴克曼(Bachmnn)束从窦房结头部经大动脉起始部后方走向左心房，形成窦房结和房室结之间的传导系统。共分为三个传导通道：①从窦房结头部发出，沿房中隔前缘的右房侧面心

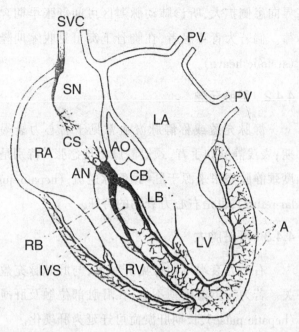

SVC:上腔静脉;RA:右房;LA:左房;PV:肺静脉;AO:大动脉;RV:右室;LV:左室;CS:冠状静脉窦口;IVS:心室中隔;SN:窦房结;AN:房室结;CB:His束;RB:右束支;LB:左束支;A:浦肯野网(Purkinje met work)

图5-15　正常心脏起搏传导系统按传导顺序示意图

内膜下至房室结；②从窦房结尾部发出，经上腔静脉和下腔静脉之间，沿房中隔后缘向下至房室结；③从窦房结尾部附近发出，经冠状动脉窦房结分支，沿右房壁向下至房室结(图5-16)。

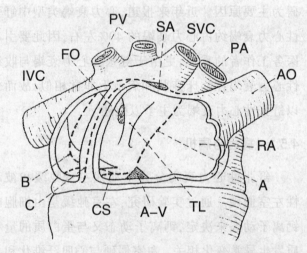

A、B、C见上文;A-V:房室结;RA:右房;AO:大动脉;PA:肺动脉;SVC:上腔静脉;SA:窦房结;PV:肺静脉;FO:卵圆窝;TL:下神经束;IVC:下腔静脉;CS:冠状静脉窦

图5-16　正常右房-左房之间兴奋传导通道示意图

5.3 窦房结异常和异位性刺激的形成

刺激（冲动）发生异常是由于正常支配窦房结的中枢神经对刺激发生异常和异位性起搏点功能失调，引起各种心律失常（表5-3）。

5.4 心肌的电生理学基础

心肌细胞有自律性、兴奋性、传导性和收缩性四大生理特性，其中前三种特性应归功于心肌细胞膜。心肌细胞膜为高阻抗绝缘膜，并有离子通道，分为快钠离子通道——只许钠离子通过和慢内向通道——只许钠、钙离子通过。由于心肌细胞膜内的钠和钙离子浓度高于细胞膜外的浓度，唯有膜内的氯离子浓度低于膜外浓度，因而形成细胞膜内外离子浓度差异，称为电位差或膜电位差。

离子通道的开放和关闭需经两大通道进行调控，由膜电位水平操纵的通道称为电位操纵型通道（voltage operated channel），由受体操纵的通道称为受体操纵型通道（receptor operated channel）。离子通道的开闭还受有无阀门或阀门多少的影响。阀门分为三类：一类无阀门的离子通道，包括为钾、钠、钙、氯离子通道；二类激活单门通道为钾离子和浦肯野细胞的起搏粒子流通道；三类激活门和失活双门通道，此通道取决于膜电位电水平，在除极时打开，持续达到复极水平才关闭。

5.5 刺激形成与电生理学基础

刺激（冲动）形成（impulse formation）和兴奋传导的发生同样为心脏内最初混为电气兴奋（exeto）。由于心脏内经微小电极刺激后即产生除极（depolarization）和复极（repolarization）称为动作电位或活动电位，动作电位分为5相即0、1、2、3、4相，其中0相为除极相；1、2、3相为复极相；在两相之间为4相（phase 4 depolar）。

依据心肌细胞在不同部位的动作电位特征，将心肌细胞分为快速反应细胞和慢速反应细胞。快速反应细胞包含心房、心室肌（非自律细胞）、浦肯野细胞（自律细胞），该细胞动作电位振幅大、时程长、除极迅速、复极迟缓、传导兴奋速度快；慢速反应细胞包含窦房结、房室结和结区细胞，该动作电位振幅小、除极慢、复极更慢、传导兴奋速度慢。

舒张期除极（diastolic depolarization）中自动性（automaticity）除极在窦房结，因时间的依赖钾流衰减和电压依赖钠流为主的内向起搏电流，又如自动性期间窦房结细胞由于负电位减少，使其发怒（fire，与刺激同义词）到达阈限时称为徐缓舒张期除极或4相舒张期除极（phase 4 dapolarization），其刺激形成的机制见图5-17。

5.6 窦性心动过速

5.6.1 概念

窦性心动过速（sinus tachycardia）指成年人窦性心律频率超过100次/min以上。

5.6.2 机制

交感神经紧张亢进对窦房结自律性调节失控或因儿茶酚胺增加，致舒张期除极出现陡峭状态，

表 5-3 刺激发生异常和种类

部位 \ 种类	逸搏	平行收缩	过早收缩	异位性支配（节律）
窦房结	窦性逸搏	窦性平行收缩	窦性过早收缩	
心房	心房逸搏	心房平行收缩	心房过早收缩	心房节律
房室连接部	房室逸搏	房室平行收缩	房室过早收缩	心室固有节律
心室	心室逸搏	心室平行收缩	心室过早收缩	心室固有节律

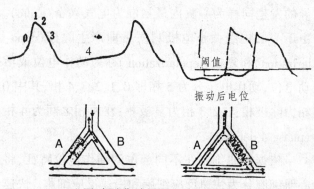

上图:舒张期除极;下图:折返回路

图 5-17 刺激形成机制示意图

兴奋间隔明显缩短。

5.6.3 临床意义

体力活动、运动、情绪激动、发热、甲状腺功能亢进等导致机体对氧消耗增加;心功能不全、贫血、低血压等导致供氧不足(图 5-18)。

5.7 窦性心动过缓

5.7.1 概念

窦性心动过缓(sinus bradycardia)指成年人窦性心律频率低于 60 次/min 以下。

5.7.2 机制

由于迷走神经亢进致使窦房结自律性调节失控或因乙酰胆碱(acetylcholine)增加,加重舒张期除极过缓(图 5-19)。

5.7.3 临床意义

所谓运动员心脏(sportsman heart)心搏出量增加,伴随心搏数减少。10%~15%急性心肌梗死患者,如下壁心肌梗死早期或溶栓治疗再重灌注时,可出现窦性心动过缓。

5.8 病态窦房结综合征

5.8.1 概念

病态窦房结综合征(sick sinus syndrome,SSS)又称窦房结功能不全综合征,简称病窦综合征。由于窦房结及邻近组织病变引发窦房结起搏功能和(或)窦房结传导障碍因而产生多种心律失常。

5.8.2 机制

主要因为冲动形成功能下降或者断绝,包括窦房结传导阻滞等所致。

5.8.3 病因

常见于心肌病、冠心病、心肌炎,还见于结缔组织病、代谢病、浸润性疾病等,但原因不明占 37.9%。

5.8.4 临床所见

症状轻重不一,呈间歇性发作,轻者乏力、记忆减退、反应迟钝、易激动、头晕、眼花、失眠等,

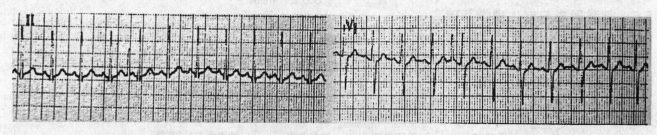

图 5-18 窦性心动过速

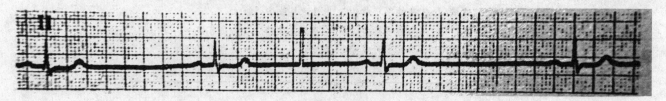

图 5-19 窦性心动过缓

重者可引发短暂黑矇、晕厥或阿-斯综合征（Adame-Stokes Syndrome，A-SS）。阿-斯综合征发作具体表现类似癫痫、失神、高度心搏过缓、血压下降，有时出现发绀或呼吸停止。部分患者合并阵发性室上性心动过速，又称慢-快综合征（图5-20）。

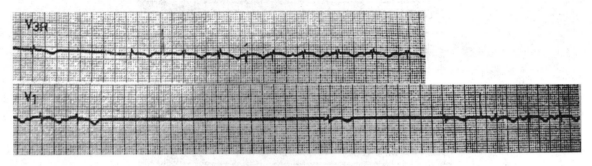

图 5-20　病态窦房结综合征

5.8.5　心电图诊断

可有以下几种表现：每分钟少于 50 次的严重窦性心动过缓、窦性停搏、窦性停滞、窦性心动过缓与阵发性室上速交替出现、窦缓与房颤或房扑交替出现、持久缓慢的交界区逸搏。动态心电图可在 24h 内记录到多种心电图表现。依据上海医科大学中山医院的动态心电图（DCG）表现分为 4 型：Ⅰ型，严重持续窦性心动过缓（21.1%）；Ⅱ型，窦缓伴窦性停搏或窦房阻滞（30.5%）；Ⅲ型，慢性综合征（12.6%）；Ⅳ型，双结病变（35.8%）。其中双结病变型晕厥或黑矇发生率占 70.6%，此型明显高于其他各型。

5.9　逸搏和逸搏心律

5.9.1　概念

逸搏（escape beat）的发生是由于基本心搏延迟和阻滞，下级潜在起搏点（pacemaker）被动地发生冲动所产生心搏。若心搏持续发生 3 次或以上即称为逸搏心律（escape rhythm）。

5.9.2　机制

下级自动心肌在上级发生冲动传导到房室交界处产生舒张期除极至阈值限度而出现逸搏心律。

5.9.3　临床意义

多见于窦房阻滞、洋地黄中毒、窦房结引起的慢性疾病、房室阻滞。

5.9.4　类型

①房室交界处逸搏（A-V junctional escape beat）；②房室交界处逸搏心律（A-V junctional escape rhythm）；③游走心律（wandering rhythm）；④心室自主心律（idioventricular rhythm，IVR）等关于各型的鉴别参考心电图表现（图5-21）。

5.10　过早搏动

5.10.1　概念

过早搏动（premature beat）或称期外收缩（extrasstole），又称异位心搏（ectopic beat），简称早搏。依据发病起源部位，分为窦性、房性、房室交界处性和室性等四种，其中室性最多见。

5.10.2　病因

过早搏动可发生于正常人或神经官能症。如情绪激动、神经紧张、疲惫、过度吸烟、饮酒、喝茶等。由心源性引起，如心肌病、冠心病、心肌炎、甲状腺功能亢进性心脏病、二尖瓣脱垂以及心脏手术或心导管检查均可发生过早搏动。药物反应导致过

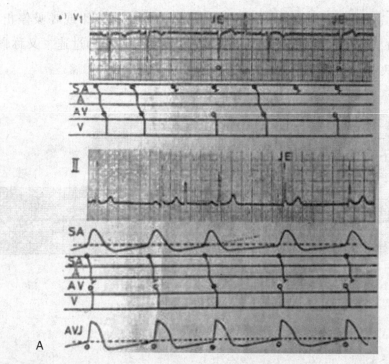

A.房室结合部(交接处)的逸搏和逸搏心律上级为房室逸搏(JE)原因窦房结阻滞所致,下级为潜在的起搏点被动发生冲动的心搏,多见于房室结合部

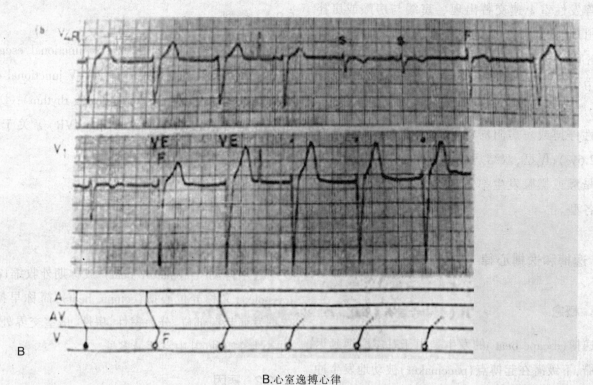

B.心室逸搏心律

A:心房,V:心室,AV:方式结合部,S:窦性逸搏心律,●−○:QRS 与 JE 间隔,○−○:房室周期

图 5−21　逸搏和逸搏心律

早搏动，如洋地黄、钡制剂、奎尼丁，拟交感神经药，如氯仿、环丙烷麻药等的毒性作用，以及缺钾患者。

5.10.3 机制

过早搏动的发病机制当前有许多学说，摘其主要：①自律性异常所致冲动异常，当窦性冲动到达异位起搏点（ectopic pacemaker）处时由于韦金斯基现象使该处域电位降低，致使舒张期除极坡度发生改变，因而导致快反应纤维转变为慢反应纤维，从而使舒张期自动除极加速而自律性增强，因而产生过早搏动。②折返（reentry）学说或称回归学说，指在一次冲动下传后，又顺着另一环形通路折回，再次兴奋原已兴奋的心肌（图 5-22）[7]。③平行收缩（parasystole），其发病机制是在基本规律周期放电状态下因受异位中枢调控，而进入传导阻滞（conduction block）行使保护作用，若异位中枢调节失控则出现不规律周期，心搏表现为逃脱同步（timing）现象，考虑为退出传导阻滞（exit block）引发平行收缩。另有其他如机械反馈学说、触发激动学说等。

5.10.4 临床表现

过早搏动常见无症状。有症状则感觉心悸或心跳暂停、乏力、头晕。触诊可发现间歇性脉搏。听诊心律不规则，第一心音增强，第二心音减弱或消失。

5.10.5 心电图表现（图 5-23）

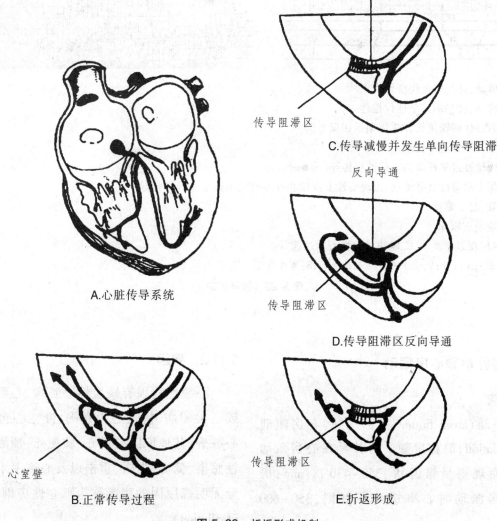

A.心脏传导系统

B.正常传导过程

C.传导减慢并发生单向传导阻滞

D.传导阻滞区反向导通

E.折返形成

图 5-22　折返形成机制

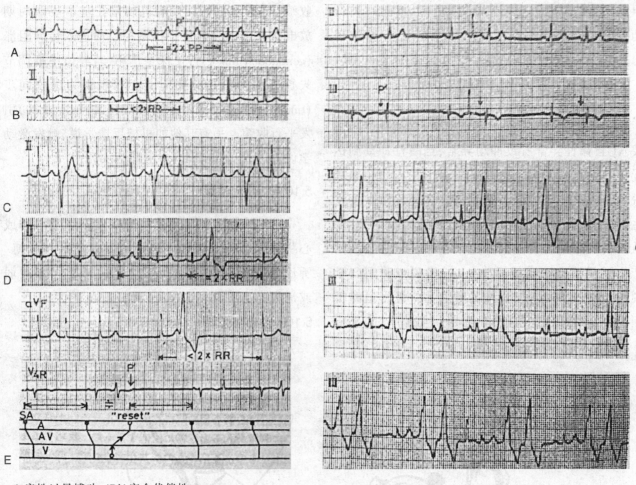

A.房性过早搏动,(P')完全代偿性

B.房性过早搏动,(P')不完全性代偿性

C.过早搏动后,PQ 间期延长,RR 周期示相反方向

D.完全性代偿性室性过早搏动

E.不完全性代偿性过早搏动,V_{4R} 呈逆行传导(◎-●=◎-◎)

F.肢体Ⅲ导联↓示房性过早搏动,出现窦性 P 波向相反方向呈不稳定差异性传导

G.肢体Ⅱ导联,呈二联律

H.肢体Ⅲ导联呈三联律

I.肢体Ⅲ导联出现过早搏动,二联律呈室性心动过速

"reset"重接(图);A:心房;V:心室;AV:房室结合部;S:窦性逸搏心律

图 5-23　过早搏动

5.11　心房扑动和心房颤动

5.11.1　概念

　　心房扑动(atrial flutter)简称房扑,心房颤动(atrial fibrillation)简称房颤。房扑是在心房激动时心率快而规则呈锯齿状,350~430 次/min;房颤是在心房激动时心率快而不规则,350~600次/min。

5.11.2　病因

　　心源性病因有缺血性心脏病、心肌病、二尖瓣或三尖瓣病、慢性心力衰竭、慢性心包炎、高血压心脏病;其他原因有甲亢、肺梗死、预激综合征、急性感染、低温、电击、雷击以及心胸手术后;还有部分无明确原因的房颤称为孤立性房颤 (lone atrial fibrillation)。

5.11.3 机制

有单源刺激学说、多元刺激学说和折返学说等三种。首先是单源刺激学说，认为是在心肌特殊指定部位发生高频度刺激引发心房激动发生心房扑动；其次多元性刺激学说是在心肌有关部位独立形成多元刺激产生房扑或房颤；折返学说受到许多科学研究者的大力支持，房扑类型较多，仅就常见予以阐述：依据典型房扑电生理学的基础，在右房形成单源性折返环行逆时钟方向运行，沿尾-头向激动房间隔，再折回沿头-尾部向激动右房游离壁，产生房扑。

房颤与房扑在折返上不尽相同，房颤的产生归咎于功能性折返和随意折返（random reentry），呈现多个波长短，激动间隙（excitable gap）小或无的主导折返环或多个子环围绕右房多处功能性传导区游走，遇到刚恢复应激性的心肌随机折返并向不同方向随机传导。

5.12 心室扑动和心室颤动

5.12.1 概念

心室扑动（ventricular flutter）简称室扑，心室颤动（ventricular fibrillation）简称室颤。室扑是室颤的前奏，均属致命性的心律失常，也是心源性猝死或临终前循环衰竭最常见的心律失常。

5.12.2 原因

原发性室颤多见于急性心肌梗死（包括不稳定心绞痛）、心肌梗死后心功能不全、室壁瘤、缺血性心肌病。还见于急速发生阿-斯综合征，此综合征有严重心动过缓、血压下降、发绀、呼吸停止、心电图表现为房室传导阻滞。其他还有瓣膜病、并发房颤、预激综合征、洋地黄或肾上腺素药物过量、低温麻醉、低钙血症、雷击、电击以及不明原因的特发性室颤。

5.12.3 机制

室扑和室颤在兴奋形态下类似房扑和房颤。室扑与室颤同样触发过早收缩而产生心动过速

和室颤，还由乙酰胆碱（副交感神经阻滞剂）缩减所致。

5.12.4 临床意义

心肌梗死的死因大部分由于室颤所致。其他有洋地黄、奎尼丁中毒，低温麻醉、低钙血症等。

6 抗心律失常药的临床应用

6.1 概述

心律失常是心肌细胞的电活动异常（已如前述）致使心搏频率和节律异常。正常心脏协调有规律的收缩舒张，可以顺利完成泵血功能，保证全身器官的供血。由于冲动传导功能异常等所致心律失常，引起泵血功能发生障碍，影响全身器官的供血。心律失常除手术治疗外，临床应用抗心律失常药对救治严重心律失常有重要作用。心律失常依据心动频率分为快速型和过缓型两类。前者常见房扑、房颤、室颤、窦性心动过速、室性心动过速和过早搏动；后者有房室传导阻滞、窦性心动过缓等（表5-4）[6-7]。

6.2 常用抗心律失常药的用法、不良反应、适应证和药理机制（表5-4）

7 治疗

缺血性心肌病及其他心脏血管疾病的主要祸根为动脉粥样硬化。因此缓解期的积极防治动脉粥样硬化是为治本。以改善冠状动脉供血和心肌营养需求为主要治疗目标。

7.1 安静休息

安静休息是减轻心脏负担最基本的治疗方法，根据病情轻重程度不同，采取相应的方法。重症患

表 5-4　常用抗心律失常药的用法、不良反应、适应证和药理机制

类别	药名	适应证	治疗量	维持量	不良反应及注意事项	清除半衰期 $t_{1/2}$(h)	生物利用度(%)	血浆蛋白结合(%)	血药浓度达峰时间(h)	药理机制
I a	奎尼丁 (quinidine)	心房扑动、心房颤动、室上性、室性心动过速、早搏	口服 0.2~0.4g, 每 2 小时 1 次, 一天 3 次; 早搏 0.2g, 每天 3~4 次	口服 0.2~3g, 每天 3~4 次, 长效剂每 8~12 小时 1 次	恶心、呕吐、腹泻, 常用出现金鸡纳反应 (头痛、头晕、恶心、腹泻、耳鸣) 中毒表现, 室内传导阻滞 2%~8% 出现 Q-T 波间期延长	5~7	70~80	80	1~2	降低浦肯野细胞的自律性、减慢心房、心室和浦肯野细胞传导性, 并使单向传导阻滞变为双向, 抑制传导阻滞, 清除折返, 抑制 IKr 延长心室和浦肯野细胞的动作电位时程和有效不应期
	普鲁卡因胺 (procainamide)	室性心动过速比奎尼丁快, 抢救急症患者	口服 0.5~1g, 注每天 5 次, 每 5 分钟 100mg, 1.0~1.2g/d, 静滴,5~10mg/5min	口服 0.25~0.5g, 每 4~6 小时 1 次; 静滴 1~3mg/min	胃肠道反应, 静注见低血压、过敏 (皮疹、药热)、白细胞减少, 肌痛	3~6	80		口服 1h, 静脉 4min	普鲁卡因胺对心脏直接作用与奎尼丁相似
I b	利多卡因 (lidocaine)	室性心律失常、急性心肌梗死、洋地黄中毒所致室颤或室速, 对室上性心律失常较差	静注 50~100mg, 每 5 分钟 50mg, 共 250~300mg	静滴 1~3mg/min	肝功不良、静注过快出现头晕、嗜睡、激动不安, 剂量过大心率减慢, 房室传导阻滞, 低血压, II、III度房室传导阻滞禁用	2		70	静注 20min	减少动作电位 4 相除极斜率、兴奋阈阈值, 降低心肌自律性, 对缺血或强心苷中毒所致除极心肌组织有强抑制作用
	苯妥英 (phenytoin)	心肌梗死、心导管手术、洋地黄中毒所致室性心律失常	静注 100mg, 5min 注完, 每 5~10 分钟 100mg, 共 1000mg	口服 100mg, 每天 3~4 次	静注过快致低血压, II、III度房室传导阻滞, 高浓度致心动过缓, II、III度房室传导阻滞或心肌抑制慎用					降低浦肯野细胞 4 相自发除极速率, 抑制强心苷中毒所致迟后除极

（待续）

表5-4(续)

类别	药名	适应证	治疗量	维持量	不良反应及注意事项	清除半衰期 $t_{1/2}$(h)	生物利用度(%)	血浆蛋白结合(%)	血药浓度达峰时间(h)	药理机制
	美西律(mexiletine)	室性心律失常，特别是急性心肌梗死室性心律失常	静注100~200mg，静滴250~500mg。口服200~300mg，每天3~4次	口服200~300mg，每天3~4次	胃肠道不适，口服神经症状（震颤、复视、精神失调、复视、精神失常），房室传导阻滞，肝病慎用	12	90		3	电生理作用与利多卡因相似
I c	普罗帕酮(propafenone)	室上性、室性过早搏动和心动过速及预激综合征	静注每次70mg，3~5min注完；口服150mg，每天3~4次	口服300~600mg/d	恶心、呕吐、味觉改变、房室传导阻滞，直立性低血压，Q-T间期延长		100		2~3	减慢心房、浦肯野细胞的传导，延长动作电位时程和有效不应期
	氟卡尼(flecainide)	室上性、室性心律失常	口服50~100mg，每天2次	口服50~100mg，每天2次	头晕，乏力，恶心，震颤	14	90			减慢心肌细胞0相的最大上升速率并降低幅度，减慢心脏传导，对Ikn,Iks有明显抑制作用
II	普萘洛尔(propranolol)	室上性心律失常	口服20mg，每天3~4次	口服15~20mg，每天3~4次	窦性心动过缓，房室传导阻滞诱发心力衰竭和哮喘，记忆减退，精神压抑	3~4	30	93	2	心房、心室动作电位时程延长，降低窦房结、房室和浦肯野的自律性，减少儿茶酚胺所致迟后除极，减慢房室结传导
III	胺碘酮(amiodarone)	房扑、房颤、室上性心律失常、预激综合征、室性早搏、室性心动过速	口服200mg，每天3~4次；静注150mg，10min以上注完	口服200mg，每天1~2次	窦性心动过缓，房室传导阻滞，Q-T间期延长（慎用），少见间质性肺炎或肺纤维化，定期做胸部X线检查	数周，停药持续4-6周	40	95	静注10min起效	降低心房、窦房结和浦肯野细胞的自律性，明显延长动作电位时程及有效不应期，扩张冠状动脉，增加冠脉血流量，减少心肌耗氧
	索他洛尔(sotalol)	各种严重心律失常，室上性、室性心动过速、房颤	口服80~160mg，每天2次；静注20~60mg，10min以上注完	口服80mg，每天2次	不良反应少，偶见Q-T间期延长	12~15	90~100			降低自律性，减慢心房、结传导性，延长心房、室、浦肯野细胞动作电位时程和有效不应期

（待续）

表5-4(续)

类别	药名	适应证	治疗量	维持量	不良反应及注意事项	清除半衰期 $t_{1/2}$(h)	生物利用度(%)	血浆蛋白结合(%)	血药浓度达峰时间(h)	药理机制
IV	维拉帕米 (verapamil)	室上性、房室结折返所致心律失常、室上性心动过速首选药，对各种心梗、洋地黄中毒的早搏有效	口服80mg，每天3~4次；静注5~10mg，5~10min注完	口服 80mg，每天3~4次	便秘、腹胀、腹泻、头痛、瘙痒、静注血压下降，暂时性窦性停搏，II、III度房室传导阻滞	3~7	10~30		2~3	降低窦房结、缺血时心房、心室、浦肯野细胞的自律性，减少后除极所引起发触及发冲动减慢窦房结、房室结传导性
V	毛花苷C (lanatoside)	作用短效、室性心动过速	静注0.6~0.8mg，2h后再注0.2~0.4mg	静注 0.4mg，每天1次	胃肠道反应、室性心律失常、房性或室室交界处发生心动过速、房室传导阻滞	18	40~60		1~2	增强心肌收缩力，缩短心肌收缩期，降低心肌耗氧量，提高衰竭心脏的工作效率
	地高辛 (digoxin)	作用中效、室性或室上性心动过速	静注 0.25~0.5mg，4~6h后再注0.25mg	口服 0.25~0.5mg，每天1次		40	50~90	25	2~5	
	洋地黄毒苷 (digitoxin)	作用长效、室性或室上性心动过速	口服0.2~0.3mg，每6小时0.1mg，0.5~0.7mg/d	口服 0.05~0.1mg，每天1次		140	90~100	90~97	6~12	

者应绝对安静卧床，洗脸、进食、大小便都在床上施行，体位床头抬高 20°~30°，也适合端坐呼吸患者。长期卧床者需预防肺感染、静脉血栓、褥疮，应经常变动体位，对下肢采用被动性运动的腿套（stocking）。

7.2 饮食疗法

首先是限盐。轻症患者食盐量 5~7g/d；中等症 3~5g/d；重症 1~3g/d。在低钠饮食条件并服利尿药，食盐控制在 3g/d 以下时，可能出现食欲不振、腹泻、呕吐、电解质紊乱等，应定期检验血常规和血液生化。饮食热量：重症患者应用低热量或残渣较小食品。出现低血钾及时补充。

7.3 药物治疗

缺血性心肌病的药物治疗，主要参考并发症的药物治疗。

参考文献

[1] Hashrmoto J, Ito S.Some mechanical aspects of arterial aging：Physiological Overview based on pulse wave analysis.*Ther Adv Cardiovasc Dis*, 2009, (3):367-378.

[2] Mitchell GF, Hwang SJ, Vasan Rs, et al. Arterial stiffness and cardiovascular events:the Framingham Heart study.*Circulatio*, 2010, (121):505-511.

[3] 桥本一郎.动脉の硬と压脉波反射.心脏,2010,42(8):1021-1026.

[4] Namasivayam M, MC Donnell BJ, McEniery CM, et al. Does wave reflection dominate age related change aortic blood pressure across the human life span? *Hypectenion*, 2009, (53): 979-985.

[5] O'Rourke MF, Hashimo to J.Mechanical factors in arterial aging: clinical perspective.*JAM coll cardiol*, 2007, (50):1-3.

[6] 陈灏珠. 实用内科学. 11 版. 北京：人民卫生出版社,2002：1270-1289.

[7] 刘耕陶.现代病理学.2 版.北京：中国协和医科大学出版社, 2008:412-419.

心肌梗死

高晟　郭绪昆　杜继英　孙蓉媛

急性心肌梗死是冠心病较严重的一种类型,是在冠状动脉病变基础上,突然发生血流急剧减少或中断,导致心肌损伤或坏死,而出现一系列临床综合征。其临床表现、诊断和治疗等均有别于冠心病的其他类型。

1 概述与定义

1.1 概述

心肌梗死(myocardial infarction,MI)为冠状动脉局部管腔被血凝块阻闭,前向血流完全中断,其供应的心肌发生坏死。其临床特点是明确、严重而持久的胸痛。疼痛发生的常见部位是前胸部,放射部位与心绞痛相同。持续时间较长,多在 30min 以上,甚至长达数小时。休息及含服硝酸甘油无效。值得注意的得是糖尿病和脑血管后遗症的患者在发生急性心肌梗死时可无上述典型胸痛症状,仅有非典型性的胸闷、憋气或恶心、呕吐等表现,应该引起警惕。甚至由于心肌损伤和坏死的一系列特征性心电图改变,同时心肌损伤标志物也有动态特征性变化,可发生心律失常、心力衰竭或休克等[1]。

1.2 定义

是从流行病学调查、临床研究与实践到公共卫生政策,都需要更精准的心肌梗死定义,因而欧洲心脏病学会(ESC)、美国心脏病学会(ACC)、美国心脏学会(ACA)和世界心脏联盟(WHF)于 2000 年 7 月联合颁布全球心肌梗死统一定义。共分两部分:急性心肌梗死定义和陈旧性心肌梗死定义。

1.2.1 急性心肌梗死定义

当临床上具有与心肌缺血相一致的心肌坏死证据时,应被称为"心肌梗死"。满足以下任何一项标准均可诊断为心肌梗死。

(1)心脏生化标志物(cTn 最佳)水平升高和(或)降低超过参考值上限(URL)99 百分位值,同时伴有下述心肌缺血证据之一:ECG 提示新发缺血性改变 [新发 ST-T 改变或新发左束支传导阻滞(LBBB)];ECG 提示病理性 Q 波形成;影像学证据提示新发局部室壁运动异常或存活心肌丢失。

(2)突发心源性死亡(包括心脏停搏),通常伴有心肌缺血的症状,伴随新发 ST 抬高或新发 LBBB 和(或)经冠脉造影或尸检证实的新发血栓证据,但死亡常发生在获取血标准或心脏标志物升高之前。

(3)基线 cTn 水平正常者接受经皮冠脉介入治疗(PCI)后,如心脏标志物水平超过 URL99 百分位值,则提示围术期心肌坏死;心脏标志物水平超过 URL99 百分位值的 3 倍被定义为与 PCI 相关的心肌梗死。

(4)基线 cTn 水平正常者接受冠脉搭桥术(CABG)后,如心脏标志物水平超过 URL99 百分位值,则提示围术期心肌坏死。与 CABG 相关的心肌梗死的定义为心脏标志物水平超过 URL99 百分位值的 5 倍,同时合并下述一项:新发病理性 Q 波;新发 LBBB;冠脉造影证实新发桥血管或冠状动脉闭塞;新出现的存活心肌丢失的影像学证据。

(5)病理发现急性心肌梗死。

1.2.2 陈旧性心肌梗死定义

满足以下任何一项标准均可诊断为陈旧性心肌梗死:

(1)新出现的病理性 Q 波(伴或不伴症状);

(2)影像学证据显示局部存活心肌丢失(变薄、无收缩),缺乏非缺血性原因;

(3)病理发现已经愈合或正在愈合的心肌梗死。

2 发病机制

冠状动脉管腔持续狭窄、闭塞和心肌供血严重不足,而侧支循环尚未充分建立导致该动脉所供应的心肌严重、持续的缺血达 1h 以上者致心肌坏死。交感神经兴奋,心率、血压升高,心肌收缩力增加,冠状动脉张力增高;重体力劳动、用力排便、情绪过激或血压剧升,致左心室负荷明显加重。儿茶酚胺分泌增多,心肌需氧需血量猛增,冠状动脉供血明显不足;饱餐后,血黏稠度和血脂升高,血小板黏附性增强,局部血流缓慢,血小板容易聚集而致血栓形成;休克、脱水、出血、外科手术或严重心律失常,致心排血量骤减,冠状动脉灌流量锐减。这是粥样斑块破裂、出血和血栓形成的诱发因素。同时，CRP升高具有促进炎症反应及斑块破裂，甚至促发局部血栓形成的作用[2]。CRP浓度明显升高后较多沉积在斑块易破裂的肩部，使单核细胞、淋巴细胞再次聚集，促进免疫复合物再次沉积；损伤血管内皮细胞，增加了斑块的不稳定性；同时CRP促进单核细胞释放组织因子，该因子是外源性凝血途径重要的启动因子，其释放的增加势必加速局部血栓的形成；CRP还可与低密度脂蛋白相互作用并损害细胞膜。因此，不稳定粥样斑块破裂、出血和血栓形成，斑块内或其下出血，冠脉持续痉挛是冠状动脉急性狭窄或闭塞的主要原因。心肌梗死后发生的严重心律失常、休克或心力衰竭，均可使冠状动脉灌流量进一步降低，心肌坏死范围扩大。

此外，主动脉缩窄、甲状腺病患者，由于心肌需氧量显著增加，偶尔可成为急性心肌梗死的病因。严重贫血、一氧化碳中毒时，由于冠状动脉血氧含量显著减少，导致心肌氧需求量严重不足，也有可能成为急性心肌梗死的病因。另外，各种类型主动脉口的狭窄、严重主动脉瓣关闭不全、快速性心律失常，以及严重低血压反应等，均会引起冠脉血流灌注量显著减少，亦可成为急性心肌梗死的诱因。

3 病理生理

心肌梗死主要出现左心室收缩和舒张功能障碍导致的一些血流动力学变化，其严重度和持续时间取决于梗死的部位、程度和范围。

3.1 收缩功能

急性心肌梗死因心肌严重缺血坏死，常导致左心室功能不全，心肌功能下降与左心室肌损伤程度直接相关。局部心肌血液灌注受阻，可出现四类异常形式的心肌收缩运动：Ⅰ类非同步收缩运动，即缺血或坏死心肌与其附近的正常心肌收缩的时间不一致；Ⅱ类运动机能减退，即心肌纤维缩短程度降低，Ⅲ类不能运动，即心肌纤维缩短停滞；Ⅳ类反常运动，即坏死心肌完全丧失收缩功能，于心肌收缩相呈收缩期外突状态，故又称矛盾性膨胀运动。

非梗死区心肌运动代偿性增强，即呈高动力性收缩状态。收缩期心室壁增厚显著，但24~48h后非梗死区心肌运动代偿性增强减弱[3]，梗死后2周，梗死部位收缩呈现某种程度的恢复。急性大面积心肌梗死者，可发生泵衰竭——心源性休克或急性肺水肿，表现为射血分数减低，心搏量和心排血量下降，左心室压力曲线最大上升速度（dp/dt）减低。

右心室梗死多由于右冠状动脉闭塞引起，一般梗死面积大，右心室功能受损最明显，但右冠状动脉或回旋支闭塞引起左心室下壁心肌梗死时，有右心室梗死相似的临床表现。表现为急性右心衰竭的血流动力学变化，右心房压力增高，高于左心室舒张末期压，心排血量减低，血压下降，有时合并缓慢心律失常。

3.2 舒张功能

急性心肌梗死不仅使左心室收缩功能下降，同样亦造成左心室舒张功能下降。最初可出现左心室舒张期顺应性增加，而后因左心室舒张末期压力的过度升高而下降。急性心肌梗死的恢复期，由于左心室纤维性瘢痕的存在，左心室顺应性仍表现为低下。

3.3 心室重构

心室重构指心肌梗死后（无论心肌梗死范围大小），梗死区和非梗死区心室结构发生复杂变化，表现为左室腔大小、形态和室壁厚度的改变。

3.3.1 梗死区扩展

通常见于前壁和前间壁梗死。多发生于在心肌梗死后3d至数周。梗死心肌节段面积扩大，而梗死心肌数量没有增加。梗死区扩展后可出现心力衰竭和室壁瘤等并发症，严重者可出现心室破裂。

3.3.2 心室扩大

心室重构通常在梗死发生后立即开始，并持续数月至数年，为维持心搏出量，存活心肌为增加额外负荷，代偿性肥厚，同时受损导致心室进一步扩张，最终发生心力衰竭。

病理性自身免疫应答可能是介导心肌梗死后心室重塑的新机制。防治心肌梗死后心室重塑，除拮抗神经激素机制外，免疫功能的调节有可能成为预防心室重塑的新靶点[4]。

此外，心肌组织中存在基质金属蛋白酶，能够分解心肌间质成分，这是心室重构的决定因素。血管紧张素Ⅱ能够通过多种机制导致心室重构，炎症、醛固酮、室壁应力与血液供需比、冠脉病变支数和高血压也是心室重构的重要因素。

4 临床表现

心肌梗死按临床过程和心电图的表现可分为急性、亚急性和慢性三期，本病临床症状主要出现在急性期，部分患者还有先兆表现。

4.1 先兆表现

心肌梗死的先兆表现为心绞痛的出现，多无明显诱因，常突然发作、发作的频率增加、疼痛的程度加重且持续时间较以往长、含服硝酸甘油疗效不满意，常伴有大汗、心律失常、胃肠道反应、急性心功能不全或较大波动的血压变化。此时心电图可呈一过性 ST 段明显抬高或压低，T 波倒置或增高。此阶段若能积极治疗可避免部分患者心肌梗死的发生。

4.2 症状

4.2.1 典型症状

(1)疼痛：是最早出现的症状，多发生于安静或睡眠时，多无明显诱因，疼痛部位和性质与心绞痛相同，通常在胸骨后或左胸部，可向左上臂、颌部、背部或肩部放散。疼痛剧烈，持续时间较长，可达数小时或数天，常伴有出汗、烦躁、恐惧，或有濒死感，休息和含用硝酸甘油片多不能缓解。

(2)全身症状：一般在疼痛发生后 24~48h 出现发热、出汗、全身乏力、心动过速等症状，常伴有白细胞增高和红细胞沉降率增快，体温一般在 38℃左右，很少超过 39℃，持续 1 周左右。其程度与梗死范围常呈正相关[5]。

(3)胃肠道症状：下壁心肌梗死时可出现恶心、呕吐和上腹胀痛等症状，与迷走神经受坏死、心肌刺激和心排出量降低、组织灌流不足等有关。此外，肠胀气也较多见，重症者可发生呃逆[5]。

(4)心律失常：约 75%~95% 的患者在发病的 1~2 周内，尤其在 24h 内出现各种心律失常，以室性心律失常最多见，房室传导阻滞和束支传导阻滞也较多见。前壁心肌梗死易发生室性心律失常，下壁心肌梗死易发生房室传导阻滞。可伴有乏力、头晕、晕厥等症状。

(5)心力衰竭：主要为急性左心室衰竭，发生率为 32%~48%，可在起病最初几天内发生，或在疼痛、休克好转阶段出现，为梗死后心脏舒缩力显著减弱或不协调所致，主要表现为呼吸困难、咳嗽、发绀、烦躁，重者可发生肺水肿，咳粉红色泡沫痰等，随后可有右心衰竭表现(颈静脉怒张、肝大、水肿等)。右心室心肌梗死者可一开始即出现右心衰竭表现，伴血压下降。

急性心肌梗死引起的心力衰竭称为泵衰竭，按 Killip 分级法可分为：Ⅰ级尚无明显心力衰竭；Ⅱ级有左心衰竭，肺部啰音<50%；Ⅲ级有急性肺水肿，全肺大、小、干、湿啰音；Ⅳ级有心源性休克等不同程度或阶段的血流动力学变化[5]。

(6)低血压和休克：疼痛期出现的血压下降未必是休克，低血压状态常因迷走神经张力过高或低血容量或右室梗死等因素所致，为良性的可逆过程。随着疼痛的缓解而收缩压仍低于 80mmHg，并伴有神志迟钝、烦躁、面色苍白、皮肤湿冷、大汗淋漓、尿量减少(<20mL/h)、脉细而快，甚至晕厥者，则为休克表现。约 20% 的患者在起病后数小时至数日内发

生休克,主要是心源性,为心肌广泛(40%以上)坏死为心排血量急剧下降所致,预后差。神经反射引起的周围血管扩张属次要,有些患者尚有血容量不足的因素参与[5]。

4.2.2　非典型症状

疼痛位于上腹部伴有吐泻、头晕、晕厥;胸部挤压部分患者疼痛放射至下颌、颈部、背部上方均为非典型症状。

4.3　体征

4.3.1　心脏体征

心脏浊音界可增大亦可为正常;心率可增快或减慢,可伴心律不齐;心尖区第一心音减弱;可出现第四心音(心房性)奔马律,少数有第三心音(心室性)奔马律;合并反应性纤维性心包炎患者在起病 2~3d 出现心包摩擦音;二尖瓣乳头肌功能失调或断裂者心尖区可出现粗糙的收缩期杂音或伴收缩中晚期喀喇音[5]。

4.3.2　血压及其他体征

除极早期血压可增高外,几乎所有患者都有血压降低以及各种心律失常、心力衰竭、休克的体征。

4.4　并发症

4.4.1　乳头肌功能失调或断裂(dysfunction or rupture of papillary muscle)

二尖瓣乳头肌因缺血、坏死等使心肌收缩功能发生障碍,造成不同程度的二尖瓣脱垂并关闭不全,其总发生率可高达 50%。临床表现为心尖区出现收缩中晚期喀喇音和吹风样收缩期杂音,第一心音可不减弱,可引起心力衰竭。轻症者可恢复,其杂音可消失。乳头肌整体断裂见于下壁心肌梗死,多发生在二尖瓣后乳头肌,心力衰竭明显,可迅速发生肺水肿在数日内死亡,临床极少见[5]。

4.4.2　心脏破裂

心脏破裂(rupture of the heart)以心室游离壁破裂为主,偶见心室间隔破裂。心室游离壁破裂,导致心包积血引起急性心脏压塞而猝死;心室间隔破裂造成穿孔,胸骨左缘第 3~4 肋间可闻及响亮的收缩期杂音,常伴有震颤,可引起心力衰竭和休克而在数日内死亡。心脏破裂也可为亚急性,患者能存活数月。临床少见[5]。

4.4.3　栓塞

左心室附壁血栓脱落可导致脑、肾、脾或四肢等动脉栓塞(embolism);下肢静脉血栓形成部分脱落,则产生肺动脉栓塞。多于起病后 1~2 周,发生率1%~6%。

4.4.4　心室壁瘤

心室壁瘤(ventricular aneurysm)多见于广泛前壁心肌梗死,常伴有心绞痛、心功能不全和室性心律失常。左心室造影、二维超声心动图可见局部心缘突出、搏动减弱或有反常搏动。

4.4.5　心肌梗死后综合征

心肌梗死后综合征 (postmyocardial infarction syndrome)于心肌梗死后数周至数月内出现,发生率约 10%。可反复发生,表现为心包炎、胸膜炎或肺炎,有发热、胸痛等症状,可能为机体对坏死物质的过敏反应[5]。

4.4.6　肩手综合征

心肌梗死后,因心脏的瘢痕刺激感觉神经纤维所致的肩关节反射痉挛或严格限制活动,使肩臂废用。肩关节组织可见非特异炎症改变。一般以肩部疼痛首先出现较多见,少数以手痛为初发症状,主要发生在左侧,少数也可双侧发生。主要的神经症状有如下几种。

(1)感觉障碍:大多诉手臂有冷感、麻木感及针刺感,少数有烧灼感,向颈及头部放射,常伴患侧浅感觉减退。

(2)自主神经营养障碍:手背及手指水肿较多

见,其次为皮肤变薄、指甲变厚而脆,皮肤温度降低及骨质疏松等骨营养障碍改变。

(3)运动障碍:较少见,表现为肩关节活动范围轻度受限,尤其是外展及内旋,活动时常可起剧烈疼痛,肌力及肌张力减退,深反射亢进。

5 诊断和检查方法

5.1 心电图

5.1.1 心肌梗死的心电图诊断

(1)急性Q波性心肌梗死:①ST段抬高,特点为ST段抬高,与T波前支融合,形成弓背向上的单向曲线。②病理性Q波,Q波电压>R/4,时间>0.04s,某些不应出现Q波的导联出现Q波。临床上根据Q波的有无分为Q波型心肌梗死(透壁性心肌梗死)、非Q波性心肌梗死(多见于心内膜下心肌梗死,也可见于心肌内心肌梗死)。③T波改变,心肌梗死后T波倒置由浅变深,以后又由倒置较深变为倒置较浅;冠状T尖锐倒置,两肢对称,顶端居中[6]。

(2)急性非Q波性心肌梗死:急性非Q波性心肌梗死心电图表现可呈无病理性Q波,ST段普遍压低≥0.1mV,但avR导联(有时还有V₁导联)ST段抬高,或有对称性T波倒置;无病理性Q波,也无ST段变化,仅有T波倒置改变(图5-24)。

5.1.2 心肌梗死的分期

(1)早期:发生在心肌梗死后数分钟至数小时内,心电图示T波高耸(呈帐顶状或尖峰状)、ST段呈斜上型抬高(图5-25)。

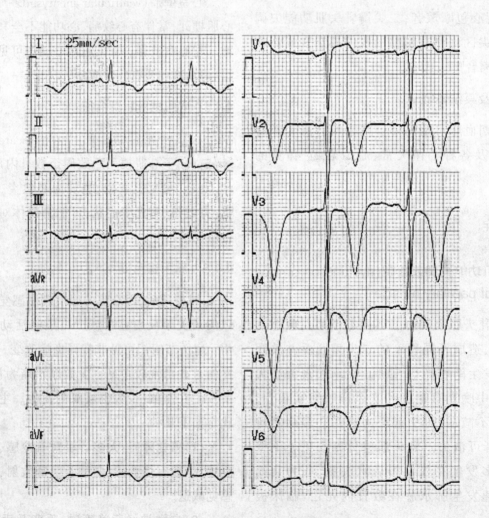

图5-24 急性非Q波性心肌梗死

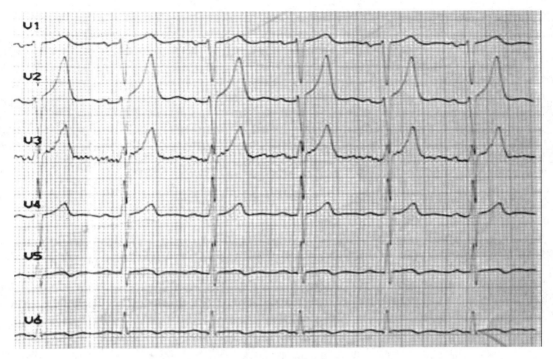

图 5-25　心肌梗死早期

（2）急性期：发生于心肌梗死后数小时至数日内，可持续数周。心电图表现为 ST 段抬高，病理性 Q 波，T 波倒置。ST 段持续性抬高超过 6 个月，提示室壁瘤。

（3）亚急性期：此期持续数个月至半年。ST 段已回复到基线，仅有病理性 Q 波，T 波倒置。

（4）陈旧性期：心电图 T 波已恢复正常，仅留异常 Q 波[7]。

5.1.3　心肌梗死的定位诊断

根据特征性改变，如 ST 段抬高、异常 Q 波出现的部位（导联）。前间壁：$V_1 \sim V_3$（图 5-26）；前壁：$V_3 \sim V_5$；广泛前壁：Ⅰ、avL、$V_1 \sim V_6$（图 5-27）；下壁：Ⅱ、Ⅲ、avF（图 5-28）；后壁（正后壁）：$V_7 \sim V_9$（$V_1 \sim V_3$ 导联 R 波，T 波增高）（图 5-29）；高侧壁：Ⅰ、avL、$V_4 \sim V_6$。

5.1.4　特殊部位及不典型心肌梗死

（1）右心室梗死：$V_{3R} \sim V_{5R}$ 导联出现 QS 波，尤其是出现损伤型 ST 改变更有意义。ST 段抬高 > 0.05 mV，如果 V_{4R} 导联 ST 段抬高 > 0.1mV，具有重要价值。V_1 导联 ST 段抬高 > 0.1mV，V_2 导联 ST 段下移。

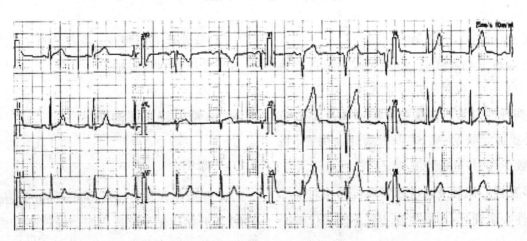

图 5-26　急性前间壁心肌梗死

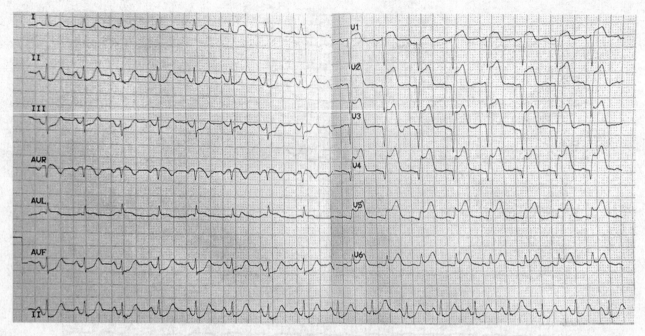

图 5-27　急性广泛前间壁心肌梗死

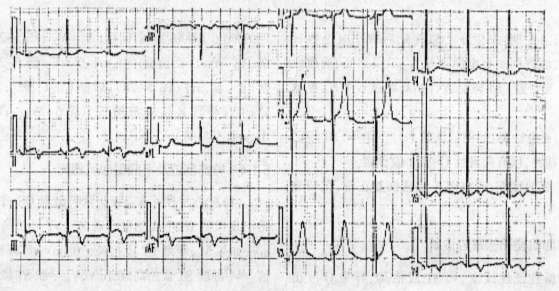

图 5-28　急性下壁心肌梗死

Ⅲ>Ⅱ导联 ST 段抬高(图 5-30)。

(2)心内膜下心肌梗死:指坏死区不超过心室壁厚度的 1/3~1/2,仅限于心内膜下的一部分心肌。ECG 上无病理性 Q 波,内膜面导联 aVR 及 aVL ST 段抬高,外膜面导联 V₄~V₆ ST 段压低,T 波倒置。持续数周至数个月,并进行性演变。

(3)多发性心肌梗死:指相邻部位和相对应部位的多发性心肌梗死,即发生在心脏不同部位的心肌梗死。

(4)复发性心肌梗死:指在原有心肌梗死基础上再次发生新心肌梗死。

5.2　血管内超声波诊断

5.2.1　概述

血管内超声波(intravascular unltrasound,IVUS)1989 年开始应用于临床以来,经过多方面的研究,使用两种不同介质的分界面传播时发生反射和折

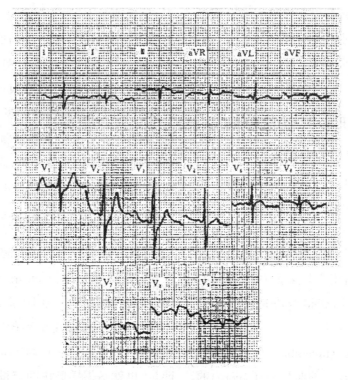

图 5-29　急性正后壁心肌梗死

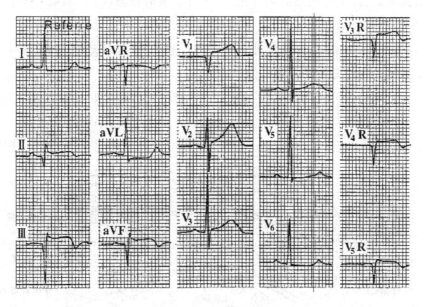

图 5-30　急性右心室梗死

射,其中界面是由两种声阻抗不同物质(组织)相接触处称为界面。界面小于声束波长的称为小界面,大于声束波长称为大界面。小界面对入射声束呈散射现象,散射是小界面接触声能后,成为二次声源向周围立体空间作为二次超声发射。当遇到组织中的红细胞被看成为散射体,声束内红细胞越多,散射源也越多,而探头接受背向散射信号的强度就越大。因而红细胞的背向散射波振幅就是多普勒频移信号的主要组成部分。自 1989-2007 年历时 18 年来,超声波从黑白画面到现在彩色画面,对比度和清晰度均呈显著提高。目前的血管内超声波采用直径约 1mm 的导管前端装上探头 (20~50MHz) 在

1500~2000r/min 速度下，显示出血管壁的组织断层像。成为当代血管内超声波对血管壁各种组织形态学显像具有对比图像、分辨率高、测量准确且重复性较好的诊断方法。

5.2.2 血管内超声波组织形态学诊断的基础知识

IVUS 通过血管壁内膜和中外膜面积可准确评估粥样斑块的面积和体积。为估计动脉粥样硬化进展提供可信赖的有效信息。故而现从 IVUS 发现斑块易损性(vulnerability)的两大主流技术进行评估：第一，IVUS 能显组织学的变化；第二，从力学角度捕捉斑块破绽现象，利用斑块表面和内部具有各种应力(应激)表现，从而获得斑块易损性有价值的图像。

列举易损(脆弱)斑块(ulnerable plaque)在病理学上的四大特征：①有较大的脂质芯子(core)的斑块约占 40%；②斑块表面覆盖有很薄的纤维帽；③巨噬细胞和泡沫细胞聚集，提示有较强的炎症细胞浸润；④可见钙化性斑块。

急性心肌梗死、不稳定心绞痛、心源性猝死等疾患主要由于冠状动脉粥样斑块破溃形成血栓，造成冠状动脉血管狭窄或阻塞所致。因而对易损(脆弱)斑块通过 IVUS 能够在破溃前作出判断，对临床的意义极其重要。多方面研究证实易损斑块负荷与未来心血管事件发生具有密切相关性。由此可知，不稳定性或易损斑块是冠心病主要危险因素，由于斑块组织周边具有强烈的炎症病灶，使其活性化巨噬细胞的细胞基质受到严重破坏，致使结缔组织(包括胶原组织)成分分解，因而助长斑块表层纤维帽脆弱化，最终导致斑块破溃(图 5-31)[7]。

5.2.3 IVUS 组织形态学的诊断方法

IVUS 组织形态学的诊断方法最常用综合反向散射(背反射)分析(integrated backscatter analysis, IB-IVUS)法进行心肌组织形态的诊断。此方法曾经风靡一时，主要应用系列超声回波信号，将各个区域区分开，并以每个区域波谱的积分值方法求解总能量，也就是粥样斑块的定量法。采用 IB 法区别斑块中脂肪与内膜，从而对冠状动脉各组织的容积提供有价值的数据(图 5-31~5-33)[7]。

5.3 选择性冠状动脉造影

通过选择性冠状动脉造影，可评判病变部位、

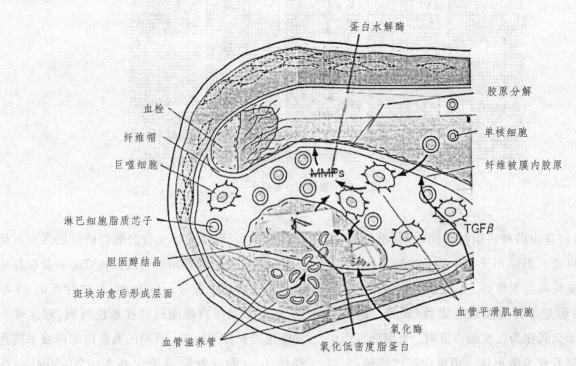

图 5-31 易损斑块发生破绽的机制

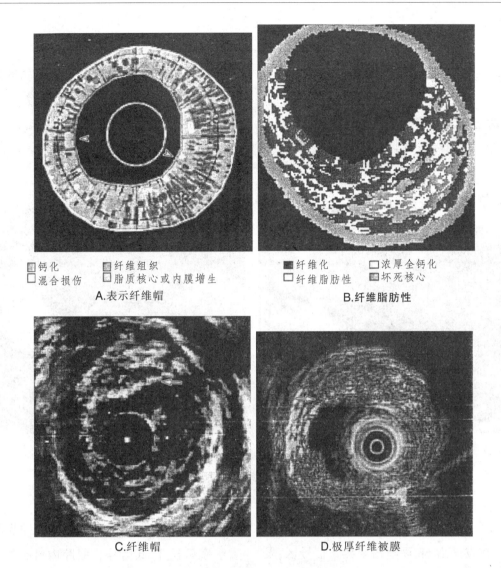

钙化　　　　　纤维组织
混合损伤　　　脂质核心或内膜增生

A.表示纤维帽

纤维化　　　　浓厚全钙化
纤维脂肪性　　坏死核心

B.纤维脂肪性

C.纤维帽

D.极厚纤维被膜

图 5-32　IVUS 各种组织形态诊断像

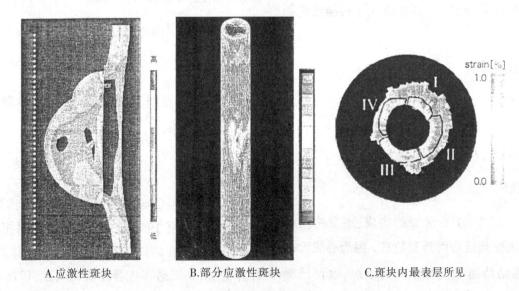

A.应激性斑块　　　　　B.部分应激性斑块　　　　　C.斑块内最表层所见

图 5-33　IVUS 从力学参数观察斑块组织结构

程度及预后,为下一步治疗提供方案。

5.4 磁共振

磁共振对冠状动脉粥样硬化,在诊断上主要有如下三种功能。

5.4.1 诊断急性心肌梗死

磁共振在急性心肌梗死的梗死区域显示局限性,长 T_1 长 T_2 信号区,在 T_1 加权像上呈高信号,而且更清楚,范围也较大,可能还包括坏死区、缺血区和水肿区(图 5-34)[8]。

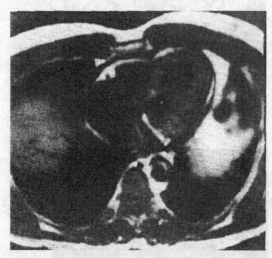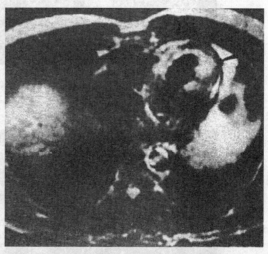

A.T_1 加权像　　　　　　　　B.T_2 加权像

图 5-34　急性心肌梗死

磁共振在急性心肌梗死发病 3~6h 内难以显示异常信号区,在发病后 6h 逐渐出现异常信号区,发病后 4d 左右信号区对比度最高,之后逐渐减弱。当左室前壁、下壁、心尖区、室间隔呈现较大面积的急性心肌梗死,其长 T_2 异常信号区较明显,其他部位或小面积梗死显影较难。个别正常人还可能出现伪影或假阳性。

5.4.2 慢性心肌梗死

由于梗死区心肌变薄,如前壁、前间隔较大的心肌梗死变薄区,在磁共振 T_1 加权像呈低信号,在 T_2 加权像呈略高信号(图 5-35)[8]。

5.4.3 室壁瘤

磁共振表现为:①室壁瘤的构成,多发生于广泛性急性心肌梗死后数周乃至数月。因为心肌大范围坏死,纤维结缔组织代替原来的组织,致使该部位的心室壁变薄弱,并受心腔内压,促使心室壁膨出而形成室壁瘤。②磁共振表现左室壁变薄<4mm;室壁瘤呈长 T_1 低信号,瘤腔内可见短 T_1 高信号。好发生于心尖前部或前间壁,左心室后外侧壁少见(图 5-36)[8]。

5.4.4 附壁血栓磁共振表现

附壁血栓呈现等信号,也可呈短 T_1 高信号,在多次回波信号逐渐增强,多见心尖部。

5.5 正电子发射 X 线断层扫描术诊断心肌梗死的价值

5.5.1 概述

从 1951 年 Cassen 发明传统闪烁扫描器(scntis canner)开始,至 1958 年(Angere)发现照相机(scn-ticamera)即现在的核医学诊断装置为主体配合电子计算机后,又经过多年各种研究改进,1978 年 Vogel 等研制开发采用 7 个如同针尖大小孔 (pin hole)准

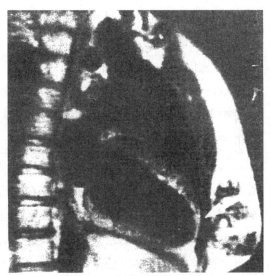
A.T₁加权像

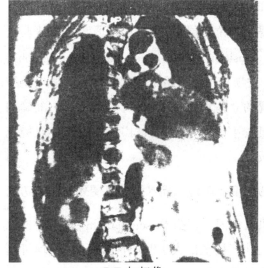
B.T₂加权像

图 5-35 慢性心肌梗死

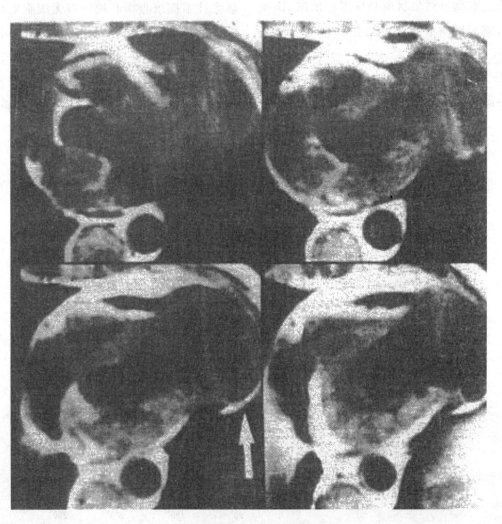

T₁加权像显示心尖部室壁膨出扩张

图 5-36 左心室室壁瘤

直仪(collimator)再配搭 γ-照相机(gamma camera)从而获得多方位断层影像,即正电子发射 X 线断层扫描术 (positron emission computered tomography, PECT)。此项技术能够检出深部病灶和脏器以及脏器的位置的立体形态,而且具有安全、无创、准确和辐射剂量较小等特点,因而被广泛应用于心肌梗死诊断领域。

5.5.2　心肌血流闪烁扫描术对心肌梗死的诊断功能

心肌血流闪烁扫描术(scintigraphy)对心肌梗死的梗死病灶部位范围大小及心内膜下坏死,均可提供有价值的诊断影像。尤其最适合室中隔、左室前壁、侧壁和后壁的梗死区域,不适合左室下壁。为了识别异常影像,很有必要温习正常心肌血流闪烁扫描术图像,采用静脉注射 ²⁰¹T₁1.5h 后,心肌血流闪烁扫描图显示左室壁呈鳕鱼状或马蹄形,依据 RI 在心肌分布状态,图解表示高峰计数约占 70%以上(图 5-37)。

(1)急性心肌梗死的 PECT 表现:急性心肌梗死行静脉注射锝[⁹⁹ᵐTc]焦磷酸盐注射液后,PECT 上显示病变范围与组织学上显示病变范围的大小,两者直线呈一致性(图 5-38)。

(2)陈旧性心肌梗死在 PECT 显像:陈旧性心肌梗死行静脉注射 ²⁰¹T₁ 后在 PECT 显示心室中隔、左室前壁和部分侧壁的 RI 分布与正常无病变区 RI 分布图形比较明显减少(图 5-39)

(3)正电子发射 X 线断层扫描术对心肌梗死诊断的优点:①PECT 诊断心肌缺血的敏感性约为90%,特异性在 90%以上。维持生命活动主要依赖细胞内糖代谢供能,因此细胞内糖代谢活动的存在成为细胞存在的直接证据。若是存在严重缺血其心肌既不稳定又易出现高危状态。若能积极恢复血供,可挽救濒危的心肌。若是治疗方式选择不当,患者可面临严重心脏事件甚至死亡。所以在心肌梗死发生后择期进行血运重建前,需要应用 PECT 代谢显像技术探求查明心梗区有无细胞生存,为协助分析手术的必要性(图 5-40)[9]。②PECT 可提供心肌梗死的心肌总量、缺血中存活的心肌数量、左心室射血分数(LVEF)、收缩末容积、舒张末容积、每搏输出量和左室总量等多种定量参数,为预测转归提供有

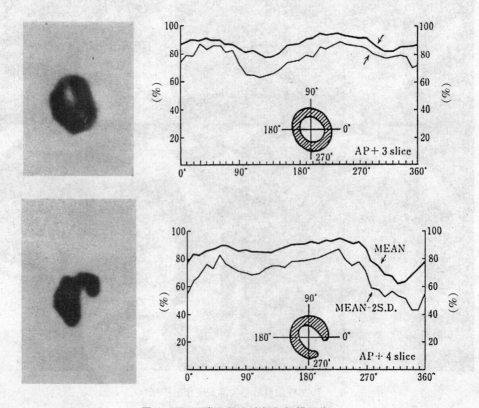

图 5-37　正常心肌血流闪烁扫描显像

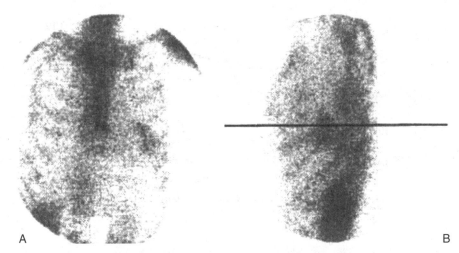

A、B.⁹⁹ᵐTc 焦磷酸急性心肌梗死扫描像

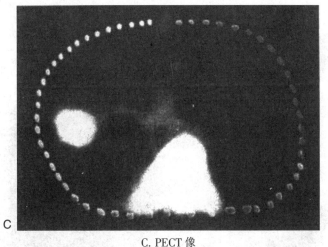

C. PECT 像

图 5-38　急性心肌梗死的 PECT 表现

价值的数据。③ PECT 是集分子功能影像与解剖形态学影像于一体的复杂设备，可同时显示血管形态，桥血管连接端、桥血管通畅度及血管内支架状况[9]。

5.6　实验室检查

5.6.1　白细胞计数

白细胞多在起病后 24~48h 升高，范围在 $(10\sim20)\times10^9$/L，中性粒细胞增多，嗜酸性粒细胞减少或消失。

5.6.2　血心肌损伤标记物

血心肌损伤标记物包括肌红蛋白、肌酸激酶同工酶(cK-MB)、肌钙蛋白 I(cTnI)或 T(cTnT)。其增高水平与心肌梗死范围及预后呈明显相关。

(1)肌红蛋白：多在起病后 2h 内开始升高，12h 内达高峰，24~48h 内恢复正常。在急性心肌梗死后出现最早，也十分敏感，但特异性不强。

(2)肌酸激酶同工酶(cK-MB)：起病后 4h 内肌酸激酶同工酶开始升高，16~24h 达高峰，3~4d 恢复正常，可通过检测其高峰出现时间是否提前来判断溶栓治疗是否成功。

(3)肌钙蛋白 I(cTnI)或 T(cTnT)：多在起病 3~4h 后开始升高，cTnI 于 11~24h 达高峰，7~10d 降至正常；cTnT 于 24~48h 达高峰，10~14d 降至正常。是测定心肌梗死最特异和敏感的标志物。

5.6.3　其他

红细胞沉降率增快；C 反应蛋白(CRP)增高均

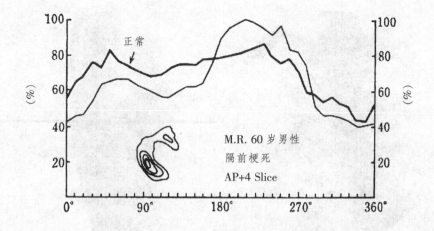

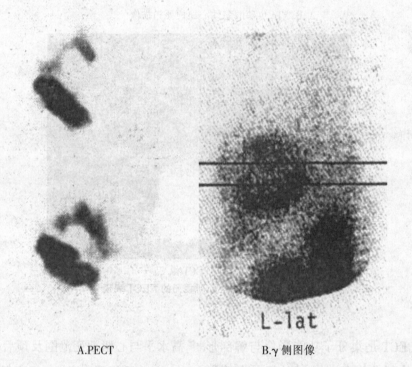

A.PECT   B.γ 侧图像

图 5-39 陈旧性心肌梗死在 PECT 显像

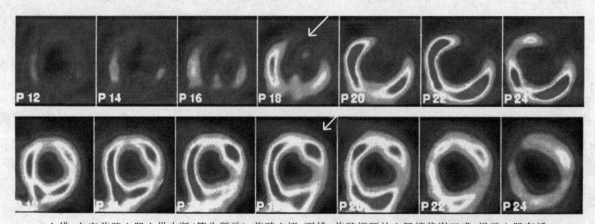

上排:左室前壁心肌血供中断(箭头所示),前壁心梗;下排:前壁梗死的心肌糖代谢旺盛,提示心肌存活

图 5-40 心肌梗死的心肌糖代谢所见 PECT 像(见彩 1)

可持续 1~3 周。起病数小时至 2d 内血中游离脂肪酸增高。

6 鉴别诊断

6.1 心绞痛

心绞痛与心肌梗死疼痛的性质虽相同，但发作前常有明显诱因，频率较高，疼痛持续时间短，一般不超过 15min，含服硝酸甘油有效。心电图、心肌损伤标志物无动态演变，不伴发热、白细胞增多，红细胞沉降率增快等。

6.2 主动脉夹层

胸痛剧烈，一开始即达高峰，疼痛常为尖锐性、撕裂样，常放射到背、肋、腹、腰和下肢，两上肢的血压和脉搏可有明显差别，可有主动脉瓣关闭不全的表现，偶有意识模糊和偏瘫等神经系统受损症状。但无心肌损伤标志物升高，二维超声心动图检查、X 线、CT 扫描或磁共振体层显像有助于诊断。

6.3 急性肺动脉栓塞

患者多有下肢静脉曲张病史，发作时可出现胸痛、咯血、呼吸困难和休克。查体：颈静脉充盈、肺动脉瓣区第二心音亢进、肝大、下肢水肿等。心电图呈 $S_1Q_{III}T_{III}$ 表现，可资鉴别。肺动脉造影等检查有助于鉴别诊断。

6.4 急腹症

急性胆囊炎、胆囊结石、急性胰腺炎、消化性溃疡穿孔等属于急腹症的范畴，其临床表现可出现上腹痛，疼痛可向左胸部放射。查体：腹部有局部压痛或腹膜刺激征。虽然下壁心肌梗死时常伴有消化道症状，但心肌损伤标志物及心电图检查有助于鉴别诊断[5]。

6.5 急性心包炎

急性非特异性心包炎与心肌梗死的症状有相似之处，均表现为较剧烈而持久的心前区疼痛。但心包炎疼痛与发热同时出现，随呼吸和咳嗽时加重，查体可发现心包摩擦音，全身症状一般不如心肌梗死严重；心电图除 aVR 外，其余导联均有 ST 段弓背向下的抬高，T 波倒置，无异常 Q 波出现[5]。

7 治疗

7.1 院前急救

由于急性心肌梗死的死亡率及致残率较高，院前急救对于挽救患者生命、改善患者预后是必不可少的。通过早期、及时、有效的治疗和转运患者，最大限度地降低心肌耗氧量、增加心脏供氧，限制心肌梗死范围的扩大。具体监测措施包括绝对平卧休息，保持安静，就地进行抢救，待患者情况稳定容许转送时，才转送医院继续治疗[10]。

7.2 监护和一般治疗

所有急性心肌梗死或怀疑急性心肌梗死的患者都应立即收入冠心病监护室（CCU），使其得到最快最准确的治疗，包括吸氧、建立静脉通道、止痛、常规取血检查、记录心电图和进行心电监护，并且采取措施限制梗死面积的进一步扩大，预防心肌梗死并发症的发生。

7.2.1 一般处理

（1）在建立心电与血压监护的同时尽快建立静脉通道，尤其对于血流状态不好的患者，以便于尽快应用改善血压的药物或抗心律失常的药物。每天需要适当补充液体（大约 1500mL/d），以保持体液的出入平衡，防止患者失水及血液黏稠度的增加。

（2）在静脉输液以前，应抽血测血糖、肾功能、电解质、心肌酶等。对于进行溶栓治疗和抗凝治疗的患者还需要测血常规、出血凝血时间、凝血酶原时间（PT）以及尿、便常规。应该积极配合医生和护士完成上述工作。

（3）发病的第一天应进流食，吃清淡含纤维素的饮食（膳食粗纤维，如红薯、萝卜、菠菜等有助于保持大便通畅），少食多餐。可常规给润肠通便药物，保持大便通畅。没有并发症的患者卧床48h后可在床上坐起，每天几次，每次5~15min，1周后在床边活动，以不感到疲劳为限。有并发症的患者应该延长卧床和住院时间，完全恢复正常生活大约需要2~3个月。

7.2.2 心电与血流状况的监护

患者入院以后必须尽快建立持续的心电监护，一般监护48~72h。对于血流状况不稳定、持续或间歇的心肌缺血、心律失常、进行溶栓或经皮冠状动脉内成形术（PTCA）的患者监护应该>72h。监护的目的在于迅速发现异常，并且采取措施，还可随时观察患者的病情变化。血流动力学监护包括有创与无创两种。无创监护主要为血压监护，需要根据实际情况决定监护时间的长短，以患者血压稳定，不再有大幅度波动为止。有创监护是经静脉穿刺插管，将导管送到需要监护的血管部位，通过收集相应的压力等数值进行分析，帮助医生作出诊断和处理。有创监护需要根据医院的实际情况、患者的病情严重程度及手术医生的操作能力决定是否进行。

7.2.3 镇痛剂

吗啡2~4mg静脉注射，必要时每隔5~10min静脉推注2~8mg，总量不宜超过15mg。副作用有恶心、呕吐、低血压和呼吸抑制。一旦出现呼吸抑制，可每隔3min静脉注射纳洛酮0.4mg（最多3次）以拮抗之。

7.2.4 抗血小板治疗

冠状动脉内斑块破裂诱发局部血栓形成是导致急性心肌梗死的主要原因。在急性血栓形成中血小板活化起着十分重要的作用，抗血小板治疗已成为急性心肌梗死的常规治疗，溶栓前即应使用。阿司匹林和噻氯匹定或氯吡格雷是目前临床上常用的抗血小板药物。

（1）阿司匹林：是血小板环化酶抑制剂，可有效抑制环化酶，减少TXA_2生成。不论是否接受PCI治疗，均建议联合使用阿司匹林和氯吡格雷。初始剂量150~300mg/d，1~7d后100mg/d（75~150mg/d）长期应用[11]。

（2）噻氯匹定和氯吡格雷：①噻氯匹定主要抑制ADP诱导的血小板聚集。口服24~48h起效，3~5d达峰值。初始剂量为250mg，每日2次，1~2周后改为250mg，每日1次维持。该药起效慢，不适合急需抗血小板治疗的临床情况（如急性心肌梗死溶栓前），多用于对阿司匹林过敏或禁忌的患者或者与阿司匹林联合用于置入支架的急性心肌梗死患者。该药的主要不良反应是中性粒细胞及血小板减少，应用时需注意经常检查血象，一旦出现上述副作用应立即停药。②氯吡格雷是新型ADP受体拮抗剂，其化学结构与噻氯匹定十分相似，但起效快，不良反应明显低于噻氯匹定，现已成为噻氯匹定替代药物。初始剂量300mg，以后剂量75mg/d维持。未行PCI治疗者至少服用氯吡格雷1个月，行PCI治疗者建议服用9~12个月。对阿司匹林不能耐受或过敏者，可用氯吡格雷作为替代治疗。

（3）血小板膜糖蛋白（GP）Ⅱb/Ⅲa受体拮抗剂：目前临床使用的血小板GP Ⅱb/Ⅲa受体拮抗剂有以下3种：阿昔单抗（abciximab）、依替非巴肽（eptifibatide）、替罗非班（tirofiban）。临床研究显示，以上3种药物的静脉制剂对接受介入治疗的ACS患者均有肯定的疗效，在非介入治疗的ACS患者中疗效不肯定。

7.2.5 抗凝治疗

抑制凝血酶可抑制纤维蛋白原转变为纤维蛋白,多用在溶栓疗法之后,单独应用者少。梗死范围较广、复发性梗死或有梗死先兆者可考虑应用。有出血、出血倾向或出血既往史、严重肝肾功能不全、活动性消化性溃疡、血压过高、新近手术而创口未愈者禁用。

(1)普通肝素:肝素是临床应用最普遍的抗凝血酶药物,肝素作为 STEMI 溶栓治疗的辅助用药;也是非 ST 段抬高急性心肌梗死的常规治疗药物。一般用法为先静脉推注 5000U 冲击量,继之以 1000U/h 维持静脉滴注,每 4~6 小时测定 1 次 APTT 或 ACT,保持其凝血时间延长至对照的 1.5~2 倍。静脉肝素一般使用时间为 48~72h,以后可改用皮下注射 7500U,每 12 小时 1 次,注射 2~3d。如果存在体循环血栓形成的倾向,静脉肝素治疗时间可适当延长或改口服抗凝药物。肝素作为急性心肌梗死溶栓治疗的辅助治疗,随溶栓制剂不同用法亦有不同。Rt-PA 半衰期短,血栓溶解后仍有再次形成的可能,故需要与充分抗凝治疗相结合。溶栓前先静脉注射肝素 5000U 冲击量,继之以 1000U/h 维持静脉滴注 48h,根据 APTT 或 ACT 调整肝素剂量(方法同上)。48h 后改用皮下肝素 7500U,每日 2 次,治疗 2~3d。尿激酶和链激酶均为非选择性溶栓剂,溶栓期间不需要充分抗凝治疗,溶栓后 6h 开始测定 APTT 或 ACT,待 APTT 恢复到对照时间 2 倍以内(约 70s)时开始给予皮下肝素治疗。对于失去溶栓治疗机会、临床未显示有自发再通情况或溶栓治疗未能再通的患者,肝素静脉滴注治疗是否有利并无充分证据,相反对于大面积前壁心肌梗死的患者有增加心脏破裂的倾向。在此情况下,以采用皮下注射肝素治疗较为稳妥。

(2)低分子量肝素:有应用方便、不需监测凝血时间、出血并发症低等优点,一般用低分子量肝素替代普通肝素。低分子量肝素由于制作工艺不同,其疗效亦有差异,不是所有品种的低分子量肝素都能成为替代静脉滴注普通肝素的药物。

7.2.6 硝酸酯类药物

可扩张冠状动脉,增加冠脉循环血流量,扩张周围血管,减轻心脏前后负荷,降低心肌耗氧量,从而缓解胸痛症状。常用的硝酸酯类药物包括硝酸甘油、硝酸异山梨酯和 5-单硝山梨醇酯。发病时只要无禁忌证,可予硝酸甘油 0.3mg 或二硝酸异山梨醇 5~10mg 舌下含服,急性心肌梗死早期通常给予硝酸甘油静脉滴注 24~48h,从低剂量开始,即 10μg/min,可酌情逐渐增加剂量,每 5~10 分钟增加 5~10μg,直至症状控制、血压正常者动脉收缩压降低 10mmHg 或高血压患者动脉收缩压降低 30mmHg 为有效治疗剂量,最高剂量以不超过 100μg/min,过高剂量可增加低血压的危险,对急性心肌梗死患者同样是不利的。本类药物的应用尤适用于急性心肌梗死伴再发性心肌缺血、充血性心力衰竭或需处理的高血压患者。硝酸甘油在静脉滴注过程中如果出现明显心率加快或收缩压≤90mmHg,应减慢滴注速度或暂停使用。此外,还可静脉滴注二硝基异山梨酯,剂量范围为 2~7mg/h,开始剂量 30μg/min,观察 30min 以上,如无不良反应可逐渐加量。静脉用药后可使用口服制剂如硝酸异山梨酯或 5-单硝山梨醇酯等继续治疗。硝酸异山梨酯口服常用剂量为 10~20mg,每日 3 次或 4 次,5-单硝山梨醇酯为 20~40mg,每日 2 次。硝酸酯类药物的不良反应有头痛、反射性心动过速和低血压等。禁忌证包括低血压(收缩压低于 90mmHg)、颅内压增高、严重心动过缓(<50 次/min)或心动过速(>100 次/min)。下壁伴右室梗死时,因更易出现低血压,也应慎用,对于青光眼患者应禁用硝酸酯类药物。

7.2.7 β-受体阻滞剂

可竞争性地与受体结合而产生拮抗神经递质弱 β-激动剂效应。可减慢心率,降低血压,抑制心肌收缩力与房室传导,减少心肌氧耗,缓解心绞痛的发作。该类药物还可使非缺血区心肌小动脉缩小,使更多的血液透过极度扩张的侧支循环流入缺血区。β-受体阻滞剂还可提高室颤阈值。

β-受体阻滞剂应用的禁忌证为：①心率<60次/min；②动脉收缩压< 90mmHg；③中重度左心衰竭（≥ Killip Ⅲ级）；④二、三度房室传导阻滞或PR间期> 0.24s；⑤严重慢性阻塞性肺部疾病或哮喘；⑥末梢循环灌注不良。相对禁忌证为：①哮喘病史；②周围血管疾病；③药在禁忌证的情况下尤其是前壁心肌梗死伴有交感神经功能亢进者应及早常规应用。在第一个24h内给予β-受体阻滞剂治疗，如果没有不良反应，在STEMI恢复早期应连续应用；无β-受体阻滞剂禁忌证的患者，如果在STEMI后第一个24h内没有接受β-受体阻滞剂治疗，应在恢复早期开始应用；对在STEMI发病的第一个24h内应用β-受体阻滞剂有禁忌证的患者，应重新评价他们是否可以接受β-受体阻滞剂治疗。

常用的β-受体阻滞剂为美托洛尔，可静脉推注，每次5mg，共3次，每次推注后观察2~5min，若心率<60次/min或收缩压<100mmHg，则停止用药。若末次静注后15min，血流动力学稳定者可改为口服用药，每6小时50mg，持续2d，以后增量为100mg，每天2次。此外，还可应用阿替洛尔，6.25~25mg，每日2次。

该类药物在应用过程中需注意以下几点：可与硝酸酯类药物合用，但有协同作用，故初始剂量要小，以防止体位性低血压的发生；停用本药时应逐步减量，否则有诱发心梗的可能；剂量应逐步增加，但用量需个体化。

7.2.8 血管紧张素转换酶和血管紧张素受体阻滞剂

血管紧张素转换酶抑制剂（ACEI）主要作用机制是通过影响心肌重塑、减轻心室过度扩张而减少充盈性心力衰竭的发生率和病死率。几项大规模临床随机试验如ISIS-4、GISSI-3、SMILE和CCS-1研究已确定急性心肌梗死早期使用ACEI能降低病死率，尤其是前6周的病死率降低最显著，而前壁心肌梗死伴有左心室功能不全的患者

获益最大。在无禁忌证的情况下，溶栓治疗后血压稳定即可开始使用ACEI。ACEI使用的剂量和时限应视患者情况而定，一般来说，急性心肌梗死早期ACEI应从低剂量开始逐渐增加剂量，例如初始给予卡托普利6.25mg作为试验剂量，一天内可加至12.5mg或25mg，次日加至12.5~25mg，每日2次或每日3次。

ACEI的禁忌证：①急性心肌梗死急性期动脉收缩压< 90mmHg；②临床出现严重肾衰竭（血肌酐> 265μmol/L）；③有双侧肾动脉狭窄病史者；④对ACEI制剂过敏者；⑤妊娠、哺乳妇女等。

如不能耐受血管紧张素转换酶抑制剂者可选用血管紧张素Ⅱ受体阻滞剂氯沙坦或缬沙坦等。

7.2.9 调脂治疗

他汀类药物除了降脂作用外，还具有抗炎、稳定斑块和改善血管内皮的功能。越早应用他汀类药物越好[11]。

7.2.10 钙拮抗剂

可抑制钙离子内流，降低心脏舒张期自动去极化速率，也可抑制心肌细胞兴奋-收缩偶联中钙离子的作用。抑制心肌收缩，减少心肌氧耗，扩张冠状动脉，解除冠状动脉痉挛，改善心肌的供血，扩张周围血管降低动脉压，减轻心脏负荷，还可降低血黏度，抑制血小板聚集，改善心肌微循环。临床试验研究显示，无论是急性心肌梗死早期或晚期、Q波或非Q波心肌梗死、是否合用β-受体阻滞剂，给予速效硝苯地平均不能降低再梗死率和病死率，对部分患者甚至有害。因此，钙拮抗剂在急性心肌梗死治疗中不作为一线用药。在急性心肌梗死常规治疗中，钙拮抗剂被视为不宜使用的药物。

（1）地尔硫䓬：对于无左心衰竭临床表现的非Q波急性心肌梗死患者，服用地尔硫䓬可降低再梗死发生率，有一定的临床益处。急性心肌梗死并发心房颤动伴快速心室率，且无严重左心功能障碍的患者，可使用静脉地尔硫䓬，缓慢注射10mg（5min

内），随之以 5~15μg/（kg·min）维持静脉滴注，静脉滴注过程中需密切观察心率、血压的变化，如心率低于 55 次/min，应减少剂量或停用，静脉滴注时间不宜超过 48h。急性心肌梗死后频发梗死后心绞痛者以及对 β-受体阻滞剂禁忌的患者使用此药也可获益。对于急性心肌梗死合并左心室功能不全、房室传导阻滞、严重窦性心动过缓及低血压（≤90mmHg）者，该药为禁忌。

（2）维拉帕米：在降低急性心肌梗死的病死率方面无益处，但对于不适合使用 β-受体阻滞剂者，若左心室功能尚好，无左心衰竭的证据，在急性心肌梗死数天后开始服用此药，可降低此类患者的死亡和再梗死复合终点的发生率。该药的禁忌证同地尔硫䓬。

7.3　再灌注治疗

急性心肌梗死患者被送达医院急诊室后，医师应迅速作出诊断并尽早给予再灌注治疗。力争在 10~20min 内完成病史采集、临床检查和记录 1 份 18 导联心电图以明确诊断。对 ST 段抬高的急性心肌梗死患者，使"就诊-开始溶栓治疗的时间"（door to needle time）缩短至 30min 以内，缩短"就诊-球囊扩张的时间"（door to balloon time），使 PCI 在 90min 内完成。有证据显示，采用溶栓或急诊 PCI 迅速开通 STEMI 患者梗死相关血管是决定近期与远期预后的关键因素。在典型临床表现和心电图 ST 段抬高已能确诊为急性心肌梗死时，绝不能因等待血清心肌标志物检查结果而延误再灌注治疗的时间。

7.3.1　介入治疗

（1）医院施行介入治疗（percutaneous coronary intervention，PCI）的必备条件：①能在患者住院 90min 内施行；②心导管室每年施行 PCI 大于 100 例并有心外科待命的条件；③施术者每年独立施行 PCI 大于 30 例；④急性心肌梗死直接 PTCA 成功率在 90% 以上；⑤在所有送到心导管室的患者中，能

完成 PCI 者达 85% 以上。

（2）直接 PCI：①A.ST 段抬高和新出现左束支传导阻滞（影响 ST 段的分析）的心肌梗死；B.ST 段抬高性心肌梗死并发心源性休克；C. 适合再灌注治疗而有溶栓治疗禁忌证者；D.非 ST 段抬高性心肌梗死，但梗死相关动脉严重狭窄，血流≤TIMI Ⅱ级。②应注意：A.发病 12h 以上不宜施行 PCI；B.不宜对非梗死相关的动脉施行 PCI；C.要由有经验者施术，以避免延误时机。有心源性休克者宜先行主动脉内球囊反搏术，待血压稳定后再施术。

（3）补救性 PCI：溶栓治疗后仍有明显胸痛，抬高的 ST 段无明显降低者，应尽快进行冠状动脉造影，如显示 TIMI 0~Ⅱ级血流，说明相关动脉未再通，宜立即施行补救性 PCI。

（4）溶栓治疗再通者的 PCI：溶栓治疗成功的患者，如无缺血复发表现，可在 7~10d 后行冠状动脉造影，如残留的狭窄病变适宜于 PCI，可行 PCI 治疗。

7.3.2　溶栓治疗

无条件施行介入治疗或因患者就诊延误、转送患者到可施行介入治疗的单位将会错过再灌注时机，如无禁忌证应立即（接诊患者后 30min 内）行本法治疗。

（1）适应证：①STEMI 起病时间<12h 心电图两个或两个以上相邻导联 ST 段抬高（胸导联≥0.2mV，肢导联≥0.1mV）或新出现的或可能新出现的左束支传导阻滞的患者。②ST 段抬高性心肌梗死患者，发病时间已达 12~24h，但仍有缺血症状以及心电图仍有 ST 段抬高。③STEMI 症状出现 12h 以上，但无症状以及无心电图 ST 段抬高的患者，不应考虑溶栓治疗。④在就诊早（发病≤3h 而且不能及时进行导管治疗）、不具备及时进行介入治疗的条件（就诊-球囊开通与就诊-溶栓时间相差超过 1h、就诊-球囊开通时间超过 90min）。⑤对于再梗死的患者应及时进行冠脉造影并根据情况进行血运重建治疗，包括 PCI 或 CABG。如果不能立即进行冠脉造影和 PCI（症状发作后 60min 内），则给予溶栓治疗。

若发病时间<3h,导管治疗无延误,溶栓与直接PCI效果无显著差异性;症状发作超过3h,直接PCI优于溶栓治疗;若不能在90min内直接PCI,在没有禁忌证的情况下应首先溶栓治疗。

(2)禁忌证:①绝对禁忌证:A.既往脑出血病史;B.脑血管结构异常静脉(如动静脉结构畸形等);C.颅内恶性肿瘤(原发或转移);D.3个月内缺血性卒中(不包括3h内的缺血性卒中);E.可疑主动脉夹层;F.活动性出血,或者出血素质(不包括月经来潮);G.近期内的严重头部闭合性创伤或面部创伤。②相对禁忌证:A.慢性、严重且未得到良好控制的血压;或目前血压严重控制不良(收缩压≥180mmHg或者舒张压≥110mmHg);B.超过3个月的缺血性脑卒中、痴呆或者已知的其他颅内病变;C.创伤(3周内)或者持续20min的心肺复苏,或者3周内进行过大手术;D.近期(2~4周)内脏出血;E.不能压迫部位的血管穿刺;F.曾经有链激酶用药史(>5d前),或者既往有过敏史;G.妊娠;H.活动性消化系统溃疡;I.目前正应用抗凝剂:INR水平越高,出血风险越大;J.≥75岁及以上患者首选介入,选择溶栓时剂量酌情减量[12]。

(3)溶栓药物的应用:溶栓药物的基本原理为以纤维蛋白溶酶原激活剂激活血栓中纤维蛋白溶酶原,将纤溶酶原转变为纤溶酶,纤溶酶可裂解纤维蛋白原,纤维蛋白凝血因子 V、Ⅶ、Ⅸ、Ⅻ补体成分,生长激素等[13]。国内常用尿激酶(urokinase,UK)、链激酶(streptokinase,SK)、重组链激酶(r-SK)、重组组织型纤维蛋白溶酶原激活剂(recombinant tissue-type plasminogen activator,rt-PA)、瑞替普酶(r-PA)。UK和SK属于第一代溶栓药物,为外源性纤维溶解系统的激活剂,其作用机制为直接使纤维蛋白溶酶原转变为纤维蛋白溶酶,溶解新鲜血栓中的纤维蛋白并消耗凝血因子(V,Ⅶ)、凝血酶原和纤维蛋白。其特点为溶栓力强,但缺乏溶栓特异性,在溶解纤维蛋白时又将血中的纤维蛋白原降解,而导致出血等严重不良反应。rt-PA为第二代溶栓药物,特点是高选择性,不影响全身性纤溶,作用时间长,纤维蛋白原消耗量少,冠脉再通率高。r-PA属于第三代溶栓药物,是在第一代和第二代溶栓药物基础上应用分子生物学进行改造的成果,其特异性、半衰期和溶栓效率都优于前两代溶栓药物,但目前大多处于实验阶段。①尿激酶是肾脏分泌的一种活性蛋白质,有高分子量(相对分子质量550 000D)和低分子量(相对分子质量330 000D)两种,无抗原性,不引起过敏反应,可有出血并发症。我国使用的UK为高分子量尿激酶,是从尿中提取,价格便宜。给药方案为150万U溶于100mL生理盐水或5%葡萄糖30min内静脉输注。②链激酶或重组链激酶SK是C链β-溶血性链球菌产生的一种特殊蛋白质,分子量为47 000D,其不直接激活纤溶酶原,而是通过与纤溶酶原结合成链激酶-纤溶酶原复合物,间接地激活纤维蛋白溶解系统,使纤溶酶原转化为纤溶酶。具有抗原性。但通过基因技术生产的r-SK,经研究表明为安全有效的溶栓药,与SK比较,血管再通率高,过敏反应和低血压的发生率低且程度轻。给药方案:以150万U静脉滴注,在60min内滴完。用链激酶时,应注意寒战、发热等过敏反应。③重组组织型纤维蛋白溶酶原激活剂rt-PA溶解血栓速度快、特异性高,对时间较久的血栓仍有作用,且无抗原性,重复使用效价不降低,激活全身纤溶系统不显著。给药方案:前先用肝素5000U静脉注射,100mg重组组织型纤维蛋白溶酶原激活剂在90min内静脉给予,先静脉注入15mg,继而30min内静脉滴注50mg,其后60min内再滴注35mg(国内有报告用上述剂量的一半也能奏效)。用药后继续以肝素每小时700~1000U持续静脉滴注,共47h,以后改为皮下注射7500U,每12小时一次,连用3~5d(也可用低分子量肝素)[14]。④r-PA为一种单链无糖基化修饰的t-PA缺失突变体,对纤维蛋白具有选择性,无抗原性是一种长效、专一性强的抗血栓药物。动物实验表明,r-PA与t-PA、SK、UK等相比,能够更快地达到再灌注,引起的出血危险最小[15]。给药方案:10MU r-PA溶于5~10mL注射用水,静脉推注用时不得小于2min,30 min后重复上述剂量。辅助溶栓:溶栓前静脉推注负荷剂量普通肝素60U/kg,调整APTT至50~70s。

（4）溶栓效果的评判：根据冠状动脉造影直接判断，或根据：A.心电图抬高的 ST 段于 2h 内回降 50% 以上；B. 胸痛 2h 内基本消失；C.2h 内出现再灌注性心律失常；D. 血清 CK-MB 酶峰值提前出现（14h 内）等间接判断血栓是否溶解。具备上述 4 项中的两项或以上者考虑再通，但 B 和 C 两项组合不能判断为再通。

7.3.3 紧急主动脉–冠状动脉旁路移植术

介入治疗失败或溶栓治疗无效有手术指征者,宜争取 6~8h 内施行主动脉–冠状动脉旁路移植术。

7.3.4 再灌注损伤

急性缺血心肌再灌注时,可出现再灌注损伤,常表现为再灌注性心律失常。各种快速、缓慢性心律失常均可出现,应做好相应的抢救准备。但出现严重心律失常的情况少见,最常见的为一过性非阵发性室性心动过速,对此不必行特殊处理。

7.4 消除心律失常

7.4.1 室性心律失常

（1）心室纤颤（VF）：①Ⅰ类推荐：A.VF 或无脉性室性心动过速（VT）可行非同步电除颤,首次单相波能量 200J 除颤,如不成功,第 2 次予 200~300J,必要时行第 3 次电击,可给 360J。B.VF 或 VT 如电除颤无效,可应用胺碘酮（300mg 或 5mg/kg 快速静脉注射）,之后再重复电除颤 1 次。C.原发 VF 转复后,应纠正水、电解质（K^+>4.0mmol/L,Mg^{2+}>2mg/L）、酸碱平衡紊乱,以防 VF 再发。②提示：A.原发性 VF 主要发生在 STEMI 前 4h,以后明显减少,但对 24h 内死亡风险意义重大。VF 纠正后对预后无影响。B.PCI 或溶栓后出现的快速型室性心律可能为再灌注心律失常,并不预示增加 VF 的危险。应严密观察而无需预防性抗心律失常治疗。C. 相同能量的双相波除颤可能较单相波效果好。D. 随机试验表明,静脉应用胺碘酮与使用安慰剂和利多卡因相比较,治疗除颤效果差的 VF 或 VT 患者,其入院存活率明显提高。

（2）VT：①Ⅰ类推荐：A.对于持续多形性 VT 患者应行非同步电除颤,除颤单相波能量首次为 200J,如不成功,第 2 次予 200~300J,必要时行第 3 次电击,可给 360J。B.持续单一形状 VT 伴心绞痛、肺水肿或低血压（血压<90mmHg）的患者,应行同步电除颤,除颤单相波能量首次 100J,若转复不成功,可增加除颤能量。如血流动力学情况允许,应予短时麻醉。C.持续单一形状 VT 不伴心绞痛、肺水肿或低血压（血压<90mmHg）的患者,可依据以下原则处理：a.胺碘酮 150mg（或 5mg/kg）缓慢静注>10min,如需要,10~15min 重复 150mg;静滴 360 mg 大于 6h（1mg/min）,18h 给予 540mg;24h 累积剂量小于 2.2g。b.首次电除颤予同步单相波能量 50J。②Ⅱ类推荐：A.Ⅱa 类推荐：a. 尽量减轻心肌缺血,减少肾上腺素能刺激,使用 β–受体阻滞剂、主动脉内球囊反搏（IABP）,可考虑行急诊 PCI/冠状动脉旁路移植术。b. 保持血清 K^+>4.0mmol/L,血清 Mg^{2+} >2mg/L。c.如果患者有心动过缓,心率<60 次/min,或存在长 QTc,应暂时性加快心率。B.Ⅱb 类推荐：持续单一形状 VT 不伴心绞痛、肺水肿或低血压（血压<90mmHg)的患者,口服或静注普鲁卡因胺可能有效。③Ⅲ类推荐：A.对孤立性室性期前收缩、二联律、快速型室性心律以及非持续性 VT,不提倡预防性应用抗心律失常药（如利多卡因）。B.溶栓治疗时,不提倡预防性抗心律失常治疗。④提示：A. STEMI 时 VT 分为单形和多形性。非持续性 VT 持续时间<30s,持续性 VT>30s 和（或）导致早期血流动力学改变,需尽快治疗。B.VT 治疗策略：持续性并有血流动力学改变的 VT 需电转复。快速多形性 VT 应同于 VF,即给非同步 200J 能量的电除颤;室率>150 次/min 的单形性 VT 可予 100J 同步电除颤;<150 次/min 的 VT 通常无需紧急电转复,除非发生血流动力学改变。C.长期随机试验发现,胺碘酮不仅降低心律失常的病死率,而且也降低总病死率。D.考虑抗心律失常药的药代动力学因素,应根据患者年龄、体重及肝、肾功能调整药物使用剂量。E. VT 发生于 STEMI 4d 后同时伴心脏射血分数降低,是发生猝死的危险征兆。F.心室率过快导致大脑供血不

足同时出现相应的临床症状（如非持续性 VT 的心室率>200 次/min，超过 10min），推荐使用抗 VT 药物治疗。

（3）室性期前收缩：①提示：A.VF 发生 STEMI 后 2d 以上伴血流动力学障碍的持续性 VT，不伴再次心肌梗死或潜在可逆性心肌缺血，表明心肌的电不稳定性，提示预后将很差。B. 陈旧性心肌梗死伴左室功能不全，出现非持续性 VT 时，2 年病死率约为 30%，其中 50% 被认为初始就有心律失常。C.非持续性 VT、电生理可诱导的及不可控制的 VT 患者，植入心脏转复-除颤器(ICD)较药物治疗(包括胺碘酮)能降低病死率。如 STEMI 发生 1 个月后或冠状动脉成形术后 3 个月仍存在射血分数降低(0.30 或更低)，则无需行电生理检查即可植入 ICD；如射血分数为 0.31~0.40，应根据心肌电不稳定性的证据来决定是否植入 ICD。D.STEMI 发生 48h 后无自发性 VF 或持续性 VT 的患者，以及 STEMI 1 个月后射血分数大于 0.40 的患者不建议应用 ICD。

7.4.2　室上性心律失常或心房颤动

（1）Ⅰ类推荐：①持续性 AF 和心房扑动(房扑)伴有血流动力学障碍时，应按以下一种或多种方法治疗：A.对 AF 首次予单相波能量 200J 的同步电转复，房扑给能量 50J，可能情况下给短时的麻醉或镇静。B.AF 发作对电转复无效或短暂窦性心律后再发 AF，建议予以减慢心室率的治疗，可使用以下一种或多种药物，如静脉应用胺碘酮；静脉注射洋地黄制剂控制心室率，只用于严重左室功能不全和心力衰竭(心衰)患者。②持续性 AF 和房扑伴有心肌缺血但无血流动力学障碍的患者，按以下一种或多种方法治疗：A.若无禁忌证，可应用 β-受体阻滞剂。B.静脉应用维拉帕米或硫氮草酮。C.对首次给单相波 200J 同步电转复的 AF 或给 50J 的同步电转复的房扑患者，可能情况下先给短时的麻醉或镇静治疗。③持续性 AF 或房扑不伴血流动力学障碍或心肌缺血的患者，应控制心室率。④持续性 AF 或房扑应予抗凝治疗。STEMI 前无 AF 和房

扑史者应转为窦性心律。⑤突发的折返室上性心动过速(SVT)，由于心室率快，应按以下顺序治疗：A.按摩颈动脉窦；B.静脉给予腺苷(6mg>1~2s，如无效，1~2min 后静脉给 12mg，如需要可重复给 12mg)；C.静脉给予 β-受体阻滞剂阿替洛尔(>2min 给 2.5~5.0mg，10~15min 总量可达到 10mg)或美托洛尔(每 2~5 分钟给予 2.5~5.0mg，总量可给至 15mg，时间>10~15min)；D. 静脉给予硫氮草酮(20mg，0.25mg/kg)，>2min 后静脉注射 10mg/h；E.静脉给予洋地黄，通常认为起效至少 1h (8~15μg/kg，70kg 患者给予 0.6~1.0mg)。

（2）Ⅲ类推荐：不建议治疗房性期前收缩。

（3）提示：① VT 较房扑或 SVT 更频繁的 STEMI 患者，通常通过调整心房率可有效控制其心动过速。②AF 发展与病情的严重程度及长期预后有关。治疗中发生的 AF 可使短期和长期病死率增加 20% 和 34%；院内治疗中出现 AF 相对入院时就有 AF 的患者预后更差；心肌梗死合并 AF 患者的中风发病率更高。③AF 患者心室率减慢的最好方法是静脉应用 β-受体阻滞剂，但治疗过程要监测心率、血压和心电图。已达治疗效果，或心动过缓(心率<50 次/min)，或收缩压下降至 100mmHg 以下都要暂停治疗。④左室功能不全患者不提倡长期应用钙离子拮抗剂来控制心率，因为长期应用短效维拉帕米会引起心肌收缩障碍，增加 STEMI 患者的病死率；然而对有 β-受体阻滞剂禁忌的患者，可短期应用来控制心率。⑤胺碘酮有阻滞交感神经和钙离子拮抗的作用，抑制房室传导，对 AF 可有效控制心室率，是控制重症患者心室率的首选用药；对有快速房性心律失常而电转复无效的严重患者，静脉应用胺碘酮有很好的效果，亦是控制慢性心衰或低心排患者反复发生 AF 的首选用药。⑥静脉应用洋地黄能有效减慢心室率，但疗效至少需 60min 才出现，高峰效果不超过 6h。⑦有 AF 的 STEMI 患者，甚至短暂 AF 的患者都应接受抗凝治疗。当决定使用抗凝治疗时，可使用普通肝素(UFH)或低分子肝素(LMWH)，UFH 以 60U/kg 静注，之后以 12U/(kg·h)，保持活化部分凝血激酶时间(APTT)在 50~70s(约控制在正

常值的 1.5~2 倍)。而是否长期口服抗凝药物要根据个体栓塞危险率来决定。

7.4.3 心动过缓

窦性心动过缓发生率占急性心肌梗死相关心律失常的 30%~40%。在 STEMI 发生后 1h 内,由右冠脉的再灌注引起的迷走神经刺激增强,频繁发生窦性心动过缓,心脏传导阻滞在 STEMI 中的发生率约 6%~14%。房室和室内传导阻滞的进展与缺血和梗死范围扩大有关。房室传导阻滞预示着院内病死率的增加,但并不表明出院长期病死率的增加。

溶栓治疗中束支传导阻滞只有 4%,但预示着院内病死率的持续增加。快速治疗预防性起搏通过经静脉或经皮起搏来防止有症状或严重心动过缓。预防性起搏需预测哪些患者会突然发生完全传导阻滞,可通过心电图形态来估计发生完全性传导阻滞的危险,由此指导预防性起搏的治疗。对 STEMI 之后的急性期不稳定患者经静脉临时起搏,但抗血栓治疗会增加出血并发症的发生。

药物以阿托品治疗为主要方法,0.6~1.0mg 静注,每 5 分钟重复 1 次,直至达到满意的效果;或总量达到 0.04mg/kg。存在结下传导阻滞时,阿托品会增加窦房结频率,但不影响结下传导,故有效的传导会较少,心室率也会降低。因其能促使心律失常的发生,同时增加心肌耗氧,不推荐使用异丙肾上腺素和氨茶碱。

7.4.4 心脏停搏

Ⅰ类推荐:即刻心肺复苏(CPR),包括胸外按压、肾上腺素、加压素、阿托品和临时起搏的复苏方法。心脏停搏可能由窦房结障碍所导致,也可能由于完全性心脏传导阻滞,须根据国际复苏指南行 CPR。应用血管加压素或肾上腺素两次还未恢复自主循环,应再加用肾上腺素,可提高入院和出院的生存率。对心室停搏的 STEMI 患者,血管加压素(40U)被认为是最合适的血管加压药。

7.4.5 永久起搏器的应用

(1) Ⅰ类推荐:①对持续希氏-浦肯野系统Ⅱ度房室传导阻滞伴双束支传导阻滞,或 STEMI 后希氏-浦肯野系统或以下Ⅲ度房室传导阻滞,应植入永久心脏起搏器。②对短暂的严重Ⅱ度或Ⅲ度结下房室传导阻滞及相应的束支传导阻滞,推荐应用。如不能确定阻滞类型,有必要做电生理(EP)试验。③持续有症状的Ⅱ度或Ⅲ度房室传导阻滞,推荐应用。

(2) Ⅱb 类推荐:在房室结水平的持续Ⅱ度或Ⅲ度房室传导阻滞可考虑应用永久心室起搏器。

(3) Ⅲ类推荐:①对无室内传导缺陷的短暂房室传导阻滞,不推荐应用。②对伴有左前束支传导阻滞的短暂房室传导阻滞,不推荐应用。③对不伴有房室传导阻滞的获得性左前束支传导阻滞,不推荐应用。④对老年或不确定年龄的持续性Ⅰ度房室传导阻滞伴随束支传导阻滞,不推荐应用。

(4) 提示:①STEMI 后伴房室传导阻滞与室内传导障碍有关,不同于其他永久起搏,不需要出现临床症状。此外,对临时起搏需要的 STEMI 患者并不意味要应用永久起搏。②有室内传导障碍的 STEMI 患者,除独立左前束支传导阻滞外,其近期和长期预后都不容乐观,猝死的危险性增加。尽管溶栓治疗和早期 PCI 可降低房室传导阻滞在 STEMI 患者的发生率,但如有发生,病死率依然很高。③预后将很差。尽管发生在 STEMI 后的房室传导阻滞可有较好的长期临床预后,如不应用临时或长久起搏,院内存活率也将降低。

7.4.6 STEMI 后窦房结功能不全

(1) Ⅰ类推荐:有症状的窦性心律失常,如窦性停搏 3s 以上,或心室率<40 次/min,以及伴有低血压或血流动力学障碍体征时,都应静脉给予阿托品 0.6~1.0mg 治疗;如无效且又为给至阿托品最大剂量(2.0mg)情况下,要选择经皮或经静脉(动脉更好)的临时起搏。

(2) 提示:窦房结功能不全可能由心肌梗死引

起，或由于应用β-受体阻滞剂或钙离子拮抗剂或由于窦房结供血不足所致。除短暂窦性心律失常常发生在下壁心肌梗死外，应避免应用永久起搏，无心肌梗死和STEMI患者的发生率大致相同。第1次STEMI发生的窦房结功能不全可能是可逆的，如有可能，应在一定时间后决定植入永久心脏起搏器。

7.4.7 STEMI患者起搏模式的选择

（1）Ⅰ类推荐：所有STEMI后有装永久心脏起搏器的患者应评估是否有装植入性ICD的。

（2）Ⅱa类推荐：①对需要装永久心脏起搏器的STEMI患者，适合植入双腔起搏器。对持续AF或房扑患者，应植入单腔心室起搏器。②对STEMI后有永久起搏患者，评估并行双腔心室起搏是合理的。

（3）提示：①在选择永久性双腔或心室起搏时，须先判断转为窦性心律的可能性。对无心动过缓的左室功能不全ICD患者的双腔和心室按需型植入式除颤器（DAVID）试验表明，心率70次/min应用心房心室起搏（DDD）的患者较低心率应用心房心室起搏（VVI）的患者更容易发生心衰。②考虑对STEMI患者应用永久心脏起搏器时，应该考虑两个问题：是否有应用ICD的，是否有应用双心室起搏的。有严重左室功能不全的患者适用于植入ICD来防止致命性室性心律失常导致的猝死，以及对心动过缓的支持治疗。双心室起搏对治疗低射血分数和QRS波延迟超过130ms的严重心衰患者效果较好[16]。

7.5 控制休克

根据休克纯属心源性，抑或尚有周围血管舒缩障碍或血容量不足等因素存在，而分别处理。

7.5.1 一般处理和监护

吸氧、保暖，密切注意血压、尿量、中心静脉压、肺"毛细血管"压（肺楔嵌压）和心排血量的变化，随时调整治疗措施。

7.5.2 补充血容量

估计有血容量不足，或中心静脉压和肺动脉楔压低者[中心静脉压在49~98Pa（5~10cmH$_2$O）之间，肺楔嵌压在0.8~1.6kPa（6~12mmHg）以下]，用右旋糖酐或5%~10%葡萄糖液静脉滴注，输液后如中心静脉压上升>18cmH$_2$O，肺小动脉楔压>15~18mmHg，则应停止。右心室梗死时，中心静脉压的升高则未必是补充血容量的禁忌[5]。

7.5.3 应用血管收缩药

补充血容量后血压仍不升，收缩压<80mmHg，而肺小动脉楔压和心排血量正常时，提示周围血管张力不足，可选用血管收缩药。①多巴胺：起始剂量3~5μg/（kg·min）。②多巴酚丁胺：起始剂量3~10μg/（kg·min）。③间羟胺（阿拉明）：10~30mg加入5%葡萄糖液100mL中静脉滴注，或5~10mg肌肉注射。但对长期服用胍乙啶或利血平的患者疗效不佳。④去甲肾上腺素：作用与间羟胺相同，但较快、较强而较短，对长期服用胍乙啶或利血平的人仍有效。0.5~1mg（约等于1~2mg重酒石酸盐）加入5%葡萄糖液100mL中静脉滴注。渗出血管外易引起局部损伤及坏死，如同时加入2.5~5mg酚妥拉明可减轻局部血管收缩的作用[5]。

7.5.4 应用血管扩张药

如经上述处理，血压仍不升，而肺楔嵌压增高，心排血量降低或周围血管收缩造成总阻力增加，有病变的左心室面临高阻抗，其张力增高，耗氧增加时，休克程度将加重，患者四肢厥冷，并有发绀。此时可用血管扩张药以减低周围阻力和心脏的后负荷，降低左心室喷血阻力，增强收缩功能，改善收缩功能，从而增加心排血量，改善休克状态。

血管扩张药要在血流动力学严密监测下谨慎应用，可选用硝普钠（15~400μg/min静滴）、酚妥拉明（0.25~1mg/min静滴）、二硝酸异山梨醇（2.5~10mg舌下多次）或硝苯地平（10~20mg口服多次）等[5]。

7.5.5 纠正酸中毒和电解质素乱、避免脑缺血和保护肾功能

休克较重,持续时间较长的患者,多有酸中毒存在,影响血管活性药物的作用,可用 5%碳酸氢钠、11.2% 乳酸钠溶液或 3.63% 氨基丁三醇(THAM)静脉滴注;再参照血酸碱度或二氧化碳结合力测定结果来调节用量。纠正电解质失常时,特别要注意对低血钾、低血氯的纠正。避免脑缺血和注意保护肾功能。

7.5.6 右心室心肌梗死并发休克

其血流动力学检查常显示中心静脉压、右心房和右心室充盈压增高,而肺楔嵌压、左心室充盈压正常。治疗应给予补充血容量,每 24 小时可达 4000~6000mL,以增加右心室舒张末期容量和右心房-左心房的压力差,使血液通过低阻力的肺血管床,增加左心室充盈压,从而增高心排血量和动脉压。但补液过程中肺楔嵌压应保持在 15~20mmHg以下。

7.5.7 其他

治疗休克的其他措施包括必要时应用洋地黄制剂等。为了降低心源性休克的病死率,有条件的医院考虑用主动脉内球囊反搏术进行辅助循环,然后做选择性冠状动脉造影,随即施行介入治疗或主动脉-冠状动脉旁路移植手术,可能抢救患者的生命。

7.6 治疗心力衰竭

主要是治疗急性左心衰竭,以应用吗啡(或哌替啶)和利尿剂为主(右心室梗死的患者应慎用利尿剂),亦可选用血管扩张剂、多巴酚丁胺或用短效血管紧张素转换酶抑制剂从小剂量开始治疗。梗死发生后 24h 内宜尽量避免使用洋地黄制剂,且洋地黄制剂可能引起室性心律失常宜慎用[5]。

7.7 其他

极化液疗法:氯化钾 1.5g、胰岛素 10U 加入10%葡萄糖液 500mL 中,静脉滴注,每日 1~2 次,7~14d 为一疗程。可促进心肌摄取和代谢葡萄糖,使钾离子进入细胞内,恢复细胞膜的极化状态,以利心脏的正常收缩、减少心律失常,并促使心电图上抬高的 ST 段回到等电位线。极化液的确切价值还有待于正在进行中的一项大规模试验证实[17]。

7.8 并发症的治疗

7.8.1 乳头肌功能失调或断裂

乳头肌功能失调发生率高达 50%,乳头肌因缺血、坏死等使收缩功能发生障碍,造成不同程度的左房室瓣脱垂或关闭不全。在血流动力学稳定的情况下应进行急诊手术修复。同时进行冠状动脉旁路移植术,延迟手术修复会增加心肌损伤风险或其他脏器损伤甚至死亡。严重左房室瓣反流常提示广泛梗死和左心室功能严重下降,应给予降低后负荷和主动脉内球囊反搏 (IABP)。左房室瓣反流程度>2级者在接受冠状动脉旁路移植术时需同时进行左房室瓣成形术。

7.8.2 心室游离壁破裂

心室游离壁破裂是心脏破裂最常见的一种,发生率占急性心肌梗死的 1%~6%,占心肌梗死患者死亡的 15%。心室游离壁破裂常发生于第 1 周,其高峰在心肌梗死后 24h 内。心室游离壁破裂和乳头肌断裂的患者应接受急诊心脏手术修复,同时进行冠状动脉旁路移植术。

7.8.3 室间隔穿孔

室间隔穿孔占 0.5%~2%,常发生于急性心肌梗死后 3~7d。过去认为只有肺水肿和心源性休克时才需进行急诊手术修复,但目前认为血流动力学稳定的患者也同样需要手术,全球应用链激酶

和组织型纤溶酶原激活剂治疗闭塞冠状动脉临床试验-1（GUSTO-1试验）显示手术修复治疗可明显降低病死率。经导管室间隔封堵器已用于心肌梗死后室间隔穿孔，或曾进行外科手术干预但仍有残余缺损者。

7.8.4 室壁瘤

心肌梗死后左心室室壁瘤治疗。一般不主张早期切除，小范围（直径5cm）室壁瘤不至于引起心脏功能改变，因此不需手术治疗。如导致顽固性心力衰竭或顽固性心律失常可早期切除室壁瘤[18]。尽管室壁瘤处心肌已经坏死，但对附近主要的冠状动脉分支一定要尽可能搭桥，搭桥后可改善存留坏死心肌的血供[19]。

7.8.5 栓塞

STEMI后发生的深静脉血栓形成及肺栓塞应以足量低分子量肝素治疗5d以上，直至华法林开始充分发挥抗凝作用。使用低分子量肝素同时开始华法林治疗，并使INR值维持在2~3之间。

7.8.6 心肌梗死后综合征

心肌梗死后综合征可用糖皮质激素或阿司匹林、吲哚美辛等治疗[5]。

7.8.7 肩手综合征

肩手综合征可用理疗或体疗。

7.8.8 缺血性脑卒中

STEMI患者发生急性缺血性脑卒中时，应及时请神经科会诊、通过寻超声心动图、神经影像及血管影像检查找病因；若伴有持续房颤者应长期接受华法林治疗，使国际标准化比值（INR）维持在2~3之间；进行风险评估，对于伴非致命急性缺血性脑卒中STEMI患者，可接受支持治疗以减少并发症和最大限度维持器官功能；伴有颈内动脉狭窄50%以上者可考虑在缺血性脑卒中发生后4~6周进行颈动脉成形或置入支架，但其获益不确定。

7.9 右心室心肌梗死的治疗

右心室梗死为冠心病中的急危重症，发病率高、死亡率与致残率也高，临床上容易出现缓慢型心律失常、室颤、低血压休克甚至猝死等严重并发症，右室梗死除按心肌梗死常规治疗外，还要使左心室充盈既得到维持，又不发生左心衰，对于严重缓慢心律失常尤其是Ⅲ度AVB患者，可通过安装临时起搏器，提高心率，增加心输出量，稳定患者的血压[20]。

7.10 中医药治疗

急性心肌梗死在祖国医学中属于"真心痛"的范畴，病位在心，与脾（胃）、肾、肝（胆）等多脏腑相关，为本虚标实之证。本虚责之于气、血、阴、阳，标实主要涉及气滞、血瘀、痰饮、寒凝、火热等病理产物或因素。本虚又以气虚最为突出，标实则以血瘀为主。说明了气虚血瘀贯穿了冠心病急性心肌梗死的始终。

真心痛分为寒痰血瘀、热痰血瘀、气滞血瘀证、气虚血瘀、气阴两虚、阳气虚衰证。

7.10.1 寒痰血瘀证

多因饮食不节，脾胃损伤，运化失健，聚湿成痰；或忧思伤脾，脾虚气结，津液不得输布，聚而成痰；或经常伏案工作，日久致胸阳不振，寒自内生；或外感寒邪，直中少阴，致寒凝血脉，患者心胸闷痛，胸脘痞满。舌暗红、苔白腻、脉滑均为寒痰血瘀之象。

临床表现为胸闷痛彻背，烦闷，脘腹胀满，恶心，纳呆，头晕，舌暗红，苔白腻，脉滑。

治宜：温阳涤痰，通痹止痛。

方用：瓜蒌薤白半夏汤合桃红四物汤加减。

7.10.2 热痰血瘀证

多因饮食不节，脾胃损伤，运化失健，聚湿成痰;或高粱厚味,喜食炙灼之物;或过食辛热之品,致痰湿内生;或忧思伤脾,脾虚气结,津液不得输布,聚而成痰,日久化热;或郁怒伤肝,肝失疏泄,肝郁气滞,甚则气郁化火,灼津成痰,痰热瘀阻,脉络不利,则胸阳不宣,心脉痹阻不通则痛,故而心胸闷痛,痛彻肩背,甚则猝然大痛,为真心痛。胸脘痞满,乃有痰之象,舌暗红,苔黄腻,脉滑数,则为热痰血瘀之象。

临床表现为心胸闷痛,痛彻肩背,甚则猝然大痛,胸脘痞满,舌暗红,苔黄腻,脉滑数。

治宜:清热化痰,活血化瘀。

方用:黄连温胆汤合桃红四物汤加减。

7.10.3 气滞血瘀证

患者素有心情不畅或郁怒伤肝,肝失涤达,因气行则血行,气滞则血瘀,气滞日久致血行失畅,瘀血停积,脉络不畅,心脉痹阻,故而心胸刺痛,短气憋闷。舌质紫暗,或有瘀斑,苔薄白,脉弦为气滞血瘀之象。

临床表现为心前区刺痛,心悸,胸闷,脘胀,易怒,口唇爪甲青紫,舌质紫暗,或有瘀斑,苔薄白,脉弦。

治宜:理气活血,化瘀止痛。

方用:柴胡疏肝散合血府逐瘀汤加减。

7.10.4 气虚血瘀证

患者久病伤及脾胃,脾失健运,气血生化不足,致气虚,气虚则气短懒言,倦怠乏力,面色少华,纳差脘胀,遇劳则甚,气虚则无以行血,故血行不畅,脉络不利,心脉失养,不荣则痛,故胸痛,舌淡有瘀点,苔薄白,脉细弱或结代为气虚血瘀之象。

临床表现为胸闷心痛,气短乏力,劳则易发,神疲自汗,面色少华,纳差脘胀,舌淡有瘀点,苔薄白,脉细弱或结代。

治宜:益气活血,化瘀止痛。

方用:四君子汤合桃红四物汤加减。

7.10.5 气阴两虚证

多因胸痛日久,则气阴俱虚,气虚则无以行血,

故血行不畅,短气懒言,乏力倦怠,心脉失养,脉络不利,遇劳则甚,长期气血运行失畅,瘀滞痹阻,不能充润营养五脏,而致心肾阴虚,心阴虚则心悸盗汗,心烦不寐,肾阴虚则耳鸣,腰膝酸软,心悸气短,憋喘,舌质红,有齿痕,无苔,脉细弱为气阴两虚之征。

临床表现为心前区隐痛,胸闷气短,心悸怔忡,自汗盗汗,纳呆便干,舌质红,有齿痕,无苔,脉细弱。

治宜:益气养阴,活血止痛。

方用:生脉散合桃红四物汤加减。

7.10.6 阳气虚衰证

多因胸痹日久,元气大伤,阳气虚惫,心脉失于温养则心悸心前区不适,汗为心之液,心阳不敛,心液外泄则汗出,面为心之华,心之阳气不足则面色苍白不润,表情淡漠,阳气不达四肢则四肢厥冷,舌脉均为阳气不足之征。

临床表现为心胸剧痛,四肢厥逆,大汗淋漓,或汗出如油,虚烦不安,皮肤青灰,手足青至节,甚至神志淡漠或不清,舌质淡暗,苔白,脉微欲绝。

治宜:回阳救逆,活血止痛。

方用:四逆汤合桃红四物汤加减。

7.11 出院时危险度分层

7.11.1 运动试验

(1)运动试验对 STEMI 后患者的作用:①评价患者目前治疗计划的疗效;②建立心功能康复的锻炼参数;③评估心功能和患者完成家务以及工作的能力;④对 STEMI 后患者进行危险分层;⑤评估 STEMI 后的胸痛症状;⑥把 STEMI 后心功能作为 STEMI 后恢复工作的指标,为患者提供保证。

(2)禁忌:①STEMI 患者再灌注未成功,心肌梗死 2~3d 内不宜行运动试验;②伴有不稳定或梗死后心绞痛、危及生命的心律失常、失代偿充血性心力衰竭、严重限制活动能力的非心源性原因或有其他运动试验绝对禁忌证的患者,不能进行运动试验;

③已选择心脏导管进行危险分层的 STEMI 患者,不需要运动试验重复危险分层。

7.11.2　超声心动图

心脏超声检查在 STEMI 后患者的评估中的作用,新指南规定如下。

(1)未行左室造影的 STEMI 患者,特别是血流动力学不稳定的患者,应该行超声心动图检查评价基础左室功能。

(2)合并下壁 STEMI,临床症状不稳定和临床可疑有右室梗死的患者应行超声心动图检查,评估其心功能状态。

(3)对有可疑并发症,包括心肌梗死扩展、室间隔破裂、急性二尖瓣关闭不全、心源性休克、心腔内血栓和心包积液的 STEMI 患者,应该行超声心动图评价。

(4)对不能解释的基线心电图异常的患者,应用负荷超声心动图(或心肌灌注显像)评估 STEMI 患者住院期间或出院后早期的诱发性心肌缺血。

但是对未行血运重建或临床状况无变化的 STEMI 患者,不使用超声心动图行早期常规的再评价。30~90d 后再评价左室功能是合理的。

7.11.3　负荷心肌灌注显像

新指南推荐:未行心脏导管检查,又不适宜做运动试验的 STEMI 的患者,在出院之前或出院后早期,应用多巴酚丁胺负荷超声心动图、双嘧达莫或腺苷激发的核素灌注扫描发现存在可诱发心肌缺血可能的患者。对 STEMI 后 4~10d 血流动力学和电活动稳定的患者,当需要确定血运重建的可能时,采用心肌灌注显像或多巴酚丁胺负荷超声心动图评价心肌存活能力。

7.11.4　左室功能

对于所有 STEMI 患者都应测量左室射血分数。再灌注前和再灌注治疗时,STEMI 后评价左室功能被证明是预测将来发生心脏事件的最准确指标之一。多种技术评价 STEMI 后左室功能有着重要的预后价值。

7.11.5　有创性评价

新指南对使用有创评价方式指出:

(1)STEMI 后无创检查有中度或高度危险征兆的患者应行冠状动脉造影。

(2)冠状动脉造影用于 STEMI 恢复期间,有自发性或轻微劳累引起的心肌缺血发作的患者。

(3)在确定治疗 STEMI 合并机械并发症,例如急性二尖瓣反流、室间隔破裂、假性室壁瘤或左室壁瘤方案之前,若患者的病情稳定,应行冠状动脉造影。

(4)急性期有临床症状的心力衰竭,但以后左室功能处于代偿期的 STEMI 存活者,应行冠状动脉造影。

(5)持续血流动力学不稳定的患者,应行冠状动脉造影。

当怀疑 STEMI 是其他机制包括冠状动脉栓塞、某些血液、代谢疾病或冠状动脉痉挛引起的,也建议行冠状动脉造影。对伴有以下任一项的 STEMI 患者也可行冠状动脉造影:左室射血分数小于 0.40、糖尿病、充血性心力衰竭、以前曾行血运重建或有威胁生命的室性心律失常。不主张为不适合行血运重建的 STEMI 存活者进行冠状动脉造影检查。

7.12　二级预防

若没有禁忌证,应该对所有 STEMI 急性期后幸存的患者开始实施二级预防。

7.12.1　出院前教育

新指南要求:

(1)所有 STEMI 患者,均应在出院前接受健康宣教,自觉参与改变生活方式和药物治疗。

(2)STEMI 患者及家属应得到关于识别急性心脏病症状和适当处理的出院指导(如若发病后 5min 症状不缓解或加重,或舌下含服 1 片硝酸甘油后症状不缓解或加重,应立即拨打急救电话),以确保再次出现症状时的早期评估和处理。

（3）建议 STEMI 患者的家属学习 AEDs 和 CPR，参加 CPR 项目培训。理想的做法应将这样的培训计划面向全社会成员，重点是高危人群的家属。

7.12.2　调脂治疗

新指南强调：

（1）STEMI 患者康复出院后应开始低饱和脂肪和胆固醇（饱和脂肪<总热量的 7%，胆固醇<200mg/d）饮食治疗。鼓励增加下列饮食：水果、蔬菜、可溶（黏的）纤维、完整的谷物。热量摄入应与达到并保持健康体重的能量支出平衡。

（2）血脂情况应由既往记录中获得，若无条件获得，所有 STEMI 患者均应重新检测，最好在禁食、入院 24h 内。

（3）STEMI 后 LDL-C 水平目标<100mg/dL。

（4）非高密度脂蛋白胆固醇（non-HDL-C）水平<130mg/dL，HDL-C<40mg/dL 的患者，应特别强调接受非药物治疗（如体育锻炼、减肥、戒烟），以提升 HDL-C 水平。

（5）对于 non-HDL-C≥130mg/dL 的出院患者，也可考虑给予药物治疗以达到降低 non-HDL-C 至 130mg/dL 的目标。

（6）对于 LDL-C<100mg/dL 和 non-HDL-C<130mg/dL 但 HDL-C<40mg/dL 的患者，除饮食治疗和其他非药物治疗外，也可给予药物如烟酸或贝特类治疗以提高 HDL-C 水平。饮食中补充烟酸不能代替烟酸药物治疗，非处方烟酸应在内科医生的允许和监督下使用。

（7）不论 LDL-C 和 HDL-C 水平如何，若甘油三酯水平<500mg/dL 就应在饮食外增加烟酸或贝特类药物治疗。在这个模式中，胆固醇控制的目标应该是 non-HDL-C（目标为<130mg/dL），而不是 LDL-C。

饮食控制和他汀类药物的使用对 STEMI 恢复后患者有重要意义。

7.12.3　控制体重

指南建议：应定期测量腰围和计算体重指数。合适的体重指数范围应是 $18.5 \sim 24.9 \mathrm{kg/m}^2$。男性腰围>101.6cm，女性腰围>76.2cm 将被视为代谢综合征表现，应执行减肥策略。

7.12.4　戒烟

STEMI 恢复后患者必须戒烟并避免被动吸烟，必要时给予药物治疗（包括尼古丁代替品和安非他酮）和适当正规的戒烟计划。

7.12.5　抗血小板治疗

新指南强调：

（1）给予 STEMI 恢复患者长期口服阿司匹林，每日 75~162mg。

（2）若对阿司匹林过敏，最好选用氯吡格雷，每日 75mg，一次口服；或可选择噻氯匹啶 250mg，每日 2 次口服。

（3）对阿司匹林过敏，年龄<75 岁，出血危险小，能充分监测 INR 以调整剂量维持目标 INR 范围的患者，可使用华法林代替氯吡格雷治疗，维持 INR 在 2.5~3.5 之间。继氯吡格雷治疗，长期华法林慢性治疗为 STEMI 后患者因阿司匹林过敏又提供了另一可选择性药物。有持续性或阵发性房颤的 STEMI 患者应当使用华法林（INR 2.0~3.0）。影像学提示有左室血栓的 STEMI 后患者华法林应使用至少 3 个月，且在无增加出血危险的患者中应长期使用。

（4）对年龄<75 岁，无特殊抗凝指征，并能确实监测自己抗凝水平的 STEMI 后患者，单独使用华法林（INR 2.5~3.5）或华法林（INR 2.0~3.0）与阿司匹林（75~162mg）联合使用对二级预防也是有益的。对于严重左室功能障碍，不论有或无充血性心力衰竭的患者使用华法林证据不确切。

布洛芬有阻断阿司匹林的抗血小板作用，所以不宜使用。

7.12.6　肾素-血管紧张素-醛固酮系统抑制剂

新指南指出：

（1）无禁忌证的 STEMI 后患者出院时均应使用 ACEI。

（2）无显著肾功能不全（男性肌酐≤2.5mg/dL，女性肌酐≤2.0mg/dL）或高钾血症（血钾≤5.0Eq/L），左室射血分数≤0.40,有症状性心力衰竭或糖尿病的 STEMI 后患者,在使用治疗剂量的 ACEI 基础上应长期使用醛固酮拮抗剂。

(3)ARB 用于不能耐受 ACEI,有心力衰竭临床或放射学征象,左室射血分数<0.40 的患者。推荐缬沙坦和坎地沙坦已证明是有效的 ARB。

ACEI 为 STEMI 患者长期用药中肾素-血管紧张素-醛固酮系统抑制剂的首选。

对于可耐受 ACEI,有心力衰竭临床或放射学征象,左室射血分数<0.40 的患者,也可选择 ARB 做长期治疗。

而在对于顽固性症状性心力衰竭和左室射血分数<0.40 的 STEMI 患者的长期治疗中,也有考虑 ACEI 与 ARB 联合使用的,但其获益尚不确定。

强有力证据支持 STEMI 后广泛长期地使用 A-CEI。CHARM 系列试验,可推断出坎地沙坦对 STEMI 患者长期治疗的作用,因为被研究的 50%~60%患者的心力衰竭原因是缺血性心脏病。

7.12.7 β-受体阻滞剂

新指南指出:

β-受体阻滞剂作为二级预防的益处已被广泛证明。均对降低死亡率有利而不论血运重建采用 CABG 或 PCI。

7.12.8 控制血压

应使用药物治疗将血压控制于靶水平<140/90mmHg,糖尿病或慢性肾病患者控制于<130/80mmHg。血压≥120/80mmHg 的患者应开始改变生活方式(控制体重、改变饮食习惯、体育锻炼及限制钠盐摄入)。但不应该使用短效二氢吡啶类钙拮抗剂治疗高血压。

建议心肌梗死后患者应该使用 ACEI、β-受体阻滞剂,必要时,使用醛固酮拮抗剂控制血压于靶水平<140/90mmHg 或糖尿病、慢性肾病患者目标血压<130/80mmHg。多数患者需要两种或更多药物以达到目标,若血压高于目标血压 20/10mmHg 起始就需要用两种药物。JNC-7 强调所有血压≥120/80mmHg 的患者改变生活方式的重要性,这些

改变包括若超重或肥胖应控制体重,多食用水果和蔬菜,降低总脂肪和饱和脂肪、低盐(≤2.4g/d)饮食等。

7.12.9 糖尿病治疗

对于糖尿病患者降糖治疗应达到 HbAlc(血液中糖化血红蛋白)<7%。但对于心力衰竭 NYHA 心功能分级Ⅲ级或Ⅳ级的 STEMI 患者不应使用噻唑烷二酮类药物。

7.12.10 激素治疗

新指南指出:

根据 HERS、HERS-2 和女性健康研究,绝经期妇女不应使用雌激素和孕激素进行冠心病的一、二级预防。患 STEMI 的妇女应停止激素治疗。

7.12.11 体育锻炼

依据危险度评估,制定运动处方,STEMI 恢复患者最好每天,至少每周 3~4d 进行最低限度为时 30min 的运动(走路、慢跑、骑脚踏车或其他有氧运动),增加日常生活运动(如工作休息期间走路、逛公园及家务劳动)作为补充。

7.13 非 ST 段抬高的急性心肌梗死

无 ST 抬高的 MI 其住院期病死率较低,但再梗死率、心绞痛再发生率和远期病死率则较高。治疗措施与 ST 抬高性 MI 有所区别。

非 ST 段抬高性 MI 也多是非 Q 波性,此类患者不宜溶栓治疗。其中低危险组(无并发症、血流动力学稳定、不伴反复胸痛者)以阿司匹林和肝素尤其是低分子量肝素治疗为主,中危险组(伴持续或反复胸痛,心电图无变化或 ST 段压低 1mm 上下者)和高危险组(并发心源性休克、肺水肿或持续低血压者)则以介入治疗为首选。其余治疗原则同上。

建议尽早使用他汀类药物。

7.13.1 抗缺血治疗

(1)Ⅰ类:①静息性胸痛正在发作的患者。床旁连

续心电图监测,以发现缺血和心律失常(证据水平 C)。②硝酸甘油不能即刻缓解症状或出现急性肺充血时,静脉注射硫酸吗啡(证据水平 C)。③如果有进行性胸痛,并且没有禁忌证,口服 β-受体阻滞剂,必要时静脉注射(证据水平 B)。④频发性心肌缺血并且 β-受体阻滞剂为禁忌时, 在没有严重左心室功能受损或其他禁忌时,可开始非二氢吡啶类钙拮抗剂(如维拉帕米或地尔硫草)治疗(证据水平 B)。⑤血管紧张素转换酶抑制剂用于左心室收缩功能障碍或心力衰竭、高血压患者,以及合并糖尿病的 NSTEMI 患者(证据水平 B)。

(2)Ⅱa 类:①没有禁忌证,并且 β-受体阻滞剂和硝酸甘油已使用全量的复发性缺血患者。口服长效钙拮抗剂(证据水平 C)。②所有 NSTEMI 患者使用 ACEI(证据水平 B)。③药物加强治疗后仍频发或持续缺血、冠状动脉造影之前或之后血流动力学不稳定者, 使用主动脉内球囊反搏治疗严重缺血(证据水平 C)。

(3)Ⅱb 类:①非二氢吡啶类钙拮抗剂缓释制剂替代 β-受体阻滞剂(证据水平 B)。②二氢吡啶类钙拮抗剂短效制剂与 β-受体阻滞剂合用(证据水平 B)。

(4)Ⅲ 类(不推荐应用):①使用西地那非 24h 内使用硝酸甘油或其他硝酸酯类药物(证据水平 C)。②没有 β-受体阻滞剂时使用短效二氢吡啶类钙拮抗剂(证据水平 A)。

7.13.2 抗血小板与抗凝治疗

(1)Ⅰ 类:①应当迅速开始抗血小板治疗,首选阿司匹林,一旦出现胸痛的症状,立即给药并持续用药(证据水平 A)。②阿司匹林过敏或胃肠道疾病不能耐受阿司匹林的患者,应当使用氯吡格雷(证据水平 A)。③在不准备行早期 PCI 的住院患者,入院时除了使用阿司匹林外,应联合使用氯吡格雷 9~12 个月(证据水平 B)。④准备行 PCI 的住院患者,置入裸金属支架者,除阿司匹林外还应该使用氯吡格雷 1 个月以上;置入药物支架者除使用阿司匹林外应该使用氯吡格雷,12 个月(证据水平 C)。⑤准备行择期冠状动脉旁路移植术,并且正在使用氯吡

格雷的患者。若病情允许,应当停药 5~7d(证据水平 B)。⑥除了使用阿司匹林或氯吡格雷进行抗血小板治疗外, 还应当使用静脉普通肝素或皮下低分子肝素抗凝(证据水平 A)。⑦准备行 PCI 的患者,除使用阿司匹林和普通肝素外, 还可使用血小板膜糖蛋白(GP)Ⅱb/Ⅲa 受体拮抗剂,也可在开始 PCI 前使用 GP Ⅱb/Ⅲa 受体拮抗剂(证据水平 A)。

(2)Ⅱa 类:①持续性缺血,肌钙蛋白升高的患者,或者不准备行有创治疗,但有其他高危表现的患者,除了使用阿司匹林和 LMWH 或普通肝素外,合并使用 GP Ⅱb/Ⅲa 受体拮抗剂依替巴肽或替罗非班(证据水平 A)。②不准备在 24h 内行 CABG 的患者, 使用低分子肝素作为 UA/NSTEMI 患者的抗凝药物(证据水平 A)。③已经使用普通肝素、阿司匹林和氯吡格雷,并且准备行 PCI 的患者,使用 GP Ⅱb/Ⅲa 受体拮抗剂,也可只是在 PCI 前使用 GP Ⅱb/Ⅲa 受体拮抗剂(证据水平 B)。

(3)Ⅱb 类:对于没有持续性缺血并且没有其他高危表现的患者, 或不准备做有创治疗的患者,除了使用阿司匹林和低分子肝素或普通肝素以外,使用依替巴肽或替罗非班(证据水平 A)。

(4)Ⅲ 类(不推荐应用):①没有急性 ST 段抬高、正后壁心肌梗死或新发左束支传导阻滞的患者,进行静脉溶栓治疗(证据水平 A);②不准备行 PCI 的患者使用阿昔单抗(证据水平 A)。

7.13.3 他汀类药物在 NSTEMI 中的应用

目前已有较多的证据(PROVE IT、A to Z、MIR-ACL 等)显示,早期给予他汀类药物,可改善预后,降低终点事件[21-23],这可能与他汀类药物抗炎症及稳定斑块作用有关。因此 NSTEMI 患者应在 24h 内检查血脂,在出院前尽早给予较大剂量他汀类药物。

7.13.4 NSTEMI 的冠状动脉血管重建治疗

对于 NSTEMI 患者进行血管重建的目的是治疗反复发作的心肌缺血以防进展为 STEMI 或猝死。造影所示的病变程度和特征将决定有无血管重建的指征和血管重建的首选方式。

(1)冠状动脉造影术:评价能否实施 PCI 的依据是冠状动脉造影,对血流动力学极不稳定的患者(肺水肿、低血压、致命性恶性心律失常)推荐在 I-ABP 支持下进行冠状动脉造影,并限制冠状动脉内多次注入造影剂,也不进行左室造影,以免血流动力学状态恶化,其左室功能可由超声心动图评价。除对造影剂有过敏的患者外,其他患者一般无须特殊预防措施。就冠状动脉造影而言,一般无绝对禁忌证。通常 NSTEMI 患者有下列情况时应尽早行冠状动脉造影检查:①NSTEMI 患者伴明显血流动力学不稳定;②尽管采用充分的药物治疗,心肌缺血症状反复出现;③临床表现高危,如与缺血有关的充血性心力衰竭或恶性室性心律失常;④心肌梗死或心肌缺血面积较大,无创性检查显示左心功能障碍,左室射血分数 (LVEF)<35%;⑤做过 PCI 或 CABG 又再发心肌缺血者。

(2)有关早期保守治疗与早期有创治疗的建议:①Ⅰ类:NSTEMI 患者和具有下列高危因素之一者,行早期有创治疗(证据水平 A)。A. 尽管已采取强化抗缺血治疗,但是仍有静息或低活动量的复发性心绞痛或心肌缺血;B. 新出现的 ST 段下移;C. cTnT 或 cTnI 明显升高;D. 血流动力学不稳定;E. 相关的心力衰竭症状、S3 奔马律、肺水肿、肺部啰音增多或恶化的二尖瓣关闭不全。②Ⅱa 类:治疗后仍有复发性 ACS 表现,但是没有进行性缺血或高危特征的患者,进行早期有创治疗(证据水平 C)。③Ⅲ类(不推荐应用):A. 多脏器病变(即呼吸功能不全、肺癌、肝功能不全、肝癌等)的患者,血管重建术危险性可能大于益处的患者进行冠状动脉造影(证据水平 C)。B. 无论表现如何,不愿行血管重建治疗的患者进行冠状动脉造影(证据水平 C)。

(3)NSTEMI 患者行 PCI 和 CABG 的治疗选择:①Ⅰ类:A. 严重左主干病变,特别是左主干分叉病变,首选 CABG(证据水平 A);B. 单支或双支冠状动脉病变(不包括前降支近端病变)可首选 PCI(证据水平 A);C. 三支血管病变合并左心功能不全或合并糖尿病患者应首选 CABG (证据水平 A)。②Ⅱa 类:A. 对外科手术高危的顽固心肌缺血患者 (包括

LVEF<35%,年龄>80 岁),其 PCI 策略是主要解决缺血相关病变;B. 左前降支近端严重狭窄的单支病变者,可行 PCI 或 CABG(证据水平 B)。③Ⅲ类(不推荐应用):A. 非严重冠状动脉狭窄 (狭窄直径<50%)者,行 PCI 或 CABG(证据水平 C);B.临床无心肌缺血症状的单支或双支病变,不伴有前降支近端严重狭窄, 负荷试验未显示心肌缺血者行 PCI 或CABG(证据水平 C)。

7.13.5 关于出院后治疗的建议

(1)Ⅰ类:A.无禁忌时。阿司匹林 75~150mg(证据水平 A);B. 由于过敏或胃肠道严重不适而不能耐受阿司匹林,而且无禁忌证时,使用氯吡格雷 75mg/d(证据水平 A);C.NSTEMI 后,联合应用阿司匹林和氯吡格雷 9~12 个月(证据水平 B)。D. 无禁忌证时使用 β-受体阻滞剂抗缺血(证据水平 A)。E. β-受体阻滞剂治疗缺血无效时(证据水平 B)或 β-受体阻滞剂有禁忌或发生严重副作用时(证据水平 C)使用钙拮抗剂,避免使用短效的二氢吡啶类钙拮抗剂;F. 出院后应坚持口服他汀类降脂药物和控制饮食, 低密度脂蛋白胆固醇目标值<2.59mmol/L(100mg/dL),高危患者可将 LDL-C 降至 2.07mmol/L(80mg/dL)以下 (证据水平 A);G. LDL-C 达标后,单独出现高密度脂蛋白胆固醇<1.04mmol/L(40mg/dL)或同时存在其他血脂指标异常,可联合使用贝特类或烟酸类药物(证据水平 B); H. 控制高血压<140/90mmHg(证据水平 B);I.慢性心力衰竭、左心功能不全(LVEF<0.40)、高血压或糖尿病的患者口服 A-CEI(证据水平 A);J. 糖尿病患者严格控制血糖水平(糖化血红蛋白 (HbAlC)<6.5%](证据水平 B);K. 用硝酸酯类控制心绞痛 (证据水平 C);L. 鼓励患者戒烟,同时还应当鼓励与患者一同生活的家庭成员戒烟,以强化戒烟效果和降低被动吸烟的危险(证据水平 B);M. 给予患者运动指导 (证据水平 C);N. 肥胖的患者应当减重, 重点是强调控制饮食和适量运动(证据水平 B)。

(2)Ⅱa 类:①HDL-C<1.04mmol/L(40mg/dL)和甘油三酯>5.2mmol/L(200mg/dL)的患者,使用贝

特类或烟酸类药物(证据水平 B)。②绝经后妇女 NSTEMI 发病前已开始雌激素替代治疗(HRT)者,继续该治疗(证据水平 C)。③所有 NSTEMI 患者使用 ACEI(证据水平 B)。

(3)Ⅱb 类:①用抗抑郁药治疗抑郁症(证据水平 C)。②合用或不合用阿司匹林的低强度华法林抗凝(证据水平 B)。

(4)Ⅲ类(不推荐应用):绝经后妇女在 NSTEMI 后开始雌激素替代治疗(证据水平 B)[24]。

7.14 结语

随着研究的发展,抑郁和急性心肌梗死的联系越来越多地被人们发现,抑郁通过影响生活方式、血小板活性、内皮功能,引起炎性反应、自主神经功能障碍、加重心功能不全等方面引起的心肌梗死患者病残、病死比例增加。因此对于合并抑郁障碍的心肌梗死患者进行临床干预非常重要,SSRI 等新一代抗抑郁药物在这类患者中有着广阔的应用前景[25]。在急性心肌梗死的康复中,药物、运动、行为疗法已远远不能满足患者的需要,须同时开展心理干预[26]。尽管目前对 MSCs 的研究尚处于初始阶段,但随着研究的深入,其有可能成为不同于内科传统药物治疗、心血管介入治疗和外科手术治疗的又一全新治疗方法[27]。

骨髓干细胞移植治疗心脏病目前尚属于研究阶段,它在恢复心肌组织灌注、提高心脏功能方面有着其他治疗不具备的优势,但对于技术本身、安全性和长期的临床效果尚不确定,有待于进一步的研究和探索[28]。

参考文献

[1] 张学民,胡健. 心肌梗死的诊断和治疗. 临床对策,2004,11(3):41-42.

[2] 肖黎保,李伟,徐杰,等.血清 C-反应蛋白与心肌梗死相关性研究.中西医结合心脑血管病杂志,2009,7(8):999-1000.

[3] Bennett Plum.白永权主译.西塞尔内科学.西安:世界图书出版西安公司,1999:440-443.

[4] 廖玉华,程翔.心室重塑的新观点——心肌梗死后心室重塑的免疫学机制.医学研究通讯,2004,33(1):6-8.

[5] 陈灏珠.实用内科学.12 版.北京:人民卫生出版社,2005:1479-1491.

[6] 刘士生,刘昌权.心电图诊断学.北京:人民卫生出版社,2003:1-218.

[7] 黄高史,松崎益德.血管超音波にぁろプラーワ.诊断内科,2007,100(3):511.

[8] 隋邦森,吴恩惠,陈雁冰.磁共振诊断学.北京:人民卫生出版社,1994:665.

[9] 王淑侠. 门控 PET/CT 心脏显像技术优势谈. 中国医学论坛报,2008.58.c15.

[10] 塚本蔵,南野哲男. 急性冠症候群にぉげろ. 日本内科,2007,100(3):447.

[11] 胡大一.心血管疾病防治中国专家共识(2006 荟萃版). 北京:人民卫生出版社,2006:192-205.

[12] 胡大一.心血管疾病防治中国专家共识.北京:人民卫生出版社,2007:156-166.

[13] 李家增.浅谈溶栓药的特点及应用.中国处方药,2003,10(10):25.

[14] 杨茵,罗玮琪. 急性心肌梗死溶栓药物的研究概况.海峡药学,2009,21(4):132-134.

[15] Perfler B.Thrombolytic therapies:the current state of affairs.J Endvasc Ther,2005,12(2):224-232.

[16] 冼洪,王鑫鑫(编译).导读:2004 ACC/AHA —《ST 段抬高心肌梗死并发心律失常治疗指南》. 中国危重病急救医学,2005,17(3):133-136.

[17] 孙家安,傅向华.ST 段抬高急性心肌梗死的诊断与治疗.床荟萃,2004,19(3):131-134.

[18] 金惠根,杨伟,汪蔚青.急性心肌梗死并发症的早期发现及处理要点.内科理论与实践,2009,4(3):231.

[19] 高长青,朱朗标,李伯君,等.左室重建术加冠状动脉旁路术治疗左室室壁瘤. 中华胸心血管外科杂志,1999,15(4):196-198.

[20] 吴君. 急性右心室心肌梗死诊治体会.临床和实验医学杂志,2007,6(3):56-57.

[21] De Lemos JA,Blazing MA,Wiviott SD,et al.Early intensive vs a delayed conservative simvastatin strategy in patients with acute coronary syndromes:phase Z of the A to Z trial.JAMA,2004,292(11):1307-1316.

[22] Braunwald E,McCabe CH,Rader DJ,et al.For the Pravastatin or Atorvastatin Evaluation and Infection Therapy—Thrombolysis in Myocardial Infarction 22 Investigator. Intensive versus moderate lipid lowering with statins after acute coronary syndrome.N Eng J Med,2004,350(15):1495-1504.

[23] Schwartz GG,Olsson AG,Ezekowi- Md.Effects of atorvastatin on early recurrent ischemic events in acute coronary syndromes:the MIRACLE study A randomized controlled trial.

JAMA,2001,285(13):1711-1718.

[24] 中华医学会心血管病学分会,中华心血管病杂志编辑委员会.不稳定性心绞痛和非 ST 段抬高心肌梗死诊断与治疗指南.中华心血管病杂志, 2007,35(4):295-304.

[25] 鲍正.抑郁障碍与心肌梗死的研究进展.医学综述,2006,12(1):921-922.

[26] 王艳霞,李波,李献良.心理干预在急性心肌梗死患者治疗康复中的作用.山东医药,2009,49(29):91-92.

[27] 瞿海龙,彭广军,曹国辉.间充质干细胞在心肌梗死治疗中的研究进展.医学研究与教育,2009,26(3):84-86.

[28] 孙林.骨髓单个核细胞移植治疗急性心肌梗死的研究进展.医学综述,2009,15(8):1149-1153.

心源性猝死

郭绪昆　杜继英　孙蓉媛

心源性猝死是指发病 1h 内除外外伤、中毒的临床急性死亡。男性较多见，近年来有增加的趋势。其预防和评估较为重要，本篇重点介绍其发生机制和预防措施。

1 概述

心源性猝死（sudden cardiac death,SCD）除外伤、中毒等外因引起死亡外,绝大部分系由于心脏所致突然死亡,也叫急死。过去把 24h 内的死亡称之为猝死,之后,世界卫生组织建议将发病后 6h 内非预料中的突然死亡定义为猝死。由于"猝死"的高峰是在起病后 1h 内,因此多数心脏病医生就猝死的突发性及意外性而言主张将发病后 1h 内死亡者定义为"猝死"。

1.1 原发性心脏骤停

在前述冠状动脉粥样硬化和心肌病变的基础上一时性的心脏功能障碍和(或)心脏电活动的改变导致心脏停止规律地搏动,叫心脏骤停。包括心室快速无规律的收缩,不能有效地排血,称为心室纤维性颤动(室颤)。还有心脏停搏,以及虽然可在心电图上记录到电活动,但无有效心脏收缩,称为电机械分离。没有合并慢性心肌病变或心力衰竭等并发症所造成的心室纤维性颤动叫做原发性心脏骤停,部分原发性心脏骤停患者经积极抢救,成功复苏,若能早期进行双腔除颤器复苏成功率高。

2 心源性猝死的发生率

心源性猝死的发生率在西方国家由于心脏性猝死约占 80%。英国 SCD 的发生率 30 万~40 万例/年,平均每分钟有一人猝死。我国"十五攻关项目"首次公布的我国流行病学调查结果,SCD 的发生率为 41.84 例/10 万,按 13 亿人口推算我国 SCD 的发生率约为 54.4 万例/年。男性高于女性,分别为 44.6/10 万和 39.0/10 万。另有报道,中青年男性猝死的发生率是同年龄女性的 4~7 倍,称雌激素有保护作用。猝死的易发生时间多在早晨或每周周一和冬季。此外有 10 年吸烟史的人群心脏病猝死率增加 2~3 倍。弗雷明汉(Framingham)报道,75%为心脏性猝死,其中 88%为心律失常型猝死,以严重恶性室性心律失常最为常见,约占 83%,余 13%为多发性心律失常。

3 猝死先兆

多数人"猝死"前无明显预兆,或在正常活动中,或在安静睡眠中突然发生。有些患者以前有过心绞痛发作史,最近心绞痛突然加剧,持续时间延长或增加口含硝酸甘油的剂量后才能缓解或不缓解。疼痛或胸闷憋气,发作时伴面色灰白,大汗淋漓或冷汗,血压下降,特别出现频繁的室性早搏(人们常说的间歇),常为"猝死"先兆。也有患者以前很好,近日来表现显著疲乏感、心悸、呼吸困难、精神状态改变等。当心跳骤停发生时,可表现神志不清、高度发绀、痉挛、瞳孔固定而扩大,或出现几次喘息样呼吸而进入临床死亡。如果不及时发现进行心脏抢救,或抢救无效,患者可很快(4~6min)进入不能抢救的死亡。还有头痛、眼痛、面部疼痛、颈痛、肌肉紧张、肩膀发紧、眩晕、耳鸣这些症状都应考虑是猝死的先兆,对猝死的预防来说是十分重要的[1]。

4 发病原因与发病机制

4.1 猝死的常见疾病

引起猝死的主要原因是心脏疾病,尤以冠心病者常见。发病后即刻死亡的,几乎 100%是心血管疾病,发病后 1h 内死亡者,80%~90%是心血管疾病,发病后 24h 内死亡者,心血管疾病可占 60%。心源性猝死中,冠心病猝死占 55%~90%。此外还有猝死的各类原发疾病(表 5-5)。

4.2 缺血性心肌病是猝死最常见的基础疾病

缺血性心肌病(ischemic cardiomyopathy,ICM)所致猝死主要由于心肌急性缺血导致心肌梗死性

表 5-5 猝死的各类原发疾病

心源性猝死

缺血性心脏病：急性心肌梗死、急性冠脉综合征、心绞痛、冠状动脉痉挛性心绞痛

心肌病：肥厚性心肌病、扩张性心肌病、致心律失常性右室心肌病、继发性心肌病、急性心肌炎

瓣膜病：主动脉狭窄、二尖瓣脱垂、感染性心内膜炎、人造瓣膜功能障碍

先天性心脏病：先天性冠状动脉走行异常、先天性心脏病

未见器质性心脏病的原发疾病：特发性心室颤动、Brugada 综合征、QT 延长综合征、WPW 综合征、窦房结病变、希-浦系统纤维化

非心源性猝死

脑血管疾病：脑出血、蛛网膜下腔出血

主动脉出血：主动脉夹层、破裂性主动脉瘤

全身性代谢异常：电解质失衡(低钾)、低氧、酸中毒

毒性反应：致心律失常药物、心脏毒性药物(可卡因、洋地黄)

其他：肺动脉栓塞、急性中毒性菌痢、触电、溺水、严重创伤、急性心包填塞

室性心律失常。如猝死患者中一部分是急性心肌梗死，另一部分人虽无新发生的心肌梗死，但有冠状动脉狭窄。通常一般认为发生猝死的基础是由于心肌缺血，或其他原因造成的心肌电活动的不稳定，从而引起心脏停止跳动，导致心室不能有效收缩供给全身器官血液，造成很快的死亡。其缘由为心肌缺血可导致细胞膜完整性丧失，致使细胞三磷腺苷枯竭，细胞外钾增加，细胞内钙浓度增高，呈现缺血性代谢产物的脂质和长链 O-酰基卡尼汀(O-acyl carnitine)聚积，组织蛋白酶(cathep-sin)明显上升，因而出现酸中毒。这些生化学的种种复杂变化致使心肌传导延迟，导致致死性心律不齐(life threatening arrhythmia)，使心泵(pump)功能突然受损，如未能及时抢救可致死[1]。还因为缺血区周围心电生理特性不协调，出现致死性恶性多形性心动过速和室颤，是心脏性猝死的主要原因之一，约占 70%~90%，其中以室颤和室性心动过速(VT)占 83%，余 17% 为缓慢性心律失常。特别是缺血性心脏病，促使致死性窦性心律失常，与猝死密切相关(图 5-41)。

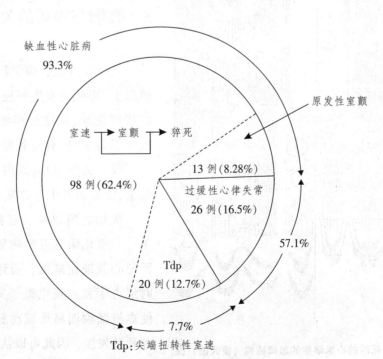

图 5-41 致死性窦性心律失常缺血性心脏病

4.3　发病机制

猝死的发病机制是多种因素积累相互作用纠缠一起所引发的。当冠状动脉血流下降至正常的25%以下时,则心肌细胞发生不可逆损伤,使心肌的功能性物质代谢停止,还可在缺血期使其能量代谢从有氧氧化,变为糖的无氧酵解。从而促使物质代谢残余物如氢离子、乳酸、CO_2和长链酰基-卡尼汀等滞留于组织内,这些物质可阻断糖酵解的ATP生成,并损害细胞膜、线粒体和肌浆网,从形态学显示浑浊肿胀改变(图5-42)。

此外,其他方面如生活方式不规律、心电生理特性不协调、自主神经活动异常、环境因素、遗传因素等复杂危险因素均可导致猝死的发生(图5-43)[2]。

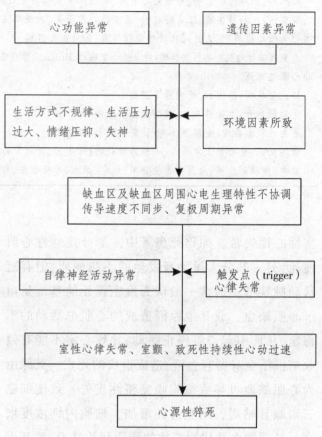

图5-43　心脏性猝死的发病机制(略改动)[2]

5　吸烟与猝死的关系

吸烟者由冠心病引起的猝死要比非吸烟者高4倍以上,猝死的发生率还与每天吸烟数成正比。追踪研究发现,戒烟组猝死的发生率为19%,而继续吸烟组为27%,有显著差别。戒烟可使猝死的发生率下降。另外,短时间内大量吸烟可引起冠状动脉痉挛,使心肌发生急性缺血,从而发生猝死。

吸烟之所以易引起猝死是由于烟雾中的尼古丁、一氧化碳等有害物质易诱发冠状动脉痉挛,从而使心肌缺血缺氧,而致使心肌电活动不稳定;同时尼古丁和一氧化碳等又易引起心脏停搏,也可促使血液黏稠而易形成动脉内血栓,这些因素均促使猝死的发生。因此可以认为吸烟是心源性猝死的重要危险因子,戒烟是预防猝死的重要措施之一。

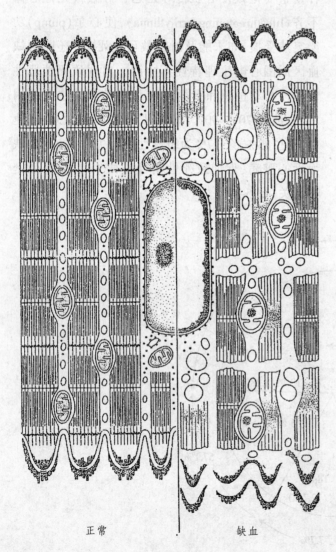

图5-42　缺血性坏死时的心肌细胞的超微结构（模式图）(摘自武忠弼主译《病理学》)

6 预测猝死发生的指标

除了上述生活习惯和生活方式与猝死有关外，患者需到医院检查如下指标来判断是否会发生猝死。

6.1 心率变异性

心脏起搏点受人的自主神经，包括交感神经和迷走神经双重支配。神经系统的紊乱可引起突然死亡。人的神经系统之一交感神经有触发死亡的作用，因此常有因过度生气或欢喜而突然发生的猝死，往往与交感神经过度兴奋有关。心率变异性（HRV）就是评价神经系统活性的常用手段之一。

6.2 Q-T 离散度

这是我们常做的心电图的一个指标，它的异常反映了部分心室肌复极不均匀，易产生心律失常，是预测猝死发生的一个指标。

6.3 心室晚电位

心室晚电位（VLP）是一种临床心电图检查，是心室肌损伤性破裂电活动的体表反应，是折返性室性心律失常的重要机制，但由于预测的准确性不高，近来已较少应用。

6.4 动态心电图

是人们常说的"豪特"检查，可将检查仪器带回家。在心脏猝死中，绝大部分与心律失常有关，因此及时检测出心律失常，并采取相应的防治措施至为重要。12 导联常规心电图仅能记录 10s 的心电活动，而动态心电图却能记录整个 24h 的心电活动，因此对猝死的预测或捕获有关信息有一定价值。患者在佩戴"豪特"时，一定要记住发生"心里难受"的时间，并告诉检查的医生，以确定患者发生症状时的心率状况，是否有心肌缺血等。

7 猝死的高危因素

（1）中年以上男性，有高血压、糖尿病、高脂血症、吸烟、肥胖等多种冠心病易患因素。

（2）心电图显示左室肥厚，室内传导阻滞，缺血改变者。

（3）为判断自己是否为猝死高危人群中的一员，可进行如心电图检查。若 Q-T 间期延长（可让医生告诉你心电图 Q-T 是否正常）则为高危。

（4）有左心功能不全，左室射血分数<30%或超声心动图心指数<3L/(min·m²)。

（5）动态心电图监测出现复杂性室性心律失常，尤其是无症状性心动过速，晚电位检查阳性者。

（6）广泛的冠状动脉病变，2 支血管以上病变，狭窄>75%者。

（7）血流动力学监测显示左室压力异常者。

（8）电生理检查诱发出持续性单行性室速心动过速者。

以上 8 点应依靠医生帮助判断，以免引起不必要的恐慌。另外还可以参考猝死危险分层和发生率，对猝死危险因素的判断更有裨益（图 5-44）[3]。

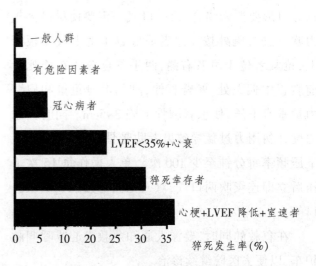

图 5-44 猝死危险分层和发生率

8　医院外心脏猝死的判断

心跳呼吸停止。患者知觉丧失，高声呼唤其姓名或摇动其身体无反应。大动脉搏动消失，用手的拇、食指在颈前喉结两侧可摸到有搏动，表示心跳未停，如无搏动表示心跳停止。心音消失，用耳朵直贴在左胸心前区，如听不到心音，表明心跳停止。心跳停止数秒、数分钟，呼吸也停止。也有呼吸先停而心跳后停者，很难区分。心跳停止45s，瞳孔开始散大。测量血压变为零，即测不出血压。

9　猝死的院外抢救

先判断患者是否发生了猝死，简单的办法是"一看二喊三摸"。"一看"即看患者是否意识突然丧失、不省人事、摔倒于地、抽搐或呼吸间断；"二喊"即迅速上前对其耳边大喊一声"你怎么了？"观其有无应答；"三摸"即立刻触摸患者的双侧颈动脉，如无搏动即可判定为猝死。在院外发生了猝死的处理应进行初步的复苏，正确的方法是：立即捶击患者的心前区，只需一下，如无反应立即放弃此法，进行下一步抢救。开放气道，即通畅呼吸道，去除口腔异物，如假牙、痰液、食物及分泌物等。应去掉枕头平卧，仰头抬颌，可用小枕或衣物垫在患者颈后，不能枕在头部。口对口或口对鼻吹气，每次吹气连续1s。双方口形要严密吻合，第一口气一定要使尽最大气力吹。进行胸外按压患者最好置于地上或硬板床上，抢救者位于患者右侧，两手掌重叠压在猝死者前胸正中偏左处，两臂直伸，利用上身重量和肩臂力量垂直下压，使患者胸骨下陷3~5cm。同时注意力度，勿用力过猛导致患者肋骨骨折而刺伤心脏。下压频率每分钟至少100次。单人操作每15次下压后立即连续吹两口气，双人抢救每按压5次吹一口气。

在急救的同时，要派人通知急救中心或呼叫救护车，以便去医院继续诊治。

10　猝死的预防

10.1　概述

由于猝死多发生于中老年，因此积极防治冠心病是关键，并控制其危险因素和诱发因素，如认真治疗高血压、高脂血症、糖尿病，适当参加体育活动，戒烟酒。避免长时间紧张的脑力劳动和情绪激动，保持心情愉快，情绪稳定，不急不躁。其次，患有心脑疾病的人，应常有人照料，特别是在夜间与排便时。另外，用药方面可以平时每天服用有预防猝死作用的阿司匹林、β–受体阻滞剂等药物。于心绞痛急性发作时，患者常突然面色苍白、大汗淋漓、血压下降，特别是出现室性早搏时，常是猝死的预兆。该类患者应立刻去医院就医。及时抢救是预防猝死的关键，而对于那些无先兆的猝死，心搏收缩停止未超过4min，抢救及时，约有半数存活；如超过6min存活率很小。因此，关键在于预防。

猝死的预防还应该事前了解急性心肌梗死患者，30%~40%的病例几经周折到医院前就发生猝死。再则慢性心力衰竭也有40%~50%的病例因为致死性室性心动过速造成可逆性电猝死。因此，只有预防才是挽救多数人生命的最佳手段。即便是防止心律失常的各种药物，实际情况确是不是使猝死减少，就是使猝死增加。因而对猝死的原发疾病的前驱阶段就应防微杜渐地采取有效措施和治疗方法。要从最常见的主要原发疾病着手预防并采取方法，为预防助一臂之力。如缺血性心脏病(IHD)的猝死绝大多数在1h内死亡。由于心律失常与休克而死亡，其中主因心肌广泛梗死、心脏破裂、神经反射(Bezold Jarish反射)等所致。而心律失常的死亡多发生于室速、室颤等过速或过缓的心律失常中，成为死亡的主要原因之一。其实由于冠心病发生猝死分别为尖端扭转性VT(TDP)和VT、VF各占7%和93%。此外，因心肌缺血而致心动过缓导致猝死约占一半以上，也是不可忽视的。

10.2 预防与猝死的预知

缺血性心肌病所致猝死，如果心功能左室射血分数在 40% 以下，猝死发生率较高，在 30% 以下则成为猝死有力的预测根据。心肌梗死后室性早搏数平均每小时 10 次以上，合并非持续性心动过速，促使猝死的死亡率增高，再加之左室射血分数低下，预后更加不良。致死性心律失常在发生猝死前自觉胸痛占 33%，呼吸困难占 26%，动态心电图 ST 段有变化占 12.6%。

10.3 心律失常所致猝死经目标治疗后评估预防效果

由心律失常所致猝死经过目标治疗后有的达到预防效果，有的尚待观察（表 5-6）。

从表中概括对心律失常所致猝死经目标治疗后起到预防效果外，还要从猝死预防重点着手。特别是急性冠脉综合征（acute coronary syndrome，ACS），包括急性心肌梗死和心源性猝死等的主要危险因素。因为这些疾病都是同源于动脉粥样硬化的不稳定斑块破裂形成血栓，堵塞冠脉血管，致使血流急剧下降所致。因而抓住 ACS 的危险因素进行有针对性的有效预防措施，可取事半功倍的效应。

10.4 急性冠脉综合征的危险因素与措施预防

10.4.1 ACS 的危险因素所致猝死——高血压

高血压是 ACS 最危险因素之一，经大规模临床研究，先控目标血压 163/110mmHg 以上者，经有效治疗血压能够降低 5~6mmHg，缺血性心脏病的危险性可下降 14%。凡经高血压最佳治疗（hypertension optimal treatment，HOT）后血压值在 140/85mmHg 左右者，其心血管意外发生率和死亡率均有意义降低。

10.4.2 ACS 的危险因素所致猝死——高脂蛋白血症

高脂蛋白血症又称高脂血症，也是 ACS 最危险因素之一。其中包括甘油三酯、总胆固醇、磷脂、游离脂肪酸等，其中一项或几项增高统称高脂血症。如果能够降低异常血脂就是预防 ACS 所致猝死的发生。依据普伐他汀的苏格兰西部研究 WOS（west of Scotland）和辛伐他汀的斯堪的纳维亚人的幸存研究，即 4S（Scandinavian Simvastatin Survival Scotland）结果提示，这些药物对降低心血管事件意外和心肌梗死、冠心病的死亡与一级和二级预防相当有效。如果异常胆固醇降低 10% 可使冠心病的死亡率下降 15%，猝死死亡率下降 11%，是很有希望预防 ACS 所致猝死的一项措施。有关 ACS 的危险因素所致猝死的一级预防指标见表 5-7。

表 5-6 猝死的预防效果

危险因素	目标	治疗方法	评估
室颤（心脏骤停）	心律失常基质的修饰停止	抗心律失常药或非药物*	有预防效果
持续性 VT	折返基质的抑制去除或停止	抗心律失常药或非药物*	有预防效果
非持续性 VT	心律失常基质修饰	抗心律失常药	否定的
室性早搏	触发点去除	I 类：抗心律失常药胺碘酮	否定的
			有预防效果
??	预防致死性心律失常的修饰因素	β-受体阻断剂	有预防效果
	再梗死的预防	ACE 抑制剂	有预防效果
Q-T 期间延长综合征	建立心肌动作电位持续回缩抑制 TDP 的频繁发作	尼克地尔	有预防效果能否改善长期未明
		植入型除颤器	有预防效果

注：*：植入性除颤器；??：包括心律失常、压力感受器反射等。

表 5-7　ACS 的危险因素所致猝死的一级预防指标

吸烟

目标:彻底戒烟

控制血压

目标:<140/90mmHg

控制脂质

一级目标:具有一个危险因子,低密度脂蛋白-胆固醇<
4.2mmol/L

具有两个以上危险因子,低密度脂蛋白-胆固
醇<3.4mmol/L

二级目标:高密度脂蛋白-胆固醇>0.9mmol/L
甘油三酯<1.7mmol/L

身体活动

目标:定期运动,每次 30min,每周 3~4 次

控制体重

目标:达到标准体重,体质指数(BMI)21~25kg/m²

雌激素

有危险因子的停经后,采用补充疗法

此外,还有其他危险因素与猝死相关,例如糖尿病、胰岛素抵抗综合征、高半胱氨酸血症、凝血纤溶系统异常、应激反应、肥胖症、剧烈运动或运动不足、高龄和吸烟等都是猝死的易患因素,尽早予以预防是为上策。

10.5　植入型除颤器预防猝死的效果

10.5.1　概述

普遍认为猝死最高危险因素是致死性心律失常的室速和室颤,也是心跳停止的主要原因之一。所以说预防猝死与治疗心律失常是一回事,不为夸张。对心律失常的现代临床治疗,常用各类抗心律失常药,已取得满意效果。但近年来新开发小型和双腔型除颤器成为治疗致死性心律失常不可缺少的方法。以欧美国家为中心的大规模临床随机

试验结果表明,确认除颤器植入手法和术后管理简单,对重度室性心律失常患者非常有效。

10.5.2　植入型除颤器与致死性心律失常一级预防的效果

多中心自动除颤器植入试验 (the multicenter automatic defibrillator implantation trial,MADIT)对陈旧性心肌梗死不伴持续性室速或室颤, 左室射血分数<35%,行电生理检查(EPS)诱发出持续性室速或室颤, 即使静脉注射普鲁卡因胺也不能抑制室速的195 例患者,随机分为除颤组 95 例和抗心律失常药组 100 例,平均观察 27 个月,结果显示 ICD 组死亡15 例, 抗心律失常药组死亡 39 例。两组比较,ICD组的死亡率明显较低。如果限定以心律失常药组为死因,ICD 组仅有 3 例而抗心律失常药组为 13 例,死亡率减少 75%,可见 ICD 对减少心律失常性死亡的有效性[4]。

除颤器在非缺血性心肌病的质量评价(defibrillators in non-ischemic cardiomyopathy treatment evaluation,DEFINITE)研究以左室射血分数<35%,每小时不超过 10 个的室性早搏或有非持续性心动过速的非缺血性扩张型心肌病患者为研究对象,结果表明除颤治疗组与药物治疗组相比,2 年后除颤治疗组全死亡率降低 13.8%,危险性降低 34%,这可能由心律失常的死亡减少所致。因而, 本研究认为ICD 对猝死的预防效果优于药物治疗的观点越来越明确。

10.5.3　植入型除颤器适应范围

植入型除颤器的治疗适应证目前尚无定论,大部分来自各国所拟定指南中的适应证作为准则。兹选出共识比较集中的指南作为参考 (表 5-8,5-9)。

表 5-8　ACC/AHA/NASPE 的 ICD 治疗指南的适应证※[4]

Ⅰ 类	1.非一过性或可逆性原因引起的室颤或室速导致心脏停止(水平 A);
	2.伴有器质性心脏病的持续性室速自然发作(水平 B);
	3.原因不明的晕厥,电生理检查诱发出与临床相同的伴血流动力学不稳定持续性室速或室颤,药物治疗无效或不能耐受,或不愿意接受药物治疗的(水平 B);
	4.非持续性室速伴冠状动脉疾病,有心肌梗死病史或左室功能不全,电生理检查诱发持续性室速或室颤,Ⅰ 类抗心律失常药物不能抑制(水平 A);
	5.不伴有其他治疗不能处理的器质性心脏病的持续性室速自然发作(水平 C)
Ⅱa 类	左室射血分数<30%,心肌梗死 1 个月以上,冠状血运重建术 3 个月以上(水平 B)
Ⅱb 类	1.考虑心脏停止的原因是室颤,因为医学原因不能进行电生理检查(水平 C);
	2.等待心脏病移植的时候,心律失常导致晕厥严重症状(水平 C);
	3.致死性心律失常高危的场合,如 Q-T 间期延长综合征、肥厚性心脏病家族史的遗传疾病(水平 B);
	4.非持续性室速伴有冠脉疾病、陈旧性心肌梗死、左室功能不全、电生理检查诱发出持续性室速或室颤的场合(水平 B);
	5.原因不明的再发性晕厥伴心功能不全,电生理检查诱发出室性心动过速,除外其他引起晕厥发作的原因(水平 C);
	6.既往有原因不明的晕厥史或原因不明猝死家族史,心电图表现为典型或不典型束支传导阻滞和 ST 段抬高(Brugada 综合征)(水平 C);
	7.晕厥伴器质性心脏病尽管采用充分的侵袭性或非侵袭性检查,不能明确原因(水平 C)

注:A 级、多中心、随机临床研究结果或 meta 分析支持的循证依据;B 级,单中心随机临床研究或多中心非随即研究结果的证据;
　C 级:专家推荐的情况。

※:省略 4 类适应证。

表 5-9　欧洲心脏病学会 ICD 指南的适应证※[4]

心肌梗死后	复苏后室速/室颤伴血流动力学不稳的非耐受性自发性持续性室速	Ⅰ	A 级
	一级预防:射血分数<40%,临床非持续性室速,程序性电刺激预防持续室速	Ⅰ	B 级
	自发、程序性、耐受性好的单形性室速	Ⅱb	C 级
扩张型心肌病	二级预防	Ⅰ	委员会意见
肥厚型心肌病	一级预防	Ⅱa	B 级
	二级预防	Ⅰ	B 级
Brugada 综合征	一级预防	Ⅱa	B 级
	二级预防	Ⅰ	B 级
	症状性晕厥/室速	Ⅰ	B 级
	可诱发性非症状性室速/室颤	Ⅱb	B 级
Q-T 间期延长综合征	二级预防	Ⅰ	C 级
	植入除颤器+β-受体阻断剂		

注:Ⅰ、Ⅱ 类别。A 级、多中心、随机临床研究结果或 meta 分析支持的循证依据;B 级,单中心随机研究或多中心非随机研究结果的证据;C 级,专家推荐的情况。

※:省略Ⅲ类适应证。

参考文献

[1] 村上正人,草野研吾,大江透.心脏突然死まむすとし生.内科,2008,101(5):512.

[2] Ikeda T,et al. Risk Stratification For Sudden Cadiac Death. Girc J, 2007,71(suppl A):106.

[3] 郭继鸿.猝死预警论经纬.中国医学论坛报,2010.1.21.c3.

[4] 曲新凯译.ICD 的适应证——欧美和日本.日本医学介绍,2005,(8):353.

脏器篇（中）

高血压病

赵子军　滕寿英　郝娜　关大顺

高血压是导致心脏病、脑血管病、肾脏病发生和死亡的最主要危险因素，是全球人类最常见的慢性病。我国高血压患者多达 2 亿，由于高血压病患病率的不断上升和防控力度不足，故我国高血压病人群的知晓率、治疗率、控制率仍处于较低水平。本章节通过对高血压的定义、发病机制、病理、诊断、临床表现及治疗进行论述，意在让更多的人了解高血压，同时规范其治疗，为构建高血压病防控的社会系统工程提供基础。

1　概述

高血压(hypertension)依据血流动力学变化进行叙述。血压升高是由于心搏出量增加,激发机体的自动调节功能,将过剩血量以血管收缩,即末梢血管抵抗增大,使之恢复正常。兹于平均血压与心搏出量、末梢血管抵抗之间,所构成相关性。公式:全末梢抵抗(dynes/cm−5/sec)=平均血压(mmHg)×1.330/心搏出量(mL/sec)。

影响血压的因素,除心搏出量、血管内径因素外,还有血管反应性、化学的升压物质、神经因素、血管壁的弹性、循环血流量和血液的黏稠度等,均可引发血压升高。譬如,心搏出量和末梢血管抵抗均增加其程度的界限与高血压类型和病变季节不尽相同,尤其是原发性高血压病和肾源性高血压,在初始期仅心搏出量略增加,当进展到固定期,不但心搏量明显增加,末梢血管抵抗也明显增加。所以说,血流动力学的变化也是血压升高的重要因素之一。

这是由于血管床结构发生改变,血管横断面延长及血液黏稠度增加,血管虽然有好似刚体般坚硬的弹性体,但因血管内径受损,管腔狭窄和末梢抵抗增加等诸多因素均构成血管壁的张力(tension tone)。依据拉普拉斯(Laplace)定律:P(压力)=T(张力)/R(血管内径)。此种张力已影响血管壁的弹性功能,由此影响血管平滑肌的收缩功能。如同接受血管收缩物质的刺激(去甲肾上腺素,

noradrenaline,NA)形成血管反应性。

血压水平从幼年到 20 岁前后缓慢升高,20 岁以后血压水平曲线急峻上升,并随年龄增加而升高。60 岁以后收缩压明显升高,而舒张压倾向下降趋势。所以血压水平在人体之间存在较大的差异。1999 年世界卫生组织(WHO)对成年人(18 岁以上)血压水平制定了分类标准(表 6-1)。

表 6-1　WHO(1999)成人血压水平类型与标准

类别	收缩压(mmHg)	舒张压(mmHg)
理想血压	<120	<80
正常血压	<130	<80
正常高值	130~139	85~89
1 级高血(轻度)	140~159	90~99
亚组:临界高血压	140~149	90~94
2 级高血压(中度)	160~179	100~109
3 级高血压(重度)	≥180	>110
单纯收缩期高血压	≥140	<90
亚组:临界收缩期高血压	140~149	<90

不同危险因素对高血压病预后的影响因高血压病的发病机制比较复杂,除 30%~70% 为环境易受性的危险因素所致外,往往由于不同的危险因素给高血压病带来不可估量的预后。因此,对不同层次危险因素影响的高血压病的预后,绝不能等闲视之(表 6-2,6-3)。

高血压的临床类型分为两类:①原发性高血压(essentialhypertension) 或称高血压病(hypertension disease);②继发性高血压(secondary hypertension)或称症状性高血压(symptomatic hypertension)。本文以

表 6-2　危险层次与高血压的相关性[1]

危险层次程度	血压分类			
	正常高值血压 130~139/85~89mmHg	1 级高血压 140~159/90~99mmHg	2 级高血压 160~179/100~109mmHg	3 级高血压 ≥180/≥110mmHg
危险第一层(无危险因素)	无危险因素	低度危险	中度危险	高度危险
危险第二层(除糖尿病外有 1~2 危险因素代谢综合征)	中度危险	中度危险	高度危险	高度危险
危险第三层(糖尿病、慢性肾病、心脏病 3 项以上危险因素)	高度危险	高度危险	高度危险	高度危险

表 6-3　危险因素如何影响高血压病的预后[1]

心血管疾病的危险因素	脏器障碍
65 岁以上高龄	脑：脑出血、脑梗塞
吸烟	无症状性脑血管障碍
收缩期、舒张期血压超正常值	小卒中
血脂异常	心脏：左心肥大
低密度脂蛋白胆固醇血症<0.78mmol/L	心绞痛，心肌梗死
高密度脂蛋白胆固醇血症≥5.72mmol/L	心功能不全
高甘油三酯血症≥1.7mmol/L	肾脏：蛋白尿（包括微量蛋白尿）
体质指数（BMI）≥25（特别是内脏型肥胖症）	慢性肾脏病（CRD）包括糖尿病及肾功能不全
糖尿病	低肾小球滤过率[<60mg/(mim·1.73m²)]
空腹血糖>6.7mmol/L	血管：动脉硬化性特征
餐后 2h	颈动脉内膜、中膜>1.0cm
	大血管疾病
	周围性血管疾病
	眼底：高血压性视网膜病

原发性高血压的阐述为主。

2　定义

原发性高血压（以下称为高血压病）是不明原因引起体循环动脉压增高，导致收缩压或舒张压高于正常，并伴随血管病变。长期高血压病可影响心脏、脑、肾等脏器功能的改变，而且明显促使动脉粥样硬化的发展，也可视为成人型心脑血管病的基础疾患，最终导致各脏器功能衰竭。然而，高血压病的定义到目前为止尚无定论，仍须进一步推敲。高血压病的发病率极高，约占所有高血压病患者的 90%，使患者在工作和生活的质量均降低，甚至危及生命。

3　发病机制

3.1　概述

高血压病的病因至今未明，最早是布赖特（Bright）于 1827 年发表肾源性学说，同时还发现蛋白尿、水肿、动脉粥样硬化和心脏肥大等一系列征象。随后 Guyton 对肾源性学说从理论上做进一步探讨，结果认为排钠障碍，即所谓钠转运障碍学说和自动调节学的起源。1874 年 Mahomed 证实在发现蛋白尿之前就已有高血压病的出现。1893 年德国贵族 Basch 开始采用血压表应用于临床测出肥胖人血压升高。1911 年 Frank 正式开始使用原发性高压病的说法。

后来发现本病呈家族聚集，一个家中有许多人发生本病的特征，因而考虑到与遗传因素有关，陆续又发现有神经因素、胰岛素抵抗、内分泌因素以及环境因素等因素影响。目前众多人认为遗传易感性与环境易受性具有极其重要的相关性。

3.2　遗传易感性因素

高血压病患者有高血压病家族史者约占 75%，双亲患有高血压发病史者约占 40%，双亲一方患有高血压发病史者约占 30%。近来学者对本病遗传因素通过组织细胞膜遗传性钠转运障碍所致钠摄入增加，且不能将钠及时排除细胞之外，造成钠在血管壁平滑肌细胞内超量潴留，促使细胞内 Ca^{2+} 增加，并通过除极化功能导致兴奋性升高，最后使其末梢血管收缩，加大周围的阻力。

3.3 肾源性学说

3.3.1 沿革

肾源性学说(renal theory)始于 1898 年 Tigerstedt 和 Bergman 共同研究升压物质之际,从兔肾中含有的升压物质内发现肾素(renin)。后来搁置多年又于 1934 年被 Goldblatt 提出再度引起注目,通过实验研究发现肾小球,人球动脉的球旁细胞分泌肾素,或称近肾小球细胞(sentinel ceus)。最近研究表明在特殊染色法和荧光抗体法下,可见肾素细胞内有颗粒的存在(图 6-1)。

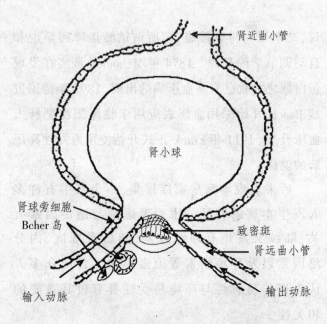

图 6-1　肾球旁细胞分泌肾素的机制

从 20 世纪开始到目前为止统称为肾素-血管紧张素-醛固酮系统平衡失调 (renin-angiotensin-aldosterone, RAA)。兹将其发展史以图解释(图 6-2)。

3.3.2 肾源性学说与高血压病的发病机制

肾球旁小体(juxtaglomerular apparatus, JGA)所分泌肾素经溶蛋白的参与后必然增多,它与血液中血管紧张素原(angiotensinogen,其中基础物质为 α_2-球蛋白),通过溶蛋白作用,分离出血管紧张素 I (angiotensin AT-I [10 肽 peptide])。而后,又经过肺、

称呼(名称)	发现者	年代
发现肾素	Tigerstedt	1898
实验性肾源性高血压	Goldblatt	1934
肾素基础物质(α_2-球蛋白)←——肝组织		
←—— 肾素(肾球旁小体)	Goormag htigh	1939
	Page	1939
血管紧张素 I --------	Braun Menenclez	1939
镶嵌学说(mosaic theory)	Page	1949
发现肺内转换酶	Skeggs	1954
血管紧张素 II		
肾上腺皮质		
醛固酮 --------	Genest	1960
	Laragh	1960
统称 RAA 系统平衡失调		至今

图 6-2　肾源性学说的发展史

肾毛细血管内皮细胞产生血管紧张素 I 转换酶(angiotensin I converting enzyme, ACE)或称激肽酶 II(kininase-II)的激活作用,能够迅速将另外两种氨基酸分离出来, 从而形成血管紧张素 II(angiotensin AT-II)。

关乎这两型血管紧张素 I 或 II 型之中,要以血管紧张素 II 的成分起最重要作用。①血压升高 AT-II 直接影响动脉血管壁上的血管紧张素受体,引起血管收缩,致使血压上升,其升压作用约为肾上腺素 10~40 倍。②钠潴留:因为钠潴留作用于心、肾、中枢神经和自主神经系统,从而增强水的潴留和周围血管收缩致血管壁对血管的活性物质敏感性增高, 另外一种说法为遗传基因也有对钠产生敏感性,最终均可导致血压上升。③醛固酮释放:AT-II 具有刺激肾上腺皮质球状带释放醛固酮,使在远端肾曲小管产生钠潴留,还伴随血浆克分子浓度上升致使血容量增加和血压上升。

依据戈德布拉特(Goldblatt)所做的肾动脉狭窄模型 1:将一侧肾摘除,另侧肾用银夹夹住肾动脉使其变狭窄,结果引起高血压。观察此种因素显然是肾组织血流灌注不足以及因而带来肾排泄功能不全导致钠和水的潴留的后果。此种后果本身通过反馈作用,一方面抑制肾脏释放肾素,另一方面刺激

肾脏分泌前列腺素,诱导自由基的产生,并损伤血管内皮源 NO 的产生。模型 2:只造成一侧肾动脉狭窄,而另一侧完全保留,结果缺血肾所产生肾素和血管紧张素Ⅱ均明显增多,随之肾上腺皮质分泌的醛固酮也升高, 致使血容积增多以及钠和水的潴留,使其高血压继续存在。从上述两种肾模型可见肾源性高血压并非系肾素增多,系由于肾血流灌注不足和电解质平衡失调相关。符合报道高血压患者测定血浆肾素水平增高者仅占少数。

3.3.3 肾素与醛固酮相互作用对高血压病和钠潴留的影响

戈德布拉特从豹肾动脉狭窄部位观察高血压和钠潴留的动态。当将肾上腺摘除后血压下降,若给予肾上腺抽出物后血压上升。结果得知高血压的

发生与肾上腺中的兴奋物质的作用关系密切。另将一侧肾摘除的动物, 给予醋酸去氧皮质酮(desoxycorticosterone acetate, DOCA)、脑垂体抽出物,饲以高盐食品后,发现动脉血压上升,经过严格控制食盐、醋酸去氧皮质酮及脑垂体抽出物制造的负担而动脉血压未见上升。从而得知肾上腺和食盐对高血压的产生及钠潴留扮演重要的角色(图 6-3)。

最近由于内分泌系统研究的进展, 发现盐皮质激素(mineral corticoid)能够从尿中测定,使原发性醛固酮症 (primary aldosteronism, PA 或称 Conn 综合征)与原发性高血压病得以鉴别。虽然这两种病有混同血压及醛固酮均升高和钠潴留等相似所见,然而 PA 在临床特征:①血钾缺乏(包括低钾血症);②肾素活性受抑制;③皮质醇(hydrocortisone)和肾上腺雄激素均正常(图 6-4)。

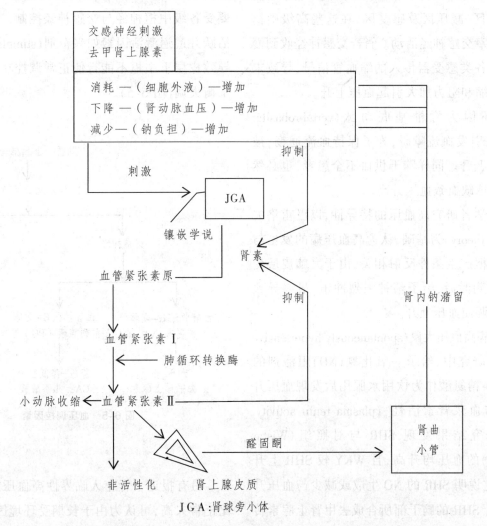

JGA:肾球旁小体

图 6-3 肾素与醛固酮相互作用对高血压和钠潴留的影响

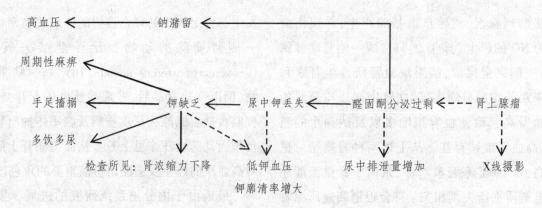

图 6-4 原发性醛固酮增多症

3.4 神经源学说

关于高血压病的发病机制早先就有学者提倡神经源学说(neurogenic theory),此种古老学说缘由是因为从脑干内部结构中下丘脑和延髓中枢。延髓中枢有加压区、减压区及感受区,在这些高级中枢的参与下主宰交感神经活动。倘若交感神经收到慢性刺激增加各类感受器传入的缩血管信号,导致末梢小血管收缩和阻力加大引起血压上升。

另外还因为脊椎基底动脉(vertebrobasilar artery)狭窄,引发血流障碍,为了保持血流通畅,被迫引起血压上升。同样脑干供血不全患者,也必然导致大脑半球缺血致血压升高。

前苏联学者研究高血压的特异性,以巴甫洛夫学说(Pavlor theory)为基础,认为高血压病的发生与血管运动中枢产生条件反射相关,由于大脑皮层受到外界强烈刺激后,给予精神强烈冲击,最终导致血压调控失调使血压上升。

自然发病高血压大鼠(spontaneously hypertensive rat, SHR)的研究中,给予一氧化氮(NO)阻滞剂的NG-硝基-L-精氨酸作为饮用水服用后发现血压升高。SHR 与血浆肾素活性 (plasma renin activity, PRA) 的研究结果发现 SHR 与对照组 (Wistar Kyoto, WKY)的血压均升高,且 WKY 较 SHR 上升幅度较大,这说明 SHR 的 NO 生成或减少与血压升高密切相关。SHR 的脑干部所合成去甲肾上腺素转换率(turnover rate)受到抑制时加重代谢功能下降。

SHR 与神经介质的研究中,神经介质与血压的相关性,以去甲肾上腺素和儿茶酚胺(catecholamin, CA)最起关键性作用。当 NA 和 CA 长期释放可致小动脉收缩,血管平滑肌增殖致动脉血管壁增厚,管腔狭窄,加重血流阻力,并且加重心肌收缩力,从而使其收缩压和(或)舒张压升高,这两种 NA、CA 主要受各级中枢神经与交感神经控制,当其功能异常活跃并遭遇激活因素如兴奋剂(stimulant)类的刺激导致皮层下中枢不能行使正常调控功能,故而导致平衡失调(图 6-5)。

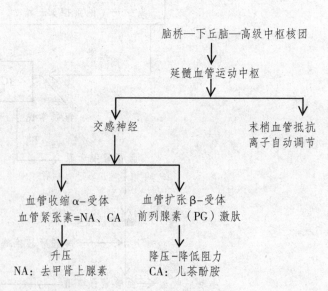

图 6-5 血压调控因素

另有报道,青年人临界性高血压患者血中 CA 比正常人高,可认为由于长期受环境因素或精神刺激导致,NA 分泌亢进,也由交感神经激活所致。

还有报道称轻度高血压组的脑脊液中 NA 浓度高于正常,对照示高值,而且血液 NA 浓度与高血压呈正相关。

3.5 血流动力学因素与血管反应性

血流动力学因素(hemodynamic factors)指在不稳定性(摇摆性)高血压和轻度高血压以及青年人高血压患者中的心搏出量均增多,而末梢血管抵抗不但正常反而降低。原发性高血压病与此相反,心搏出量正常,末梢血管抵抗增强,即原发性高血压病属于末梢血管抵抗增强性的高血压病。还有高心搏出量型高血压(high cardiac output hypertension)约有一半以上末梢血管抵抗显示较正常值显著增高,这正好为区别于原发性高血压病之处。特别是在高血压初期阶段的心搏出量和末梢血管抵抗,两者产生过渡程度不尽相同的问题,对此进行追踪调查,一部分差别发生于原发性高血压病的病情轻重程度上,在初期轻度高血压病患者的心搏出量稍微增加,而末梢血管抵抗不变或略降低,但固定期重度(恶性)高血压患者的心搏出量减少,而末梢血量抵抗显著增高;另一方面原来的高心搏出量型高血压过渡到末梢血管抵抗增高型高血压比较对照组正常血压高出 2~5 倍。此次追踪调查结果显示,调查对象不同、追踪年数长短、高血压发病原因等不同,所得结果纯属于多种因素所致。

血管反应性(vascular reactivity)来自末梢血管抵抗的亢进性,属于动脉粥样硬化中的器质性病变和小动脉壁过度紧张致使血管收缩物质发生量变。此一种血管收缩物质量变,可操纵血管反应性和敏感性,如前所述的血管紧张素或去甲肾上腺素等。血管反应性具有个体性差异,已经知晓原发性高血压病患者即属于高血管反应性,此种血管反应性亢进引发高血压的发生和进展。

血管反应性试验方法采用寒冷升压测定(cold pressortest)。在没有血压上升之际,应用适当少量升压物质,指甲(爪床)毛细血管、指尖、球结膜等部位可见血管挛缩现象,表示血流减少。

3.6 胰岛素抵抗

胰岛素抵抗与高血压的相关性,根据糖尿病流行病学调查,发现部分高血压病患者不仅空腹血糖水平高于正常人,而且受交感神经兴奋性增强,引发高胰岛素和胰岛素抵抗,因而改变细胞 Na^+-K^+-ATP 酶的活性,使其肾脏对钠重吸收导致肾脏钠贮存引起血压升高。还有报道糖耐量降低人群中高血压患者,夜间血压升高幅度明显大于昼间幅度。

3.7 镶嵌学说

众多学者提倡著名的镶嵌学说(mosaic theory),主张镶嵌学说是由于多种升压因素相互连接,构成连续性血压上升状态(图 6-6)。

3.8 小结

高血压病的发病机制并不是单一发病机制,乃是多种发病因素相互密切连接所致。主要有肾源性因素(肾素、血管紧张素包括肾性升压或降压系统)、内分泌因素(肾髓质合成扩张血管的前列腺素 A 或 E 不足,醛固酮系统及盐皮质激素 mineral corticoid)、神经性因素(中枢神经、交感神经末梢、去甲肾上腺素的活性)、血管性因素(血管反应性、血管平滑肌收缩受体)、遗传因素、代谢性因素(钠)等(图 6-7)。另外还有吸烟、饮酒、摄入过多碳水化合物、食物超量所引起的肥胖均与发病相关。

4 病理

4.1 小动脉病变

高血压的病理改变大部分源自小动脉血管壁所承受相应的负荷超过正常血管内压,因而引起血压升高。此种过程中血管平滑肌内皮细胞逐渐从功能性代谢转变为合成性代谢。此后,此种代谢活动增强,加之受小动脉内膜内压负荷增加的影响,导致缺

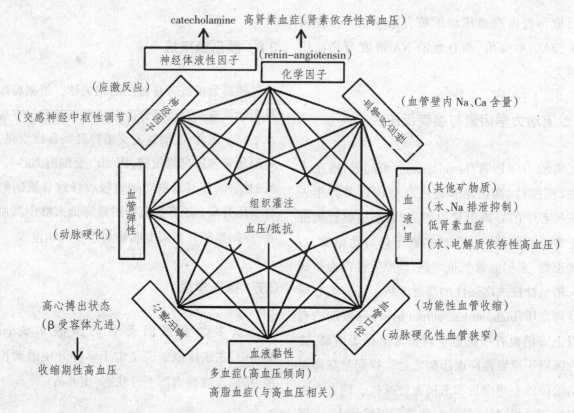

图6-6　高血压多种发病因素相互关系

血缺氧而出现玻璃样变。还由于血管内皮细胞覆盖血浆渗入物成分，并渗入到内膜间隙致使血管壁内膜下层乃至中层的平滑肌细胞增殖、肥大或增厚，最后血管壁显示纤维素样坏死(图6-8)。

纤维素样坏死达到一定程度和范围时，由血管内膜的中膜开始逐渐在血管腔内发生向心性狭窄，引发动脉壁本身的灌注障碍，成为动脉粥样硬化的前驱体。若为恶性高血压时，代替纤维物质沉积于平滑肌细胞间的是含有蛋白多黏物质的黏多糖(mucopolysaccharide)，呈现洋葱皮样的外观(图6-9)。

高血压的细动脉病变以上述血管内膜玻璃样病变物质和血管内膜坏死纤维样病变物质的沉着和增厚为开始，此两种物质对血管的浸润，促使细胞坏死而变成疏松的血管壁并引起灶周炎症(图6-10)。

4.2　大动脉病变

因为年龄增长或高血压、动脉粥样硬化等，导致大血管壁逐渐硬化，多好发于无名动脉(innominate artery)和主动脉弓降主动脉交界部位。

也有少数发生在升主动脉部位。

无名动脉粥样硬化多见50岁以上患者，约占高血压或动脉粥样硬化患者的17%。无名动脉全长5cm，近端始自主动脉弓，远端为右颈总动脉和右锁骨下动脉。当动脉血管内压升高，先从血管壁内膜开始，继而侵入中膜代以纤维组织。因此，血管壁弹性降低，累及主动脉滋养血管加之受血管高压影响，使其血管壁进一步扩张和迂曲[1]。

主动脉弓与降主动脉交界部位的病变，以高血压为例，是由于动脉血管内压升高致主动脉壁血管壁内膜撕裂，出现裂口，随之大量血液冲进中膜，造成内膜与中膜分离形成血肿（主动脉瘤，aneurysm）或假性通道（主动脉夹层动脉瘤少见）[1]。长期持续性高血压可见沿主动脉弓的血管壁硬化性中膜钙化(图6-11)。

5　诊断

原发性高血压病由于病因不明，容易与症状性

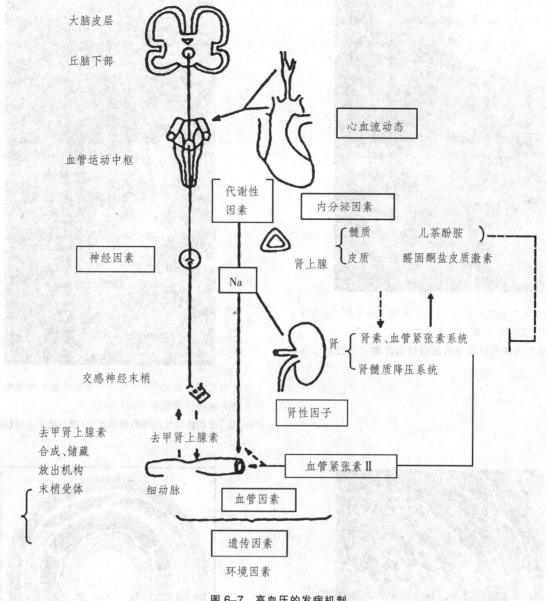

大脑皮层

丘脑下部

血管运动中枢

神经因素

交感神经末梢

去甲肾上腺素
合成、储藏
放出机构
末梢受体

去甲肾上腺素

细动脉

代谢性
因素

Na

心血流动态

内分泌因素

髓质
皮质
肾上腺

儿茶酚胺
醛固酮盐皮质激素

肾素、血管紧张素系统
肾髓质降压系统
肾

肾性因子

血管紧张素Ⅱ

血管因素

遗传因素

环境因素

图 6-7　高血压的发病机制

高血压(继发性高血压)混同,两者诊断和治疗有着天壤之别,因此在确诊原发性高血压病之前必须排除症状性高血压。原发性高血压诊断标准:由于血压超过正常标准时有波动,若持续性在正常标准高限界以上,则可诊断为高血压。另外,还必须做到以下的检查。

5.1　问诊

　　由于原发性高血压病原因不明,当就诊时必须询问与本病相关的致病因素。例如遗传因素、体质因素(肥胖)、环境因素(气候、劳动、居住、生活习惯)、饮食因素(每日食盐摄入量)、吸烟、精神因素等。

　　本病具有浓厚的遗传因素,70%家族中有高血压病的发病史。40岁以后呈缓慢性血压升高可疑为本病;40岁以后发现血压急激性上升,况且舒张压也有明显升高,必须排除肾血管性高血压;40岁以前患者血压急激性上升趋势,并有明显家族性高血压病史,曾用降低血压药物后显示有明显抵抗性者应做进一步检查,排除症状性高血压,因为各类症状性高血压有其特殊性自觉症状,这点在询问病史时应该注意。

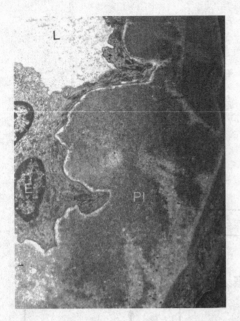

血浆蛋白(血管性玻璃样物质)渗入扩大的内皮下腔。E:内皮细胞;L:血管腔;PL:血浆渗入物(1:8000)

图 6-8 高血压病性血管病的超微结构改变 (摘自武忠弼译《病理学》)

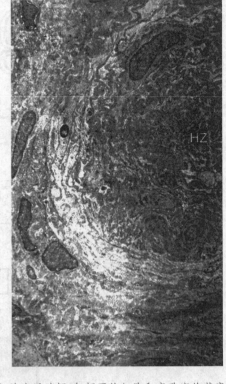

血管壁细胞广泛破坏,仅坏死的细胞和变致密的基底膜残余尚保存(HZ 玻璃样变的中心)(1:7000)

图6-10 细动脉硬化的超微结构改变(摘自武忠弼译《病理学》)

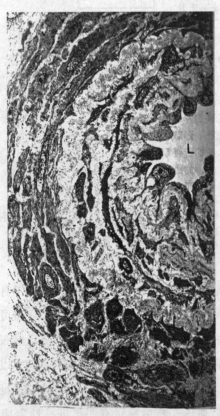

L:血管腔(1:7000)

图 6-9 动脉纤维组织的超微结构,伴内膜下层洋葱皮样分层(摘自武忠弼译《病理学》)

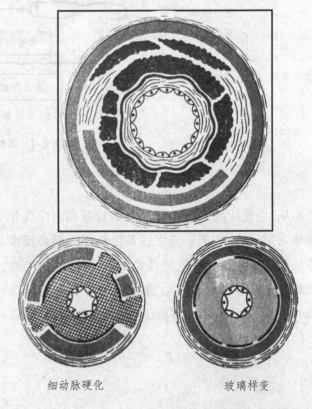

细动脉硬化　　　　　　　　玻璃样变

后者为细动脉硬化,伴有纤维蛋白沉积和血管玻璃样变

图6-11 硬化性中膜钙化和高血压性血管病的模式图(摘自武忠弼译《病理学》)

5.2 血压测定

5.2.1 如何做好血压测量

血压测量是临床医生的基本技术，也是确诊高血压病和评估病情进展的轻重程度以及治疗效果等的重要依据。可是在实际操作中人员往往忽视血压测量的重要性，导致血压测定不够规范化。除此之外还有血压测量的时期和测量次数等都不够到位。周环报道[2]50%以上高血压患者在服药前未曾测量血压，约三成患者每1~2周到附近门诊测量血压1次，一成患者应用电子血压计在家测量血压，其中不足5%患者每日测量血压3次，只有1%~3%患者在治疗前后行动态血压监测。由此可见必须进一步提高血压测量技术，才能使高血压预防-检测-治疗成为每个成功高血压防治计划的基石。

近年来高血压测量技术多样化，除传统血压测量基本方法外，还有在家自测血压、动态血压监测和裸臂血压比值检测等方法。

5.2.2 血压测量的基本方法

本法是高血压诊断以在室内经医务人员采用水银柱血压计和柯氏音法所测血压指数为定。测量的标准位置为上臂，听诊器置于肱动脉部位，袖带充气至桡动脉脉搏波消失点之上30mmHg，放气速度2~3mmHg/s为佳。

5.2.3 自测血压方法

高血压患者在家庭自测血压的方法，优点在于"价格低廉、可信度高、操作简单、方便易行"，节省医疗资源，有利于及时诊断和评估疗效以及提高患者治疗的依从性，以期求得个体固有的血压达到金标准的实用性价值。2005年意大利6家医院调查显示75%高血压患者有规律性自测血压习惯。2007年北京部分社区调查自测血压为30%。

自测血压适应范围：适于大多数高血压患者，特别适用凌晨高血压、可疑白大衣性高血压和可疑隐蔽性高血压以及妊娠、糖尿病难治性高血压等。

方法：测血压前至少静坐休息15min，测压位置于上臂，袖带应与心脏齐平，双腿勿交叉，双足平放于地面。自测血压靶标设定，血压平均值135/80mmHg相当诊室血压平均值140/90mmHg，一般自测血压值低于诊室测定血压值。

自测血压时间与频率：初始时期每4小时测量1次，于02:00、06:00、10:00、14:00、18:00、22:00各测量1次，每次测压3遍取平均值，连续5~7d，从中寻觅血压高峰值和血压低谷值。作为依照指导调整用药时间和自测血压频率，观察时期每周早晚各测血压一次，每3个月按初始时测量血压1次。

5.2.4 动态血压监测

动态血压监测(ambulatory blood pressure monitoring, ABPM)应用全自动可记录24h以上血压监测器，并不影响日常活动，该器大小为10×8×3(cm)，重约2kg，可挂在腰带上或放在口袋里，通过一条塑料连接管与上臂血压计袖带相连接。动态血压监测的血压域值日间上线水平为135/85mmHg相当诊室血压140/95mmHg，略低于诊室血压值。

动态血压监测的效应：动态血压监测能够获取24h以上血压值记录，从而获取昼夜血压节律、血压变异性、药物作用持续时间。血压类型分为非勺型(non-dipper)、直立型、不稳定型、恶性型等类型。血压昼间上升、夜间下降称此型为勺型(dipper)；若夜间睡眠中血压下降率不低于昼间血压10%称为非勺型，多与脑梗塞或心脏肥厚有关。

不同测量血压方法的血压值：因为自测（家庭）血压方法的普及和动态血压监测方法的广泛应用，极大程度提高了高血压病的确诊率。一般诊室所测定的血压值与诊室外所测定的血压值并非一致，诊室所测量的血压值都高于自测血压值，而自测血压值又高于动态血压监测的血压值(图6-12)。

J.HOME研究表明，从自测（家庭）血压的测定观察到白大衣高血压、假性高血压和早期高血压发生频率(表6-4)。

白大衣高血压：在高血压人群中，有些患者平时血压并不高甚至正常。见到穿白大衣工作服医务

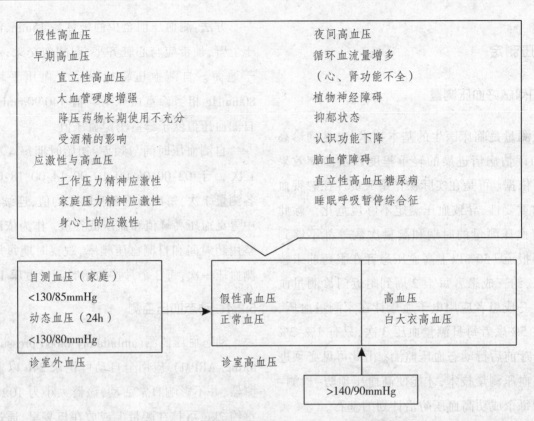

图6-12　不同测量血压方法的血压值示意图[2]

表6-4　从自测(家庭)血压的测定所见白大衣高血压、假性高血压和早期高血压发生频率[3]

诊室测定血压值 (mmHg)	自测(家庭)测定血压值 (mmHg)		频率 (%)
白大衣高血压 ≥140/90	早期就寝前平均	<130/85	19.4
	早期	<135/85	14.4
	就寝前	<135/85	26.1
假性高血压 <140/90	早期就寝前平均	≥135/85	19.0
		≥135/85	14.7
早期高血压 <140/90	早期孤立型	≥135/85	23.1
	就寝前	<130/85	24.6
	持续型	≥135/85	42.0

注:孤立型,早期血压值≥135/85mmHg,但就寝前<135/85mmHg;持续型,早期血压值就寝前血压平均值≥135/85mmHg。

人员则测血压明显升高,称为白大衣高血压。

假性高血压:年老患者肱动脉壁硬化难以被袖带压力压陷,致血压读数比实际动脉腔内压力为高,称为假性高血压。

5.2.5　特殊人群的血压测量

老年患者最常见的高血压为单纯性收缩期高血压,约占80%,或白大衣高血压、隐性高血压、假性高血压等。为此对老年高血压患者每次测量血压时都应测量3遍甚至多遍,或者测量立位血压,由于肱动脉听到柯氏第一音与柯氏第二音的间隙较长,容易将第二音误听为第一音而错误估计收缩期血压水平,表现为假性低血压。为了纠正类似错误听诊,必须将袖带充气达200~250mmHg,然后缓慢放气听第一个脉搏搏动音即为收缩期血压。肥胖患者上臂粗大或二头肌发达者,需要更长、更宽的袖带能够将前臂围绕过来获得准确测压条件。妊娠患者在孕中期收缩期或舒张期的血压较孕前下降5~10mmHg;孕晚期逐渐恢复孕前血压水平。妊娠妇女测量血压位置以坐位或左侧卧位最佳,若可疑白大衣高血压,可采用动态血压监测。

5.2.6　平常血压测定的变化

每日内血压相差20~30mmHg,因此每日必须考虑适合血压测量的时间和测压部位。通常多取坐位安静休息15min后测压为佳。上肢血压比下肢血压略高。倘若左右臂血压相差20mmHg,青年人可疑主动脉炎综合征,老年人可疑动脉粥样硬化。若上肢血压比下肢血压低30mmHg以上,可疑主动脉狭窄或主动脉炎综合征。相反下肢血压高于上肢血压,可疑主动脉瓣关闭不全。

5.2.7 高血压病各人群发生心脑血管病的相对危险程度

自测血压应用适当,能够发现高血压病患者中存在不同人群,这些人群给心脑血管疾病带来不尽相同的发病相对危险程度。例如在心血管疾病方面发生相对危险程度最多为假性高血压人群(图6-13A);在心脑血管疾病方面服降压药组发生相对危险程度最多为早期高血压病孤立型人群;非服降压药组最多为寝前高血人群(图6-13B)。

5.2.8 高血压病不同年龄段发生脑卒中的相对危险程度

从收缩压115/75mmHg以上开始上升,其中高血压患者年龄段不同,所发生脑卒中的相对危险程

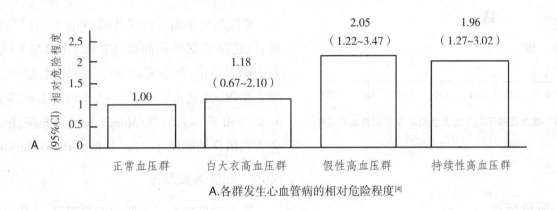

A.各群发生心血管病的相对危险程度[4]

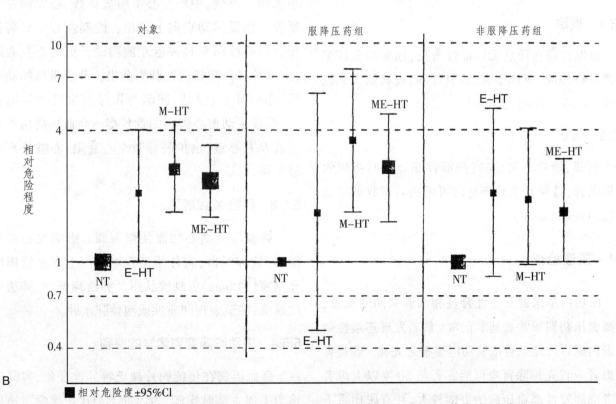

NT:正常血压群;E-HT:就寝前高血压群;M-HT:孤立型早期高血压;ME-HT:持续型早期高血压

B.各群发生脑血管病的相对危险程度[5]

图6-13 高血压病各群发生心脑血管病的相对危险程度

度也不尽相同,年岁越高发生脑卒中的相对危险程度越大(图6-14)。

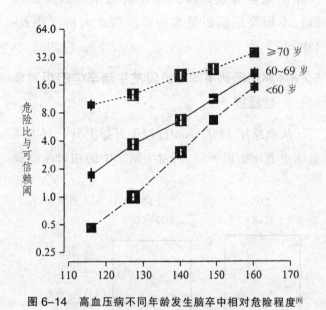

图6-14 高血压病不同年龄发生脑卒中相对危险程度[6]

5.3 视、听诊所见

5.3.1 视诊

原发性高血压病无特征性所见,通常高血压患者满月样颜貌,躯体丰满,身材纤细,皮肤偶见紫色条纹(purple striae),多毛症。

5.3.2 听诊

颈部、锁骨上窝、左肩胛部背部等有时听到收缩期杂音,特别是上腹部有时可听高音调收缩期杂音(abdominal bruit)。

5.4 尿液检查

尿蛋白本来就是急性肾炎和水肿共同的征象,而高血压初期尿常规基本正常。倘若发现连续性微量蛋白尿有可能是肾浓缩功能受损之先兆。若是青年患者应首先排除肾炎可能,若是50岁以上患者可考虑原发性高血压病的可能较大,并有尿比重下降。若是肾损伤病变逐渐发展,尿蛋白量增加同时可见红细胞和管型颗粒也增加。还可能是慢性肾小

球肾炎的类型中一种高血压型。如若发现尿碱增多的同时尿比重明显下降,多尿或低稠尿,血压升高应考虑为原发性醛固酮增多症(primary aldosteronism, PA),待进一步检查排除(已前述)。当发现尿蛋白的同时尿中还见中性颗粒细胞明显增多并有细菌尿者应排除肾盂肾炎。

5.5 胸部X线检查

5.5.1 主动脉前后位胸片所见

X线胸片主动脉所见升部、平行部、弓部呈迂曲延长,还见升部和降部明显扩张,并向左上纵隔即左上肺野凸出,沿着主动脉弓外缘内可见线型或弧型钙化影。此钙化影长短不一,长约1~2cm,宽约2~3cm,并由于孟克伯格(Monckebeg)首先描述,故称为孟克伯格动脉硬化(Monckebeg arteriosclerosis)。

5.5.2 心脏X线所见

高血压早期由于心肌向心性肥厚,心脏外形大小无明显改变;中期左心室明显扩张,心尖向左下延伸,相反搏动点向上移位;晚期左心室显著扩张,左心缘向左移接近左侧胸壁,更因为左心缘(主动脉弓)明显向左肺野凸出,Ⅱ、Ⅲ弓肺动脉弓、左心耳弓(腰部)凹陷与Ⅳ弓左室弓明显向左移,形成主动型心脏病如靴状型。高血压病情严重可波及右心室,也扩展导致全心衰竭,心脏外形明显扩张。

5.5.3 肺野X线所见

高血压晚期心功能代偿失调,影响左心房功能,导致肺淤血,胸片所见双侧肺门上下血管影明显增宽(>15mm)成蝴蝶状影。肺纹理增加,肺透明度减低,甚至表现间质性或泡性肺水肿。

5.5.4 主动脉病变影像学的鉴别

高血压病在传统胸片缺乏特异性征象,容易误诊为类似主动脉疾病,为此处于当代影像学飞速发展与检查技术提高之际,选择与高血压相关几种疾病作为鉴别供参考。①主动脉狭窄:胸片所见肋骨

下缘侵蚀（切迹）阴影（notching），此乃主动脉狭窄典型征象之一。因为主动脉血流通过狭窄区域受阻，必然形成侧支循环，以供给躯干和下肢血流，而肋骨动脉又是侧支循环最发达的血管，所以出现肋骨下缘切迹征以致鉴别。②主动脉弓动脉瘤：发生部位分为主动脉弓横部或主动脉弓结部。主动脉弓横部动脉瘤，从无名动脉起始部至左锁骨下动脉之间呈囊状扩张，可向上、下、左、中和前后伸展。较大的动脉瘤可向肺野突出（图6-15），压迫无名动脉、左锁骨下动脉、气管、食管、膈神经和喉返神经等。主动脉结部动脉瘤，发生于主动脉弓左侧呈球形扩张，可向肺突出。气管右移，左主支气管受压可致左肺下叶肺不张或肺炎。③主动脉夹层动脉瘤：首先

是主动脉壁结构脆弱，中层弹力纤维和肌层变性甚至囊性坏死，一旦管壁内膜遭到破坏，血液流入管壁中层，将其冲开而形成夹层淤血或水肿。凡动脉粥样硬化、高血压病、主动脉狭窄、马凡综合征等血管系统有明显缺陷者易患本病，发病年龄21~87岁，男女比例为2:1或3:1。发生部位最多为升主动脉起始部，占2/3其次为主动脉弓靠近动脉管韧带部位，占1/4；余者为胸降主动脉。隋邦森等报道[2]，阜外医院尸检心血管疾病346例，其中夹层动脉瘤5例，占1.4%。

类型：Ⅰ型，始于升主动脉瓣，扩展至动脉弓，直至胸、腹降主动脉，占60%~70%。Ⅱ型：局限于升主动脉，多发生于马凡（marfan）综合征（后述）。Ⅲ型，病变始于左锁骨下动脉开口处，向胸降主动脉伸展，不侵犯升主动脉，占20%~30%。

CT摄像：造影剂CT扫描，真腔因血流通畅，造影剂充盈良好，呈高密度影，假腔因血肿或血栓血流不畅，造影剂充盈不良，故呈低密度影（图6-16）。最近动态CT扫描问世，是一种快速扫描的检查方法，是从造影时间分布状态及速度快慢和显影图像密度高低，判断夹层动脉瘤的真腔与假腔。当快速注射造影剂初期，造影剂先流入真腔显示高密

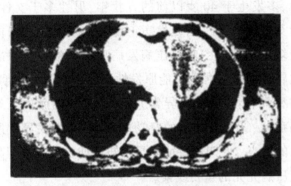

图6-15 主动脉弓动脉瘤

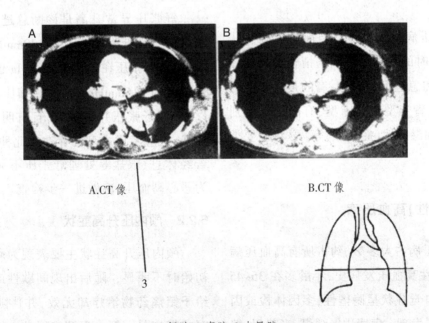

A.CT像　　　　B.CT像

1.假腔;2.真腔;3.夹层壁

图6-16 夹层主动脉瘤

度影,假腔呈低密度影;造影后期,真腔的造影剂处于排泄阶段则呈低密度影,此时造影剂流入假腔则呈高密度影(图6-17)。

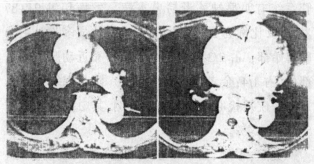
A.CT(CE)像升主动脉层面　　B.CT(CE)像主动脉根部层面

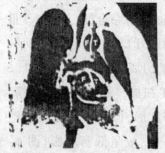
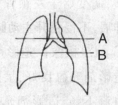

A
B

C.MRI

T:真腔;F:假腔
图6-17　夹层主动脉瘤

6　临床表现

原发性高血压病临床类型,当前尚无统一认识,有的是以起病时的病情进展和病情轻重程度分为缓进型(良型)和急进型(恶型);有的是以年龄为依据分为老年型、青年型和儿童型;有的是以鉴别诊断分为原发性和继发性(症状型)等。兹将主要类型分述如下。

6.1　缓进型(良性)高血压病

缓进型高血压病占大多数,约占所有高血压病95%,多数有家族性高血压发病史,年龄多在35~45岁。初期阶段无自觉症状呈隐匿性,多因体检或因其他疾病就诊时被发现。病情进展缓慢,当劳累、精神紧张时血压上升,经休息或情绪好转后血压降至

正常。本型虽然确诊,但若未能及时得到控制(各项治疗措施)或控制不当(治疗未达标),病情依然缓慢进展,血压逐渐上升,呈现持续性;血压波动幅度缩小。此时自觉症状因人而异,有的仍无自觉症状或有轻度症状,因而未能引起患者的重视,所以治疗依从率下降;有的头胀、头部沉重发闷或者有头晕、头痛、颈项强硬等症。若长期血压持续升高,可出现脑、心、肾、眼底等靶性器官的器质性损伤和功能性障碍等并发症,因而成为原发性高血压病的死亡率或致残率甚高的一类。

6.2　急进型(恶性)高血压病

急进型高血压病又称恶性高血压病,发病急骤,多发生于40岁以前的青壮年,男性多于女性,男女之比为3:1。若是发病年龄在50~60岁,很可能是缓进型(良性)高血压病发病后未经治疗急骤恶化转变而来的,也可能原发性高血压病的恶化期。本型具有:①舒张压异常升高;②并伴随颅内压升高症状;③并发严重的肾功能不全;④眼底异常所见的特点。此四项特征也是预知早期发现急进型高血压病先兆的重要线索。

6.2.1　舒张压异常升高

舒张压异常升高是诊断急进型高血压病的基本条件。凡舒张压持续在130mmHg以上可诊断为本型,若舒张压在115~129mmHg也应考虑本型。其警戒线为115mmHg。还有收缩压屡次在200mmHg以上,而舒张压并不升高,且有明显的颅内压升高症状,也应考虑本型的存在。此种舒张压异常升高若经休息、限盐等处理舒张压不见下降,就应警惕为恶心高血压,应做进一步检查。

6.2.2　颅内压升高症状

颅内压升高症状主要表现为顽固性头痛,发病初始时不明显,随后出现间歇性或持续性头痛,虽给予镇痛药物治疗却无效,并伴随颈项强直、恶心呕吐等症状。颅内压测定可达250mmH$_2$O(2.45kPa)以上。若颅内压上升至500mmH$_2$O(4.9kPa)以上即可

出现高血压脑病（hypertensive encephalopathy），也就是高血压病危重症。临床表现血压急骤上升，以舒张压为主，剧烈头痛、恶心、呕吐、烦躁不安、抽搐、运动和知觉障碍，并发一过性意识不清，甚至昏迷、失语、偏瘫。眼底所见视盘水肿、视网膜水肿和视网膜出血、白斑、细动脉口径狭小。病的发作时间长短不一，少则数分钟至数小时，长则数日。此种脑病应排除肾小球肾炎、妊娠高血压综合征等。

颅内压升高首先排除颅内肿瘤和脑血管病，首先由于颅内肿瘤的性质不同和颅内肿瘤的部位不同，临床表现各异，20%以癫痫为主；后者多由于血管源性（动脉粥样硬化）、血液动力（高、低血压）和血液因素（少数血流性疾病）等所致。应做进一步检查头颅 CT、MRI、血管造影等作为鉴别依据。

6.2.3　肾功能不全

急进型（恶性）高血压病不但在慢性肾衰竭（chronic renal failure，CRF）患者中的发生率高达80%，而且在肾功能不全代偿期还可见尿蛋白中度增加，尿比重<1.015；尿肌酐清除率<50%（<22mmol/L）、尿肌酸（creatine）清除率和对氨基马尿酸（para aminohippuric acid，PAH）清除率明显降低，肾血流量仅为正常的 1/4（<300mmol/min）以下。特别是肾血流量还能评估本型治疗效果和预后的生存率。本型患者得到积极有效治疗，其预后明显向良性转移，肾血流量明显恢复到正常 1/2 以上，5 年生存率可达 75%。相反未经治疗，肾血流量持续下降，5 年生存率仅为 27%。

6.3　老年单纯性收缩期高血压

单纯性收缩期高血压（simple systolic hypertension）是 60 岁或 65 岁以上老年人常见的高血压病，约占老年高血压 50%，也是导致老年人发生脑卒中、冠心病、糖尿病、肾功能不全等疾病的致残率最高的危险易患因素。

6.3.1　定义

WHO/ISH 1999 年高血压治疗指南，将单纯性

收缩期高血压定义为收缩压（SBP）≥140mmHg、舒张压（DBP）<90mmHg 的高血压，且在最初升高的读数至少复查 2 次以上，每次取大于 2 个读数的平均值[4]。由于老年人血压调节功能降低，因此血压的波动性较大，容易出现诊室（白大衣）高血压和假性高血压。虽说诊室随时血压测定是有用的，并能确立血压诊断标准和治疗标准，但未必反映个体的真正血压值，也不能发现白大衣高血压和假性高血压，以及日内血压变动异常的各类型高血压。因此，要确诊单纯性收缩期高血压和寻觅日内高低波动的血压值，则需要依据 24h 动态血压监测或自测（家庭）血压方法（已如前所述）。排除白大衣高血压和假性高血压，还可发现日内血压变动频率异常的各型高血压，如夜间非降压型、夜间过度降压型和凌晨高血压型。特别凌晨高血压发生心、脑血管疾病的频率较高，所以其危险性极大。关于诊室测量法和家庭测量法两者孰优见表可知（表 6-5）。

表 6-5　诊室血压测量法与家庭测量法的比较

	诊室血压 测量方法	家庭血压 测量方法
测量频率	少	多
白大衣高血压	+	−
假性高血压	+	−
夜间血压测定	不可以	部分可以
预知血压短期变动	不可以	部分可以
预知血压长期变动	可以	适合
药物治疗评估	不可以	适合

6.3.2　老年高血压与循环动态的生理性变化

血压如果超过一定界限的数值，就会对生命预后产生恶。因此，老年高血压所具备的特征是收缩期血压升高（超过界限）而舒张压期血压降低，造成脉压增大。其因缘为部分大动脉血管缓冲功能（Windkessel）发生改变。在健康状态时，收缩期从心脏搏出的血液，经血管柔软弹性收缩将血液储存于膨胀的主动脉内，当舒张期受血管弹性作用，使其血管径恢复到原来大小，将血液送往至末梢血管。

然而，由于老年人的动脉血管壁平滑肌细胞增殖，弹性纤维减少，导致动脉血管壁硬度（stiffness）坚韧，管壁伸展性缩小，血管弹性减弱，造成血管膨胀率明显下降。储存在主动脉膨胀内的血液也相应减少，收缩期所搏出的血液大部分流向末梢，因而膨胀率的降低引起的缓冲功能失调是加重收缩压升高原因之一。另一方面由于储存在主动脉膨胀部位内血流量减少，而舒张期流向末梢的血流量同样减少，导致舒张压降低。结果出现脉压加大，更加速动脉粥样硬化的发展。

收缩期血压和舒张期血压不仅是从心脏搏出的血流量和血管之间形成的，还取决于末梢反射波和血管驱出血液的脉波相结合一起所产生的脉波，共同影响收缩压和舒张压的升降。特别是老年人收缩压随年龄增长逐渐升高，而舒张压多在 50~60 岁达到顶峰以后，就开始下降，因而形成单纯性收缩期高血压。老年人的收缩期血压每升高 1mmHg(0.133kPa)，年死亡率增加 1%，据报道工业化国家，单纯收缩期高血压的患病率 60 岁为 5%，70 岁为 20.6%，80 岁为 23.6%。我国女性患病率明显高于男性，尤其高峰期较男性提前 10~20 岁。

6.3.3　老年高血压与血压波动的相关性

常人每日的血压值在睡眠时下降，起床前至上午血压开始升高，下午缓慢下降，傍晚血压出现一时性升高。此种血压波规律在健康老人日常生活中保持每日活跃的作用（activity of daily living，ADL)与年轻人一样维持血压值波动规律。该血压变动规律将在 24h 时间内发生血压波动称为短周期血压变动。例如夜间血压本应下降故称为勺型（dipper）血压；反之夜间不降低称为非勺型(non dipper)。兹于勺型和非勺型当前初步拟定，即：(醒时收缩期血压平均值−睡眠时收缩期血压平均值)醒时收缩期血压平均值<10% 称为非勺型；10%~20% 称为勺型；>20% 称为极度勺型[5]。据报道，非勺型血压要比勺型血压多，然而极度勺型血压比非勺型血压还多，结果提示夜间血压过度下降与脑梗塞有关。

6.3.4　老年高血压与凌晨高血压

凌晨高血压仍属于老年高血压中短周期血压变动的另一类型，是老年收缩期高血压患者中常见的血压征象，也是导致心肌梗死、心源性猝死和脑卒中等病的危险因素。大多数发生在早晨，可能导致致残或致死的危险后果。凌晨高血压分为 3 型：①急剧上升的升压波形型（pressor surge type);②逐渐升压的持续升压型(sustained elevation type);③看不到夜间降压的持续高血压型 (sustained hypertension type)。凌晨高血压测定多采用自测血压方法即家庭血压测定 （HBP） 或 24h 动态血压监测方法(ABPM)， 以 135/85mmHg 以上作为凌晨高血压诊断标准。凌晨高血压的发生频率，据报道 60 岁以上未经治疗的老年收缩期高血压在 160mmHg 以上者约占 40%，而 70 岁以上虽然治疗但仍占 45%。两者无论治疗与否，于凌晨高血压上升之际同时做心动\超声检查，均发现左心壁肥厚、左心室肌重量系数以及 A/E 比呈有意正相关。

凌晨高血压的发病机制：首先考虑到是交感神经和肾素−血管紧张素(RA)，由于交感神经在凌晨觉醒时，血压急剧活化而肾素−血管紧张素系统在深夜时极受抑制，当凌晨临近之前开始活性亢进导致心率加快和心搏出量增加，致使末梢血管阻力加大进而刺激交感神经 α_2−受体使其血小板凝聚功能亢进。加之由于血管紧张素 Ⅱ 经纤溶酶活性抑制因子−1(PAI−1)的增加进而抑制纤溶酶活性，可能引发凌晨高血压。

凌晨高血压的治疗：依据上述凌晨高血压的发病机制必须从交感神经和肾素−血管紧张素抑制剂着手。其中 α_1−受体阻断剂多沙唑嗪在就寝前服用，具有控制 24h 血压变动功能，故对凌晨高血压发挥较好效果。但是着遇压力感受器反射低下的老年人应用多沙唑嗪会引发直立位低血压，故应少量或慎用为妥。再则多沙唑嗪与服用氯噻酮(chlorthalidone)相比，心力衰竭的发生率呈有意义的增加，因此 α_1−受体阻断剂之际需在确认无潜在性心力衰竭的基础上开始应用比较安全。

凌晨高血压的治疗原则以既能控制早晨高峰血压值，又能不出现夜间低血压的征象为选择最理想的药物的标准。据报道，血管紧张素转换酶抑制剂群多普利（trandolapril），就寝前服能够维持24h血压控制和理想峰谷比值(T/P ratio)，或者应用血管紧张素Ⅱ受体拮抗剂(ARB)缬沙坦同样具有维持24h长时间的降压效果，并没有ACEI干咳的副作用，优于ACEI。还有长效型钙离子拮抗剂二氢吡啶类（氨氯地平）的缓释制剂，凌晨服用也能够维持24h血压控制，并对抑制早晨的升压波型、持续升压型以及持续高血压型等凌晨高血压均有良好效果。控制凌晨高血压是实现提高凌晨高血压管理的有效措施。

6.3.5　老年高血压与直立位低血压

老年高血压与直立位低血压仍然属于短周期血压变动范畴内，缘由老年收缩期高血压患者随着年龄增长，压力感受器(pressoreceptor)反射调节敏感性功能减退，常常表现直立位低血压。如果直立位的收缩期血压下降10mmHg，伴有头晕或晕厥即可考虑直立位低血压。尤其老年收缩期高血压患者合并糖尿病或脑血管疾病以及服用利尿剂、静脉扩张剂（硝酸盐类、α-受体阻断剂、西地那非类）、抗精神病药物，还可能出现在服降压药物过程中，这些都与压力感受器调节血压敏感性功能减退有关。所以应用利尿剂或静脉扩张剂时，应适当注意安全[7]。

6.3.6　老年高血压并发症在治疗上的主要策略

老年高血压的并发症较多，如高脂蛋白血症或称高脂血症、糖尿病、冠状动脉心脏病和脑血管病等。由于老年人的胆固醇和甘油三酯随年龄增长逐渐升高，因此老年人较多出现的高脂蛋白血症与高血压并列为高龄疾病同时，也都是动脉粥样硬化和心脑血管疾病的易患危险因子。这些疾病互相衔接、互为因果[8]，因此在高血压各自并发症具体治疗上，应以人为本，整体治疗观为主，还要照顾到老年人合并其他多种疾病，因而服药的种类繁多，服药时间变化更复杂，引起患者的服药顺应性下降，所以老年高血压并发症在治疗上显得十分费力或费时。为此，则需要因人因症而异，切忌头痛医头，脚痛医脚；单一治疗方案难以获得最理想的治疗效果，现将高血压并发症在治疗上主要策略分别叙述之。

6.3.7　老年高血压合并高脂蛋白血症

老年高血压的合并高脂蛋白血症最为常见。在人群中只有5%家族性高胆固醇血症和10%家族性复合型高胆固醇血症（遗传素质），余85%未见明确的孟德尔(Mendal)型遗传模式，因此高脂蛋白血症的增加是多种因素。主要由于我国人民生活提高，饮食结构发生变化，高胆固醇食品增多，吸烟饮酒或欧美化生活，以汽车代步、减少运动、生活不规律等外环境因素，使40岁以上人群遭受肥胖或体质指数(BMI)升至26.4以上，随即而来高脂蛋白血症的发病率也明显上升。该病初始时缺乏明显症状，呈隐性疾病，所以在高血压治疗的同时也应做血脂测定。即使未见血脂水平异常，仅有BMI超过26.4以上者，就应两病同治，一则治疗高血压，二则治疗高脂蛋白血症的未病，两病在药物治疗前，先采取饮食疗法为中心管理方法，改善不良生活习惯以及开展适当体育运动是为上策。

近来冠状动脉粥样硬化心脏病的发病率明显上升，根据国内外流行病学调查显示与胆固醇水平升高密切相关。如果能够降低胆固醇水平，即可降低冠状动脉心脏病的发病率。为此，需对高血压合并高脂蛋白血症（胆固醇为主）两病同治，因人而异，采取饮食疗法为中心和适当运动疗法，若无效果的再用药物疗法作为两病管理标准（表6-6）。

饮食运动疗法和生活规律性戒烟指导措施，为期3~6个月效果不明显者，改为药物疗法。开始应用药物治疗之时，不能单纯依赖药物治疗，仍然继续实施饮食和运动疗法。有时在饮食和运动疗法疗效不理想之际，往往药物治疗也不理想，此种情况，使用降胆固醇药物或限制摄入动物脂肪食品，可能有效。

表6-6 高血压合并胆固醇血症的治疗管理标准

种类	参考值 (mmol/L)	血脂	饮食疗法 应用标准 (mmol/L)	药物疗法 应用标准 (mmol/L)	治疗目标值 (mmol/L)
TC　　　　(S)	2.83~6.00				
LDL-C　　(S)	1.56~6.72				
A 冠状动脉粥样硬化性心脏病	(−)	LDL-C	> 3.64	< 4.16	< 3.64
其他危险因子	(−)	TC	> 5.72	> 6.24	> 5.72
B 冠状动脉粥样硬化性心脏病	(−)	LDL-C	> 3.12	< 3.64	> 3.12
其他危险因子	(+)	TC	> 5.20	> 5.72	> 5.20
C 冠状动脉粥样硬化性心脏病	(+)	LDL-C	> 2.60	> 3.12	< 2.60
		TC	> 4.68	> 5.20	< 4.68

TC:胆固醇;LDL-C:低密度脂蛋白-胆固醇;(S):血清;冠状动脉粥样硬化性心脏病:心肌梗死、心绞痛、无症状心肌缺血、冠脉造影见有意义的狭窄;其他危险因子(动脉硬化因子):男性>45岁、女性闭经后、有冠心病家族史、高血压140/90mmHg以上、高甘油三酯血症、低密度脂蛋白-胆固醇血症、吸烟。

　　饮食是生命之源,也是致病的根源,如同雨露既能滋养万物生长,也能助长杂草丛生。这取决于采取什么样的饮食结构。因而高血压和高血脂两病同治之际,都要做到因人而异,因为饮食搭配非一日之用,实乃长年累月一生生命均赖以生存,饮食生活良好与否是关系到健康质量的重大问题。故必须充分向患者说明此种道理,以便提高患者知晓率和依从性,方可起到两病同治的控制管理目标。

　　饮食食谱中的分配,脂肪成分不能超过总热量的25%,其中饱和脂肪酸总热量界定为10%,若含量增多会增加低密度脂蛋白胆固醇的含量,因此需要控制胆固醇的摄入量,应躲避胆固醇含量较多的食品,如鸡蛋、鹌鹑蛋、鳕鱼子、生奶油、黄油、海胆、鱿鱼、猪结肠、肝等。减少甜食摄入、减少食盐摄入,每日以6g为宜。最理想适合的食品为富含纤维食品,如干柿子、大豆、小豆、毛豆、牛蒡、香菇、羊栖菜;含各种维生素食品,菠菜、小松菜、青椒、南瓜、杏仁、草莓、猕猴桃、橘子等。

　　运动疗法锻炼得当,可促进人体肌肉氧化代谢容量和心血管活动能力加强,使其最大摄氧量及肌肉活动能力均增高,有利改善脂质代谢、发挥脂蛋白酯酶活性功能,从而减缓高脂蛋白血症的进程。每当运动血循环反应,包括肌肉在内血流速度加快,毛细血管扩张,血管收缩力降低,心血液输出量增加,使更多的血液流入肌肉中,肌糖原分解加速,致使肌肉中氧供应量增加。反之运动不足引起能量消耗减少,基础代谢下降,脂肪过量蓄积,导致内脏脂肪明显增加,尤其是腹腔内肠系膜中大量脂肪堆积影响肠蠕动,限制膈肌运动,妨碍呼吸功能和心肌伸缩功能,导致高血压病、高脂血症以及动脉粥样硬化的发生和发展。

　　运动疗法应选择安全有效的实施方法,否则实施方法不当,不但不能产生期待效果,反而可能增进病情恶化,因而需依据个体的差异性拟定运动治疗方案,才能达到运动疗法的目的。

　　运动处方(exercise prescription)这词于20世纪50年代美国生理学家卡波维奇提出,于1969年经WHO正采用。运动项目包括散步、跑步、骑自行车、上下楼梯、游泳、广播体操、跳舞、太极拳、网球、高尔夫球、门球、郊游等。主要根据自身喜好和兴趣选择,并持之以恒才能取得效果。

　　运动量(运动负荷)是运动处方中的核心内容,是由运动强度、运动时间、运动的数量和运动项目构成。这些条件的组成应该是相互协调和相互制约的,原则是运动所消耗的热量应与摄入的热量保持平衡,唯独肥胖(BMI 28以上)者,运动热量应大于消耗热量。

　　运动量计算方法:运动量单位用焦耳(kJ)表示、

肌体耗氧量以 VO₂% 表示、能量代谢以 RMR 表示。
计算公式：

$$能量代谢率（以耗氧量为基础）=\frac{运动时代谢-安静时代谢}{基础代谢}$$

即

$$\frac{运动时\ VO_2-安静时\ VO_2}{基础代谢}$$

目标心搏数依据 Karvonen 公式求出（常数 K=0.5）：[(220-年龄)-安静时心搏数]×0.5 + 安静时心搏数；

简易方法：运动中脉搏率=170-年龄（岁）

高血压和高血脂两病采用有氧运动，不主张进行在运动中收缩压和舒张压同时大幅度上升的等长性运动。理想的有氧运动能够使舒张压下降，而收缩压略上升较为适宜。因此有氧运动的强度以心搏储备力（HR reserve）的 50% 为目标，或者应用 Bong 指数的自觉运动强度从 11 指数（舒服）到 13（稍累）也可。

据报道称自觉运动 Bong 指数已达到 13（稍累）以下强度的男性占 33.7%，女性 23.7%，从人数比例看不算少。然而由于血压上升往往致使自觉运动中止，为此不如采取较低强度运动，能量消耗较小如散步、骑自行车等运动，每次 20~30min，每周 3~5 次，保持长期性对高血压和高血脂也有效。

总之，老年高血压和高血脂患者，长期定时运动，不仅对高血压和高血脂病达到治疗目的，还可改善胰岛素抵抗、肥胖、脂质代谢障碍，可使心血管疾病危险因素减少，并能提高自我活动机能，对生活质量产生良好效果。

老年高血压病合并高脂蛋白血症的药物治疗原则，从收集的实验研究资料结果表明，β-受体阻断剂、利尿剂对老年高血压病均具有降压治疗效果，但是这种药物对糖质和脂质代谢均有不良作用。而 α-受体阻断剂盐酸哌唑嗪、盐酸特拉唑嗪等药物对脂质代谢有良好作用，ACE 抑制剂、血管紧张素 Ⅱ 受体拮抗剂（ARB）、钙拮抗剂对糖质和脂质代谢几乎均无影响（表 6-7）。

从表中所见，几种降压药物，对脂质代谢无任何影响作为首选推荐药物。

（1）α-受体阻断剂：α₁-受体阻断药物有盐酸

表 6-7　各类降压药对血清脂质的影响

	TC	HDL-C	TG
α-受体阻剂	→~↓	→~↓	→~↓
ACE 抑制剂	→	→~↑	→
Ca 拮抗剂	→	→	→
β-受体阻剂		↓	↑
利尿剂	↑	→~↓	↑

注：TC:总胆固醇；HDL-C:高密度脂蛋白-胆固醇；TG:甘油三酯；ACE:血管紧张素转换酶。

哌唑嗪（prazosin hydrochloride）、盐酸特拉唑嗪（terazosin hydrochloride）、甲磺酸多沙唑嗪（doxazosine mesylate）等。都有明显降低血清胆固醇（SC）和低密度脂蛋白胆固醇以及甘油三酯，并能增加高密度脂蛋白胆固醇水平的作用，比照利尿剂和 β-受体阻断剂对高血脂在治疗上所引起的不良反应，更显示出独特的优势。还发现 α-受体阻断剂对高血压病合并糖尿病血脂异常和前列腺肥大的患者均有效果。因此 2004 年高血压治疗准则，将 α-受体阻断剂确定为高血压病和高血脂病的积极使用药品。

α₁-受体阻断剂不良反应：各种 α₁-受体阻断药物所产生的不良反应基本相似，无非是程度上有所差异。主要为首剂使用 2~4h 后发生直立性低血压和晕厥，称为"首剂现象"。如盐酸哌唑嗪合用利尿剂或摄入低盐饮食时，发生首剂现象较常见。而盐酸特拉唑嗪和甲磺酸多沙唑嗪，因为吸收缓慢首剂现象较少。因此使用 α₁-受体阻断药物盐酸哌唑嗪时，必须在晚间睡觉前服用小剂量，并且在开始治疗前一天避免使用利尿剂或其他抗高血压药物，可减少首剂现象的发生。其他不良反应还有乏力、头痛、心悸和恶心，不影响继续使用可自行消失[5,9]。

（2）血管紧张素转换酶抑制剂（ACEI）与血管紧张素 Ⅱ 受体阻断剂（ARB）：ACEI 目前已批准在国内外上市药品有十余种，其中主要有卡托普利（captopril）、依那普利（enalapril）、雷米普利（ramipril）、贝那普利（renazepril）等，均对脂质代谢有改善作用。其中于 1981 年第一个面市的口服药卡托普利，除有改善血脂代谢外，还有良好的降压作用，一箭双雕。不良反应较常见的为干咳（15%~20%），多发生于用药早期,其他不良反应皮疹、瘙痒、嗜酸性粒细胞增多症、味觉异常,均为期短暂,可自行消失。用药方法先从低剂量开始(6.25~12.5mg,每日2~3次),无任何反应增至25mg,每日2~3次。因食物影响吸收应于食前1小时服用。依那普利对ACEI的抑制作用比卡托普利对ACEI的抑制作用强约10倍,作用出现缓慢,服药后4~6h其作用可达高峰并维持24h以上,开始使用剂量5mg/d,根据病情递增至每次10~20mg,每日1次。有10%服药后出现干咳,其他不良反应较小。贝那普利为一强效、长效ACEI制剂,用药后2~6h达高峰并维持24h以上,每日1次、每次5~20mg,不良反应为头痛、头晕、上呼吸道症状、咳嗽加重等。

(3)钙通道阻滞剂:钙通道阻滞剂(calcium channel blocker, CCB),又称钙拮抗剂(calcium antagonists),未见到对脂质代谢有不良反应。是高血压病合并高血脂病的老年患者常用药物之一。除有良好降压效果外,对心脑血管疾病也有效,还能预防脑血管障碍,所以成为老年高血压患者积极使用药品。不良反应为末梢水肿、颜面潮红、心悸、头晕、疲乏等。有关钙拮抗药品的各种制剂请参阅本章高血压病药物疗法章节。

降血脂药物治疗,是在上述饮食和运动疗法治疗3个月以上未见高血压与高血脂明显改善情况下,可依据个体差异,仔细检查有无脏器功能低下,以及查明何种血脂异常,采取有的放矢的选择性应用降脂药物治疗。胆固醇、甘油三酯、低密度脂蛋白等血脂升高或高密度脂蛋白降低的情况下,常选用辛伐他汀(simvastatin)5~20mg/d,或者普伐他汀(pravastatin)5~10mg/d,阿托伐他汀(atovastatin)10~20mg/d。应从小剂量开始,虽然小剂量,在大多数病人中往往可获得满意的效果。他汀药物共同不良反应:乏力、肌痛、消化道不适、皮疹或肝酶ALP升高。适合在晚餐后睡觉前顿服。因为肝脏合成胆固醇在夜间最为活跃,所以在此时间中有较高血浓度他汀疗效最佳。

6.3.8 老年高血压合并糖尿病

近年来由于生活质量不断提高,高血压病和糖尿病迅速上升,已成为21世纪常见病、多发病。尤其是老年人因为增龄,动脉逐渐硬化,主动脉弹性下降,致使收缩压明显上升,舒张压下降,脉压增大,形成老年高血压病的特征。从而导致脏器血流降低,血流自动调节功能也下降,骨骼肌明显减少,而内脏脂肪蓄积增多,可助长胰岛素抵抗增强。为了预防高血压病合并糖尿病的发生或发展,在治疗高血压病的同时控制血糖具有同等重要意义。且由于糖尿病患者对降低药物的反映偏低,因此使用单一降压药物控制血压恐怕难以胜任,更难以达到高血压病的治疗目标。所以必须采取联合降压药物,可用长效型药物,从小剂量开始。首选药物应该选择对胰岛素无不良反应的药物,如血管紧张素Ⅱ受体阻断剂、血管紧张素转化酶抑制剂和钙通道阻滞剂。ARB、A-CEI具有调节肾素、血管紧张素系统的平衡作用,且血管紧张素Ⅱ还能降低血管末梢血容量参与抑制末梢糖的吸收,直接抑制细胞内胰岛素信号传递系统,以此改善糖质代谢。所以高血压病合并糖尿病的降压药物治疗中,ARB和ACEI所发挥的作用较大,而且还对脏器具有保护性作用,譬如对合并心力衰竭缺血性心脏病和糖尿病性肾病都十分有用,即便是老年人也有同样的作用。肾脏保护作用的机制,是由于改善肾的超滤过作用所致。但在老年患者中应注意血清肌酐值,虽然在正常范围,也应想到潜在的肾功能低下,若发现血清肌酐值超过176.8mmol/L(2.0mg/dL)以上,应慎重用药或停止用药,进行肾功能障碍检查。

钙通道阻滞剂对改善胰岛素抵抗或肾小球肾病高血压均有效果。当肾性高血压比较难以控制时,可与ACEI、ARB联合用药。

α-受体阻断剂也有改善胰岛素的抵抗性作用,并适合糖尿病性神经障碍的患者,但应十分注意发生直立性低血压。兹于利尿剂容易引起低钾血症,并抑制胰岛素的分泌功能,即使并用其他降压药物,也难得到十分满意效果。

总之,高血压病与并发症的用药,非同没有并发症的单一用药方法，但因为各种降压药物之间对高血压病的并发症存在不尽相同的药物特性，因此必须区分哪些药物是属于首选药、次选药、慎用药和禁用药，以免由于选药不当影响治疗效果（表6-8）。

有关高血压病合并冠心病和脑血管障碍，请参阅冠状动脉粥样硬化心脏病、脑和动脉硬化脑栓塞等章节。

6.4 症状性高血压

6.4.1 概述

症状性高血压又称继发性高血压，此种高血压原因明确，约占所有高血压患者的5%。原发性高血压病与症状性高血压两者从临床表现至机体受损上基本相似，容易误诊，唯独在治疗方法上各不相同，如果能够治愈将症状性高血压的原发病，升高的血压自然而然下降，恢复正常血压限界。

为了避免将症状性高血压误当成原发性高血压病而造成误诊误治，必须做好鉴别诊断。首先要从可疑引起症状性高血压的各种症状体征和特征开始。高血压的素质，35岁以上虽然患高血压，但没有明显高血压近亲家族性疾病史；高血压病情进展在短时间（以月为计）急速进展；应用降压药

物治疗出现严重抵抗性；血压测定左右肢或上下肢的血压值均不一致，这些所见为症状性高血压的特征。

6.4.2 症状性高血压的分类与鉴别诊断

症状性高血压大体可分为四类：①肾脏疾病；②内分泌疾病；③血管性疾病；④颅脑疾病等。症状性高血压的鉴别诊断，详见诊断流程（图6-18）。

7 抗高血压药

7.1 概述

原发性高血压病（简称高血压）虽然在治疗领域经过50年历程，并在治疗策略上取得巨大成果，但到目前为止仍然在改进和提高之中。然而，高血压病患病人数尚未能得到控制，还在继续增多，不论美国、中国，均是如此。2009年8月27日美国波士顿大学医学中心的阿拉姆·V·乔巴尼扬教授在《新英格兰医学杂志》上发表《高血压的悖论——尽管治疗改善但未控制的高血压有增无减》[10]。为此，为了能够起承转化使高血压病的防控措施收到推陈出新的效果，必须由医患携手共同努力，突破旧观念转变新观点。譬如，由过去关注舒张压转变为

表6-8 高血压并发症的用药选择

降压药 并发症	钙通道阻滞剂	ACEI	ARB	α-阻断剂	β-阻断剂	利尿剂
脑卒中恢复期	◎	◎	◎			
缺血性心脏病	○	○	○	△	◎	
慢性心功能不全		◎	◎		△	○
慢性肾功能不全	○	△	△	○		△
慢性肾炎	○	◎	◎	○		○
糖尿病	○	◎	◎	○	△	△
高脂蛋白血症	○	○	○	○	△	△
高尿酸血症	○	○	○	○		×
周围性动脉粥样硬化	○	○	○	○	×	△
前列腺肥大	○	○	○	◎		△
妊娠中毒症	○	×	×	○	○	○

注：◎：首选药；○：次选药；△：慎选药；×：禁用药。

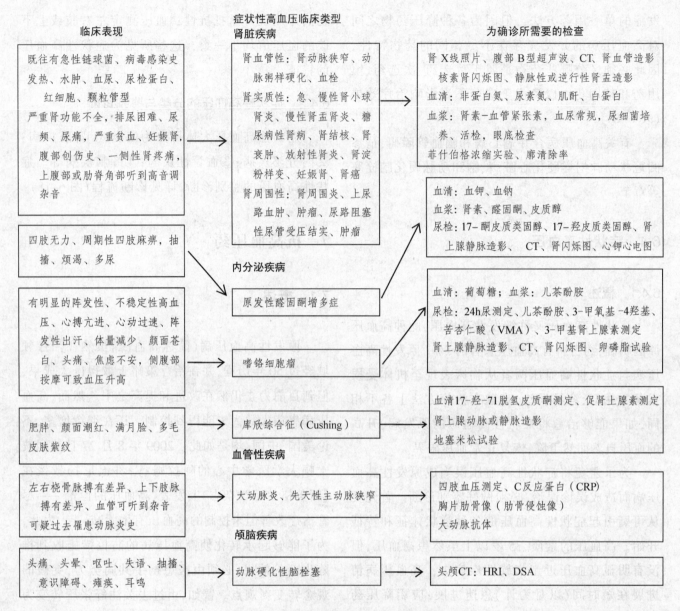

图6-18 症状性高血压鉴别诊断流程图

重视收缩压和脉压;从只重视单一药物治疗转变为联合治疗;从重视单纯高血压病治疗转为涵盖靶器官(心、脑、肾)损伤的保护性治疗;从过去认为高血压病不须积极治疗,错误认为高血压病是机体代偿性反应,是器官老化的结果,还强调有利于脏器血液灌注,转变为不但需要积极治疗还要做到规范化、多元化、目标化。并要在应用抗高血压药开始治疗前,首先把住生活习惯规律关,包括健康的平衡饮食,适当的有氧运动,良好的精神情绪,有效的戒烟限酒,适宜的劳逸结合等。只有生活习惯规律化成为齿轮左轮,才能服用降压药作为齿轮右轮。这两个车轮运载配合良好,不但可能完成降压药达标

目的,还能防御心、脑、肾疾病的发生并能减缓高血压病引发靶器官损伤的进展(图6-19)。高血压病开始治疗前除纠正生活习惯外,还应拟订初始治疗管理计划(图6-20)。

7.2 合理运用抗高血压药

7.2.1 选择抗高血压药治疗高血压的原则

①高血压级别或严重程度;②伴随危险因素及数量;③有靶器官损伤及其程度;④并发症的病情状况;⑤并存疾病的药物治疗之间有无相互影响或

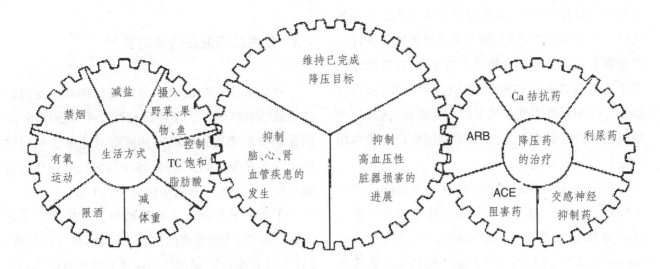

左轮:生活方式轮;中央轮:效果轮;右轮:降压药轮

图 6-19 生活习惯规律化与降压药相互关系[11]

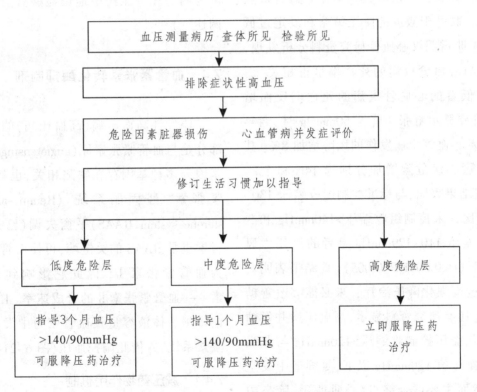

图 6-20 高血压病初诊时治疗的管理计划[6]

不良作用;⑥所选治疗药物能否减少心血管病的发病率或死亡率的证据。

7.2.2 降压药物联合治疗的指征

①高血压Ⅱ级血压值 160/100mmHg 以上;②高危高血压夜间血压负荷高的患者;③高血压Ⅰ级并发心、脑、肾、眼底等靶器官已有器质性损伤;④老

年收缩期高血压;⑤高血压病患者的血压值超过目标值 20/10mmHg 以上者。

7.2.3 高血压病如何实现降压药物达标的注意事项

治疗高血压病本身就是一个极其复杂的过程。凡是已经确诊的高血压病,只有先行 3 个月的生活规律调控及合理的饮食摄入和运动疗法等措施,若

未能达到目标治疗目的的,方能实施抗高血压药物治疗。在初始治疗之际,即可采用两种或三种降压药物联合治疗。但在药物组合方案上,需要依据患者个人对抗高血压药物的敏感性、耐受性、依从性以及年龄和血压不同类型等的不同特点,选择适当降压药物拟定联合治疗方案;对病情稳定患者可用固定复方制剂。

2007 年 ESC/ESH 指南[12]推荐对高血压病合并糖尿病、脑卒中、冠心病以及肾功能不全等人群的目标血压值只低于 140/80mmHg,不宜低于 120/70mmHg 以下。这是因为对高血压病高危患者或高血压病并发症患者的治疗目标血压值争议颇多,许多学者认为,血压水平过高或过低均对心血管疾病产生不利影响,所以对具有明显心血管疾病患者,不宜采取过于激进的降压策略和设定过低血压目标值。弗雷明汉心血管研究资料分析发现,收缩压水平与心血管疾病的死亡率呈正相关,而舒张压水平低者的心血管疾病的死亡率反而增加。SHEP 研究显示舒张压降至 50mmHg 时,老年高血压病患者心血管疾病发作的风险增加 8%。其中脑卒中、冠心病危险增加分别为 14% 和 8%。INVEST 研究结果表明,与标准控制组收缩压 130~140mmHg 相比,未控制组收缩压>140mmHg 和严格控制组收缩压 110~129mmHg 患者的总死亡风险均显著升高($P<0.0001;P=0.005$)。此结果表明对糖尿病患者过度强化降压治疗,未必能够改善糖尿病的预后。还有研究资料显示,高血压病并发糖尿病患者强化血压控制收缩压>120mmHg 与非强化血压控制血压值 120mmHg 以下,尽管卒中发生明显减少,然而主要联合终点(心肌梗死、脑卒中和心血管疾病的死亡)的减少,并未达到统计学差异[8]。

总之,降压达标已成为降压治疗的基石,降压的策略是如何对待高血压病的高危人群和并发冠心病患者,应避免降压过低、过快,特别是初始选用的降压药物,首先是起效和缓,强效平稳而持久,低血压发生率较低,并且能够改善高血压病患者长期预后的降压药物。

7.3 常用抗高血压药物的分类

抗高血压药物的临床应用是依据高血压病的各种发病机制作为治疗靶目标而发挥降压作用,以便保护重要靶器官的同时达到降低心血管病的发病率或病死率目的。为此,将常用的抗高血压药物根据降压药的主要作用部位分为六大类。

①血管紧张素转化酶抑制剂;②血管紧张素受体阻断剂;③钙通道阻滞剂;④交感神经抑制剂:i.肾上腺素受体阻滞剂(α、β-肾上腺受体阻滞药),ii.中枢神经降压药,iii.神经节阻滞药;⑤利尿药;⑥血管舒张剂。(注:①和②两药本应合并而论,但因为两药在降压药中地位显赫有前途,故而分别阐述。)

7.4 血管紧张素转化酶抑制剂

原发性高血压病(高血压病)的发病机制有一部分是与血管紧张素原(angiotensingen)基因-肾素基因等多种基因存在缺陷相关,也就是肾素-血管紧张素-醛固酮系统(Remin-angiotensin aldosterone system,RAAS)平衡失调(已如前述),并且肾素也是 RAAS 的关链酶,可使血管紧张素原裂解为血管紧张素Ⅰ,因此它影响到 RAAS 效应激素——血管紧张素Ⅱ的合成速率。RAAS 还是调控钠排泌、体液容量及血管张力中发挥中心作用的激素系统,并借此调控血压(图 6-21)。

7.4.1 减压药物作用机制

1965 年 Forreira 等从巴西毒蛇的毒素中发现一种能增强缓激肽(bradykinin,BK)作用的肽类物质,称为缓激肽增强因子。它对降解缓激肽的酶(激肽酶Ⅱ,kininaseⅡ)具有抑制作用,还能抑制血管紧张素转化酶。经证明 ACE 与激肽酶为同一物质,即能将 AngⅠ转变为 AngⅡ,也能使激肽酶失活。ACE 抑制剂主要是通过抑制 AngⅡ的生压机制而发挥降压作用(表 6-9)。

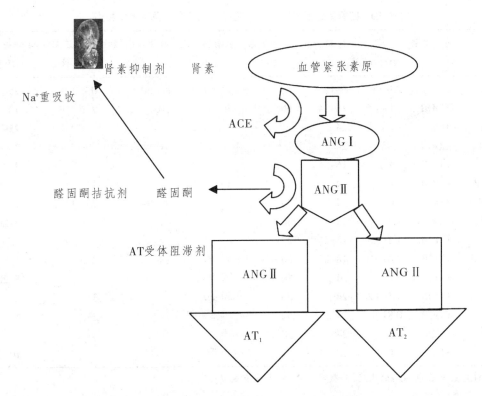

ACE:血管紧张素转换酶;ANG Ⅰ:血管紧张素 Ⅰ;ANG Ⅱ:血管紧张素 Ⅱ;AT₁:血管紧张素Ⅰ型受体;AT₂:血管紧张素Ⅱ型受体

图6-21　影响肾素-血管紧张素-醛固酮系统的药物[14]

表6-9　血管紧张素转化酶抑制剂降压作用机制

抑制循环肾素-血管紧张素系统

抑制组织和血管肾素-血管紧张素系统

抑制交感神经末端游离去甲肾上腺素

减少由醛固酮释放及肾血流量增加所致钠潴留

能舒张动脉和静脉降低全身血管阻力降低血压

能舒张心脑血管,增加冠状动脉和脑血流,降低心、脑血管阻力增加血管顺应性,使血压明显下降

能舒张肾小球的出球小动脉,增加肾血流,降低肾血管阻力以及降低肾小球毛细血管压力,改善肾功能,但出球小动脉过度舒张,肾小球滤过率下降,引起肾功能不良反应

抑制内皮细胞产生内毒素

依据表中所述血管紧张素转化酶抑制剂降压作用机制,在体内和体外均能血管紧张素转化酶(ACE),从而促进血管舒张和血容量降低,这就是用药初期作用阶段的外周阻力降低所致血压下降的主要原因;而且 ACEI 不仅抑制血浆中 ACE,也能抑制局部组织,譬如血管壁、脑、肾等部位中的肾素-血管紧张素系统,并与局部组织中的

ACE 结合形成对酶的抑制作用且时间较长,因此出现用药长期持久的降压阶段。

7.4.2　药代动力学

ACE 制剂虽然有许多同类制剂,但在某些化学结构上有些不同,因此与组织 ACE 的亲和力和抑制组织 ACE 的程度也不尽相同,造成体内药代动力学的差异,造成降压作用出现快慢,降压程度和维持时间也不同(表6-10)[13]。

7.4.3　ACEI 临床应用

(1)ACEI 临床用于轻中度原发性高血压病患者,单独投药降压效果占 70%以上,长期投药降压效果不降低,对各年龄组均有效。

(2)降压同时维持主要靶器官的血流,起到保护脑、心、肾等脏器的作用。例如:①脑保护作用,ACEI 对高血压患者有针对性维护脑血流的自动调节能力,ACEI 能够促使脑的较大动脉扩张,在自动调节范围内致使血压自动朝着正常范围调节,即使血压下降,也不容易引起脑血流低下,因此发挥脑

表6-10　血管紧张素转换酶抑制剂的药代动力学及其主要特点

名称	化学类别	IC$_{50}$ (mmol/L)	作用时间 (h)	口服吸收 (%)	生物利用度 (%)	血液蛋白结合 (%)	有效达峰时间 (h)	参与剂量 (mg/d)	排泄
卡托普利 captopril	-SH	23~35	6~12	60~70	75~91	20~30	0.7~1.0	25~100	肾
依那普利 enalapril	-COOR	1.0~4.5	18~24	60	40~60	60	2~6	10~40	肾
阿拉普利 alacepril	-HR	-	24					25~70	肾
西拉普利 cilazapril	-COOR	1.93	24					2.5~10	肾
地拉普利 delapril	-COOR	40	16~24					7.5~30	肾
贝那普利 benazepril	-COOR	2.0	24	30	30		1.2	5~20	肾+肝
福辛普利 fosinopril	-POOR	11~16	24	30~38	30~36	89~99	2.4~4.2	10~40	肾+肝
赖诺普利 lisinopril	-COOR	1.7	24	30	25~60	<10	4~8	5~20	肾
莫西普利 moexipril	-COOR	1.1~2.6	18~24	22	22	72	1.5	7.5~15	肾
培哚普利 perindopril	-COOR	2.4	18~24	60~70	60~90	18	2~3	1~8	肾
喹那普利 quinapril	-COOR	3.0	24+	80~90	75~90		2	5~20	肾+肝
雷米普利 ramipril	-COOR	1.5~4.2	24	60	30~36		3	2.5~20	肾
螺普利 spirapril	-COOR	0.81	24	50	50(25~69)		2~3	6~12	肾+肝
群多普利 trandolapril	-COOR		24+	70	70		4~10	1~4	肾+肝
佐芬普利 zefenopril	-SH	8.0	18~24					10~30	肾+肝

注:IC$_{50}$:抑制组织 ACE 最大反应50%的浓度。除数字未变,编者略有改动。

保护作用。②ACEI 对心血管疾病的保护作用机制是:因为 ACEI 具有抑制血管平滑肌增殖作用,故而改善血管内皮细胞机能,还有抗血小板作用,增强内源性纤溶系统,尤其是高血压病中主要危险因素的心肌肥厚,ACEI 可使肥大的心肌回缩,其治疗效果比钙通道阻滞剂、β-受体阻断剂、利尿剂等抗高血压药明显优越,并能减少冠状动脉阻力,改善心肌乳酸代谢,抑制心绞痛发作,降低心绞痛后左室充盈压[15-17]。减少心肌梗死后再梗死,使其收缩末期容量减少,进而改善心电图 ST 段降低。③肾脏保护作用:ACEI 可使肾出球小动脉明显扩张,因而降低肾小球内压力,所以起到保护肾功能,并减少高血压病患者微量蛋白尿或减少高血压病伴发糖尿病性肾病的微量蛋白尿和蛋白尿。ACEI 治疗糖尿病患者或非糖尿病患者的蛋白尿效果均优于 β-受体阻断剂和钙通道阻断剂。

(3)对糖、脂质代谢无不良影响,改善胰岛素抵抗性。

(4)易与其他抗高血压药物联合应用,广泛适应于高血压病并发症患者。

(5)获得优先10项:心力衰竭、无症状的左心室功能异常、心肌梗死后、糖尿病肾病、非糖尿病肾病、左室肥厚、颈动脉粥样硬化、蛋白尿或微量蛋白尿、心房颤动和代谢综合征等。特别是无症状的左心室功能异常和非糖尿病肾病两项优先为 ACEI 所独有。

7.4.4　禁忌证

对 ACEI 过敏者、血管性水肿、妊娠、哺乳期、无尿性肾衰竭、双侧肾动脉狭窄列为 ACEI 的绝对禁忌证。育龄期妇女可应用 ACEI,但是一旦怀孕或确诊妊娠应立即停用 ACEI。ACEI 在治疗期间发生低血压如收缩压<90mmHg 时,虽然患者无症状,也要注意慎用。血钾升至 6.0mmol/L 以上(参考值成人为3.5~5.5mmol/L)应停用 ACEI。轻度肾功能不全(肌酐<265μmol/L)、轻度高钾血症(≤6.0mmol/L)并非 ACEI 的禁忌证,但仍需在肾功能监测下谨慎应用。左室流出道梗阻的患者,如主动脉瓣狭窄和梗阻型肥厚性心肌病绝对不宜使用 ACEI[15]。应用甲丙烯氰碘酸钠膜透析的高血压患者绝对禁用。重度血容量减少、重度二尖瓣狭窄、缩窄性心包炎、重度充血性心力衰竭等禁用或慎用。

7.4.5　副作用

卡托普利用药后发生干咳约占 15%~20%,少见血管性水肿、皮疹、瘙痒、粒细胞减少、味觉异常或缺失、直立性低血压。依那普利占10%。

7.4.6 主要血管紧张素转化酶抑制剂

见表6-11。

7.5 血管紧张素受体阻断剂

高血压病的发病机制与交感神经和肾素-血管紧张素系统激活密切相关，已成为高血压病基础致病的主要机制之一。肾素中的关键酶，可使血管紧张素原裂解为血管紧张素（AT_1）；还影响RAAS效应激素（AT_2）的合成速率。因此RAAS成为最具有调节功能的系统，能够调节血容量、动脉压力以及心脏和血管功能。所以适应于高血压病导致心脏结构疾病（心肌缺血、心肌梗死）直至动脉粥样硬化，各阶段疾病相互影响，相互作用构成心血管事件链，其中每个环节都离不开RAS参与。尤其是血管紧张素Ⅱ受体阻断药是另一类对Ang Ⅱ受体亚型AT_1受体具有高度亲和力的药物。

7.5.1 降压药物作用机制

血管紧张素Ⅱ受体阻断药能够完全阻断Ang Ⅱ的生物效力，达到降压作用，还对AT_1受体有较高亲和力。尽管ARB不同制剂作用程度有一定差异，但其IC_{50}都在纳摩尔（nmol）同一水平。ARB主要降压作用机制和临床应用与主要血管紧张素转化酶抑制剂大致相似。唯独ARB不产生——因缓激肽诱发干咳故干咳很少发生，所以不良反应发生率降低。凡服ACEI因干咳难以耐受，可改服ARB类药物。主要降压作用特点见表6-12[13]。

自1995年血管紧张素受体阻断剂面市以来，从药理到临床，从临床到循证医学研究，均获得足够证据表明ARB的药理机制：既能够降低血压，又能够改善代谢（血脂、尿酸或血糖），还能改善动脉内皮细胞功能，无疑是对降压的心血管效应呈协同和叠加作用。因为高血压病应用降压药物虽然获取满意降低血压效果，其目的不是单纯降低血压，更重要的是预防靶器官损伤，减少心血管事件的发生，而ARB的药理多效性正符合此目标。

7.5.2 临床应用

ARB临床适应范围不断扩大，是由于高血压病并非孤立性疾病。由于高血压导致各种并发症更需要关注，正因为ARB的药理机制有多效性，因而适应范围扩大到糖尿病肾病、尿蛋白（微量蛋白）、左室肥大（LVH）、心肌梗死后、心力衰竭（HF）、房颤（AF）、代谢综合征和替代ACEI导致干咳等。特别是其中心衰和房颤与高血压病的相关性。由于高血压是左心肥厚和心衰重要危险因素之一，据相关统计学数据显示，凡高血压患者等级越高左心肥厚发病率也越高，若收缩压>180mmHg和舒张压>110mmHg，其

表6-11 主要血管紧张素转化酶抑制剂

药品名称	商品名	用法及口服量	备注
卡托普利 captopril	开博通（Capoten）	初始6.25~12.5 mg 以后25mg，每日2~3次，餐前1h	可与利尿剂钙通道阻滞剂合用 β-受体阻断剂合用
依那普利 enalapril	悦宁定（Renitec）	初始5mg/d，以后根据病情增至10~20mg/d	ACEI的抑制作用比卡托普利强10倍
雷米普利 ramipril	瑞泰（Tritace）	2.5~20mg/d	降压作用较依那普利作用时间长
赖诺普利 lisinopril	捷赐瑞（Zestril）	10~20mg/d	
培哚普利 perindopril	雅施达（Acertil）	4~8mg/d	ACE的抑制作用强于赖诺普利
贝那普利 benazepril	洛汀斯（Lotensin）	10~20mg/d	ACEI类中亲和力最高
福辛普利 fosinopril	蒙诺（Monopril）	10~20mg/d	ACE的抑制作用比卡托普利强
咪达普利 imidapril	达爽（Tanatril）	5~10mg/d	降压作用与依那普利相似
西拉普利 cilazapril	抑平舒（Inhibace）	2.5~10mg/d	
苯那普利		10~30mg/d	

表6-12　主要 ARB 类药物降压作用特点[13]

药品名称	商品名	药前	作用开始时间(h)	作用高峰时间(h)	作用持续时间(h)	血药浓度峰值时间(h)	生物利用度(%)	消除1/2(h)	分布容积(L)	肝功能低剂量	肾功能低剂量	AT₁受体亲和力	用法及口服量(mg/d)	排泄尿/粪(%)
氯沙坦 (Losartan)	科索亚 (Cozaar)	有效代谢物 E3174	1	6	24	1	33	2 6~9 12	34	减量	不变	20.5	50~100	35/60
缬沙坦 (Valsartan)	代文 (Diovan)	否	2	6	24	2~4	25	6~8	17	减量	慎用	27.5	80~160	13/83
厄贝沙坦	安博维 (Aprovel)	否	2	3~6	24	1.5~2	60~80	11~18	53~96	不变	不变	1.3	150	20/80
坎地沙坦 (Candesartan)	必洛斯	是	2~4	6~8	≥24	1~3	13	5~9	13	慎用	不变	Ki0.6	4~16	9/90
依普沙坦		否	1	3	≥24	1~3	13	5~9	13	慎用	不变	1.4~3.9	150	7/90
泰米沙坦		否		3~9	24	0.5~1	42~58	18~24	500	慎用	慎用	Ki37		1/97

左心肥厚发病率可达 90%。高血压不仅引发左心肥厚还会增加心肌梗死和房颤的风险。ARB 正好能够通过抑制肾素-血管紧张素-醛固酮系统,有效改善高血压患者血管舒张,逆转左心肥厚,预防左心肥厚重构和降低房颤的发生率[16]。

主要血管紧张素受体阻断剂:

(1)氯沙坦:除抗高血压外,还能防止脑卒中发生,从而减少病死率。对肾脏血流动力学的影响与 ACEI 相似,能拮抗 AngⅡ对肾脏出球小动脉的收缩作用比入球小动脉明显,故对高血压合并肾功能不全患者的肾起到保护作用。氯沙坦每次口服 50mg,与依那普利每日每次口服 20mg 在抗高血压疗效相似。HEAAL 研究 8334 例无法耐受血管紧张素转换酶治疗,且左室射血分数降低的心衰患者,随机给予氯沙坦 50mg,每日 1 次(小剂量组)或 150mg,每日 1 次(大剂量组)治疗。随访 4.7年后,大剂量组复合终点事件(全因死亡和心衰住院)发生率较小剂量组降低 10.1%,主要原因在于大剂量组心衰住院风险下降 13%,两组全因死亡无显著差异[11]。

(2)缬沙坦:缬沙坦化学名称 (S)-N-[[2-(1H-5-Ⅲ唑基)-4-苯基]甲基]-缬氨酸。药理作用机制与氯沙坦大致相似。轻度或中度原发性高血压病口服缬沙坦 80mg,每日 1 次,与依那普利 20mg,每日 1 次,或氨氯地平 5mg,每日 1 次,治疗效果均相似。缬沙坦与单用卡托普利相比缬沙坦保留了卡托普利所有益处,并显著降低心肌梗死后高危患者死亡率 25%。缬沙坦与氨氯地平相比,缬沙坦显著减少新发房颤(HR=0.843)和持续房颤(HR=0.683),还降低新发糖尿病的发病率(11.5%~14.5%)。因为缬沙坦每日口服 80~160mg1次,其降压作用持续 24h。不但能够 24h 降压,而保持 24h 中平稳降压,此种平稳降压更好地保护靶器官不受损害,致使心血管事件的发生率大幅降至 39%(图 6-22.A),其中包括降低脑卒中 40%(图 6-22.B)、心绞痛 65%、心力衰竭(住院患者)46%(图 6-22.C)。

禁忌证:妊娠及哺乳期妇女(易致胎儿损伤风险)。注意事项中缬沙坦与利尿剂联合应用,在用药初始时出现严重缺钠和(或)血容量不足而发生症状性低血压者,应在用药之前,先纠正低钠和(或)血容量不足,恢复正常后才能联合用药。

(3)厄贝沙坦:又称依贝沙坦是一种强效长效的血管紧张素受体阻断剂,对 AT₁ 受体的亲和力比氯沙坦强 10 倍。厄贝沙坦与氢氯噻嗪联合治疗未经控制或难治高血压病 18 周后收缩压达标率为 77%,舒张压达标率为 83%。厄贝沙坦还通过药理多效性机制降低心血管事件,抑制房颤,减少新发房颤的发生,起到保护心脏的作用。

(4)坎地沙坦:坎地沙坦是坎地沙坦酯(Can-

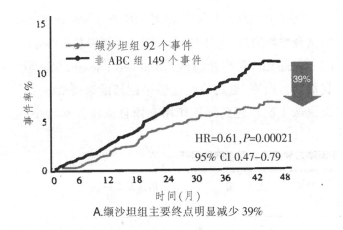

A.缬沙坦组主要终点明显减少39%

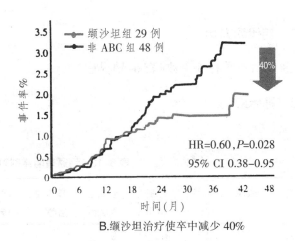

B.缬沙坦治疗使卒中减少40%

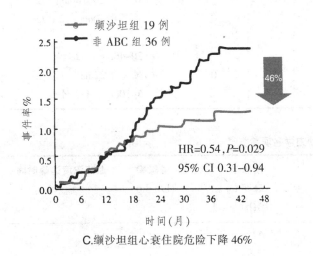

C.缬沙坦组心衰住院危险下降46%

图6-22 缬沙坦与心血管病的疗效

desartan cilexetil)的活性代谢物,对 AT$_1$ 受体有强效、长效、选择性较高等特点。对 AT$_1$ 受体的亲和力比氯沙坦强 50~80 倍。高血压病患者口服坎地沙坦酯 4~16mg/d,其作用维持 24h 以上,降压谷/峰比值超过 80%,长期治疗能逆转左心肥厚。坎地沙坦较氨氯地平能够显著降低新发糖尿病发生率 23%,其疗效在随访早期即可显现,并能贯穿全过程。另外体质指数(BMI)升高(≥27.5)患者,服用坎地沙坦后新发糖尿病风险率降低更为显著。

7.6 钙通道阻滞剂

7.6.1 降压作用机制

钙通道阻滞剂又称钙拮抗剂(calcium antogo-nists,CA) 降压作用机制是由于钙通道阻滞剂的特异性结合部位。所以 CCB 能够阻滞动脉血管平滑肌胞外 Ca^{2+},从而使平滑肌松弛,导致有阻力的小动脉血管扩张起到降压作用。另对骨骼肌血管、冠状动脉、胃肠道、脑、肾等血管均有扩张作用。CCB 对肾小球入球小动脉的舒张功能比出球小动脉明显,故而增加肾血流量,降低血管阻力,因此对肾病患者有良好的改善作用[13]。对心脏的作用:氢吡啶类(DHP)的 CCB 对心脏无抑制作用,除短效 CCB 可引起反射性心率加快外,其余氢吡啶类对心脏无明显影响。由于血管扩张能够降低外周阻力,致心脏负荷下降,血流动力学得到改善,从而可预防和逆转左心肥厚,降低心血管事件发生和死亡率。苯烷胺类和地尔硫䓬类均属于非二氢吡啶类的 CCB,能够收缩和传导功能,减少心肌耗氧和缺血性损伤。参阅 CCB 对心脏血流动力学和电生理学的作用(表 6-13)[13]。

7.6.2 药代动力学

药代动力学各项参数(表6-14)[13]。

7.6.3 临床应用

钙通道阻滞剂由于吸收率、生物利用度、血浆蛋白结合率均增高,尤其是近年 CCB 延缓释放(extended release,ER)和持续释放(sustained release, SR)等制剂面世以来,血药浓度能够平稳持续维持 24h,每天服药 1 次即起到降压作用, 而且血压波动较小,

表6-13 钙通道阻滞剂对血流动力学和电生理学的作用[13]

药品名称	血压	心率	心脏指数	心收缩力	窦房结活性	房室传导	心脏	脑	肾	肌(下肢)	用法及口服量
维拉帕米	↓	↓	0-↓	↓	↓	↓	↑	(↑)	0	0	缓释片 120~240mg 1 次/d
地尔硫草	↓↓	0-↓	0-(↑)	↓	↓	↓	↑	(↑)	(↑)	0	缓释片 20~180mg 1~2 次/d
硝苯地平	↓↓	↑	↑	0-(↑)	0	0	↑↑	↑	0	↓↓	缓释片 10mg 2 次/d
伊拉地平	↓↓↓	(↑)	↑	0	0	0	↑↑	↑↑	↑	↑↑	
尼伐地坪	↓↓↓	(↑)	↑	0	0	0	↑	↑	0	↑	20~40mg 2 次/d
尼莫地平	↓	0	0	0	0	0	↑	↑↑	0		缓释片 32mg 1 次/d
氨氯地平	↓↓	(↑)	↑	0	0	0	↑	↑	↑	↑	5~10mg 1 次/d

表6-14 钙通道阻滞剂药代动力学各项参数[13]

药物名称	吸收(%)	生物利用度(%)	蛋白结合率(%)	表现分布容积(L/kg)	清除半衰期 $t_{1/2}$ β(h)	清除率(L/h·kg)	血药浓度达峰时间 t_{max}(h)
硝苯地平 Nifedipine	>90	65	>90	1.32	2		0.5
硝苯地平 ER	>90	85	>90	1.32	7	0.42	2.5~5
硝苯地平 GITS	>90	85	>95	1.32	3.8~16.9		6
氨氯地平 Amlodipine	>90	60~65	>95	21	35~45	0.42	6~12
尼索地平 Nisodipine	87	5	>99	2.3~7.1	7~12	20~31.4	6~12
非洛地平 Felodipine	>95	15~25	>99	10	15.1	0.72	2.5~5
伊拉地平 Isradipine	90~95	17	97	2.9	8.8	0.6	1.5~3
尼卡地平 Nicardipine	>90	30	>90	0.66	8.6	0.3~0.9	0.5~2.0
尼卡地平 SR	>90	35	>95		8.6		1~4
地尔硫草 Diltiazem	>90	35~60	78	5	4.1~5.6	0.9	2~3
地尔硫草 SR	>90	35~60	78	5	5~7	0.9	6~11
维拉帕米 Verapamil	>90	10~20	90	4.3	8	0.78	1~2

谷/峰比>50%,无反射性心率加速征象,并无耐药性,从而提高患者依从性,所以适合各级高血压患者。即使单用 CCB 制剂也可对 80%原发性高血压病有效,对于难治性重症和恶性高血压病等都是不可缺少的降压药物。尤其是老年收缩期高血压患者肾素活性低下,加之感受器加压反射不敏感,收缩期服用 CCB 也有良好效果,能够降低心血管事件和脑卒中的发生率。

7.6.4 禁忌证

孕妇禁忌应用,有窦房结功能低下或心脏传导阻滞者以及充血性心力衰竭者慎用地尔硫䓬和维拉帕米。

7.6.5 副作用

CCB 常见副作用为由于血管扩张而来的颜面潮红、烧灼感、热感、头痛、头沉重感。偶见因为血压下降所致,反射性交感神经兴奋引发的心悸、心动过速、感觉异常、眩晕。还有胃肠道不适、恶心、腹痛、皮疹、瘙痒。另外二氢吡啶类可致踝部水肿、齿龈增生。维拉帕米易致便秘。非常罕见有发热、低血压、心绞痛、高血糖、光敏反应、血管性水肿、肝酶升高、过敏反应。

7.6.6 主要钙通道阻滞剂

(1)硝苯地平:商品名消心痛、利心平(Lalalat Nifelat),为二氢吡啶类(DHP)制剂。硝苯地平剂型分为短效硝苯地平普通片剂和长效硝苯地平两种制剂。短效硝苯地平普通片不能平稳降压更说不上持续维持 24h 降压作用,由于服药后血药浓度很快上升达到峰值,此种峰值远远超出有效治疗血药浓度的上线,此时的疗效并未增加,反而增加更多的不良反应。随后血药浓度快速下降数小时内降至谷底,因此一天中需要多次服药,导致血药浓度在一天中多次发生明显波动,从而激活交感神经系统,增加心血管事件的危险。据报道,20 世纪 90 年代中期国外有关专家汇总分析,接受短效硝苯地平治疗资料发现,此药呈剂量依赖性的增加心肌梗死甚至死亡危险,这些专家由此推论此药

不安全,钙拮抗剂风波轰动一时。经过 10 年来的努力,高科技制药工业的发展,长效钙拮抗剂治疗高血压病和冠心病患者比较安全才平息了这场风波。但是短效钙拮抗剂,特别是短效或快速释放型硝苯地平仍然不宜用于确诊或疑似冠心病患者[18]。上述风波的发生,主要忽略高血压病用药的两个重要指标——平稳性和安全性。这两个指标取决于药物的理化特性和制药工艺,必须得到循证医学临床验证后方可应用于临床。长效硝苯地平控释片的药代动力学属于零级释放,是采用精确激光打孔和恒速控制技术,使每一粒药片的小孔直径完全相同,服药后药片内的硝苯地平微粒只能通过唯一小孔释放出来,单位时间内释放出来的硝苯地平分子数量几乎完全相等。致使血药浓度能够在长时间内保持恒定或接近恒定,并保持高度稳定持续维持 24h(图 6-23)。

(2)氨氯地平:商品名络活喜,其化学名称 3-乙基-5-甲基-2-(2-氨基乙氧甲基)-4-(2-氯苯基)-1,4 二氢-6-甲基-3,5-吡啶二羧酸酯苯磺酸盐。适宜各级高血压病。主要不良反应为踝部水肿。

(3)尼群地平:作用与硝苯地平相似,但血管选择性为硝苯地平的 10 倍,作用出现慢,维持时间长(约 10h),10mg 每日 2 次单用或与 β-受体阻断剂、ACEI 合用有良好降压效果。

(4)尼索地平:血管选择性高,扩张血管强度为硝苯地平 4~8 倍,10~20mg,每日 1 次。

(5)乐卡地平(Lercanidipine):商品名再宁平(Zanidip),为脂溶性 CCB 制剂血浆,$t_{1/2} = 2~5h$,受体 $t_{1/2}$ 长,作用能够持续维持 24h,经转化后 44%由尿排出,50%由粪排出。10mg,每日 1 次。

7.7 肾上腺素受体阻断药

7.7.1 α-肾上腺素受体阻断剂

肾上腺素受体阻断剂 (adrenergic receptors blockade, ARB)源自交感神经末梢释放去甲肾上腺素 (noradrenaline,NE) 和肾上腺髓质释放去甲肾上

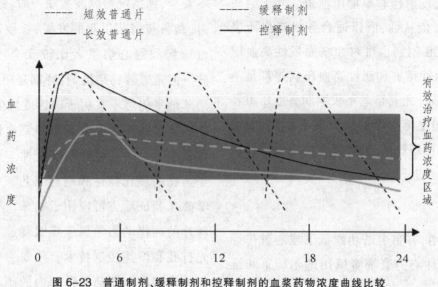

图 6-23 普通制剂、缓释制剂和控释制剂的血浆药物浓度曲线比较

腺素（adrenalin,E），两者必须经过相肾上腺素受体（adrenoceptors,AR）与细胞膜 G 蛋白的特定分子结合后在效应器的作用下才能发挥效应。还发现去甲肾上腺素能神经末梢位于突触细胞后膜，为 α_1-受体，于突触细胞前膜为 α_2-受体。而位于突触细胞后膜 α_1-受体是在血管平滑肌的外膜面上，受神经刺激释放的去甲肾上腺素起到效应。并与突触细胞前膜为 α_2-受体结合抑制去甲肾上腺素的游离，形成负反馈机制。兹将 α_1-受体和 α_2-受体分布于各

个组织器官中的生理或神经生理的机能整理成表（表 6-15）。

由于发现 α_1-受体中也有 α_2-受体的存在，因此，在血管壁上分布的 α_1-和 α_2-两种受体都能刺激血管收缩。在阻力的微动脉和容量血管的静脉均有两种 α_1、α_2-受体混合存在，心肌中的 α_1 受体具有正性变力作用和正时变力作用。因而。对改善心肌肥厚起重要作用。由于 α_1、α_2 两个受体兴奋，促使肝糖原分解，在胰腺 α_2-受体兴奋抑制胰岛素分泌，在脂

表 6-15 α_1-受体和 α_2-受体在器官中的机能

器官	机能	α_1-受体	α_2-受体
血管	血管平滑肌收缩 动脉	+	+
	静脉	+	+
心脏	正性变力作用	+	+
肝脏	促进糖原分解	+	+
中枢神经	末梢交感神经冲动		+
末梢神经	抑制末梢交感神经游离		（突触前）
	去甲肾上腺素		+
	抑制乙酰胆碱游离		+
消化道	抑制消化道运动		+
肾脏	抑制肾素分泌		+
	促进钠再吸收		+
膀胱	膀胱颈部后尿道括约肌收缩	+	+
血小板	促进血小板凝集		+
脂肪组织	脂肪分解		抑制
胰腺	抑制胰岛素分泌		+
前列腺	因前列腺肥大致排尿困难	缓解	

肪组织的 α_1、α_2 两个受体兴奋分别为促进或抑制分解，调节糖和脂肪代谢。α-阻断剂是与 α_1-受体结合抑制生理功能的药物总称。分为两类：选择性 α_1 受体阻断剂和非选择性 α_1 受体阻断剂。

① 选择性 α_1-受体阻断剂的作用：A.降压作用机制及临床应用。选择性 α_1-受体阻断剂能够降低末梢血管阻力（心脏后负荷）及肾血管的阻力，因而使心搏出量增加，在降压的同时不减少肾血流量。由于心搏出量增加，致使静脉扩张，而静脉回流减少，从而降低肺毛细血管压（前负荷）的作用。故而在治疗高血压病患者合并缺血性心脏病和心功能不全或慢性阻塞性肺疾病方面是很好的。尤其是高血压性心肌肥厚不仅是心功能不全、冠状动脉疾病，也是其他心血管疾病的重要危险因子，而应用 α_1-受体阻断剂长期口服进行实验性研究，结果对肥厚心肌有显著回缩效果。B.选择性 α_1-受体阻断剂对脂质糖代谢的作用。α_1-受体阻断剂有明显降低总胆固醇、低密度脂蛋白胆固醇和甘油三酯并增高高密度脂蛋白胆固醇的水平作用，还发现 α_1-受体阻断剂对胰岛素敏感性增高，因而凡高血压病患者中血脂异常或并发糖尿病患者服用 α_1-受体阻断剂均能获得满意效果。现已证明 α_1-受体阻断剂和血管紧张素转换酶抑制剂都有改善胰岛素糖耐量

的作用，而其他降压药物未确认有此作用，特别是利尿剂或 β-受体阻断剂相反都有使胰岛素糖耐量恶化作用。最近还发现 α_1-受体阻断剂类药物，能够改善吸烟者的血压升高和防止皮肤、前臂血管阻力增多及血流量降低。因此高血压病患者有吸烟嗜好者，应用 α_1-受体阻断剂类药物也有裨益。②主要选择性 α_1 受体阻断药（表 6-16）：A.禁忌证。禁忌用于体位性低血压，对老年性高血压慎用。B.副作用。几种选择性 α_1-受体阻断剂产生副作用基本相似，仅某些程度上有所差异。值得注意的是当首剂服用 2~4h 后发生直立性低血压和晕厥称为"首剂现象"，以盐酸哌唑嗪最为常见，而盐酸特拉唑嗪和多沙唑嗪吸收缓慢，发生首剂现象较少。其他副作用如头痛、眩晕、心悸、恶心等。

7.7.2 β-肾上腺素受体阻断药

β-肾上腺素受体阻断剂问世 40 多年来，曾遭受质疑，降为四线药物。2007 年《欧洲高血压指南》重新强调才得到众多专家共识，一致认为 β-受体阻断剂是治疗高血压病五大类药物之一。不论在初始用药、长期维持用药或者是单独用药和联合用药均可使用。

β-受体阻断剂具有 β_1、β_2 和 β_3 亚型。依据受体亚型分为选择性 β-受体阻断剂和非选择性（β_1 和

表 6-16　主要选择性 α_1-受体阻断药的降压机制及用法

药物名称	商品名	降压作用机制	终末半衰期 $(t_{1/2})(h)$	血药浓度达峰时间 $t_{max}(h)$	用法及口服用量
盐酸哌唑嗪 Prazosin hydrochloride	脉宁平	降低外周血管阻力，心排出量不变或轻度增加不引起心率加快，降低 TG、LDL-C，HDL/TG 增高	2.6~4	0.5 持续 4~6	※首次 0.5mg/d 后每隔 2~3d 增加 1mg，分 2~3 次服，最大剂量 30mg/d
盐酸特拉唑嗪 Terazosin hydrochloride	高特灵	降低动脉压、左室末舒张压和总外周血管阻力，其作用机制与哌唑嗪相似	9~12	持续 24	※开始 1mg 寝前服，以后逐增 1~20mg/d
甲磺酸多沙唑嗪 Doxazosin mesylate	喹唑嗪	明显降低立体或卧位血压，低 TG 和 TC 最显著，不影响心率和肾血流量	10~12	24	1~16mg，每日 1 次
盐酸曲马唑嗪或称三甲氧唑嗪 Trimazosin hydrochloride		促使外周血管舒张，降低肾血管阻力，不损伤肾功能			
乌拉地尔 Urapidil		具有激动中枢 5-HT 受体，抑制交感神经张力起降压作用，有效控制重症高血压	2.7~4.5		30mg，每日 2 次

β₂)受体阻断剂两大类。

(1)降压作用机制:A.抗高血压作用。降低心搏出量,抑制肾素释放和血管紧张素Ⅱ产生,阻断突触前α-受体,增加交感神经末梢去甲肾上腺素释放,降低中枢缩血管活性。B.抗缺血作用。减慢心率,降低心肌收缩力和收缩压,减少心脏需氧,增加心脏血液灌注;阻断肾小球旁细胞β₁-受体,抑制肾素释放和血管紧张素Ⅱ、醛固酮产生;改善左心室结构和功能,增加射血分数。C.抗心律失常作用。心脏直接电生理作用下调交感活性和抗心肌缺血[19]。上述机制在不同β-受体阻断剂之间存在因理化特征、药代学特点以及药理学固有特征的不同而致的差异,导致β-受体阻断剂在临床适应和疗效上出现明显差异。为此,应该掌握其药物特性,排除禁忌证,保证用药安全。

(2)临床应用:β-受体阻断剂适应轻、中度原发性高血压病,降低收缩压和舒张压的效果与其他四类降压药物相似,可显著降低高血压患者的致残率和病死率。血压降幅与血管紧张素转换酶抑制剂或钙通道阻滞剂均相同。高血压并发心肌梗死后发生快速型心律失常应优先使用本品。各类β-受体阻断剂适应范围有所不同,例如阿替洛尔虽然能降低血压,但缺乏对心血管保护作用。老年高血压患者无并发症者不宜首先选用β-受体阻断剂。

(3)β-受体阻断的剂型:β-受体阻断药分为选择性β-受体阻断剂、非选择性β-受体阻断剂和兼有α-受体阻断剂等三种剂型(表6-17)。

7.7.3 中枢性降压药

中枢性降压药早已在20世纪六七十年代作为有效的抗高血压药治疗高血压病。适应于各类人种和不同年龄段患者,均取得满意效果,并对脂质、糖代谢无不良影响,还能逆转左心室肥厚,因而当时颇受重视。后来发现这类药物具有明显中枢镇静作用及其他不良反应,因此,被新发现的不良反应较少的抗高血压药所代替,不再作为一线药物使用。

(1)降压作用机制:中枢降压药作用机制主要

通过激活神经α₂-受体和咪唑受体(I1),从而减少交感神经传出冲动,使心率减慢,心搏出量降低,外周血管阻力降低,还能抑制肾素、醛固酮分泌。

(2)中枢降压药主要机制见表6-18。

7.7.4 交感神经末梢抑制药

(1)利血平(Reserpine):是从蛇根萝芙夫根中提出的一种生物碱,故称蛇根碱(Serpentine)。中国萝芙科木(Rauwolfia Verticillate)生长于云南、广东、广西、海南等地。其根含有利血平及其他生物碱。从总生物碱中提取的制剂称为降压灵(Verticilum),除含利血平外,还含有其他降压成分,其降压药作用特点温和,不良反应较少,适合轻度高血压患者。

利血平降压药作用机制:主要抑制囊泡膜上胺泵(依赖于 Mg^{2+}-ATP 的一种转运系统)结合,使其递质不被囊泡再摄取,经过单胺氧化酶催化降解,从而使神经末梢囊泡内递质含量逐渐耗竭,当神经冲动到达交感神经末梢时,没有足够的递质释放,因而血管扩张,心率减慢,血压下降(图6-24)。

用法及用量:口服利血平 2~3h 血药浓度即达高峰值,迅速分部各个组织(包括大脑多数组织及通过胎盘到胎儿)。口服 0.25mg 每日 1 次,需要 7~10d 开始有降压作用,2~3 周达高峰,停药后仍维持3~4 周,肌肉注射 4h 后达高峰,维持 10h。

主要副作用:鼻塞、腹泻、胃酸过多、心动过缓、乏力、嗜睡、水肿。长期大量应用可致严重忧郁或消化道出血。

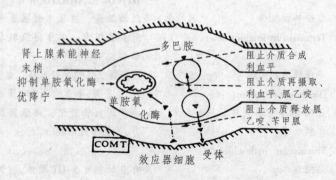

▲:去甲肾上腺素;COMT:儿茶酚氧位甲基转移酶

图6-24 影响肾上腺素神经递质药的作用原理

禁忌证：有溃疡病、精神抑郁患者慎用，不宜与单胺氧化酶抑制剂合用。

（2）胍乙啶（Guanethidine）：又称依斯迈林（Ismelin）。

胍乙啶降压作用机制：主要耗竭神经末梢去甲肾上腺素的储存，从而干扰肾上腺素能节后神经末梢的神经传递，最终囊泡中去甲肾上腺素完全被胍乙啶所置换，故而降低外周小动脉阻力。

表6-17　主要β-受体阻断剂

① 选择性β-受体阻断剂

药物名称	商品名	降压作用机制	半衰期 $(t_{1/2})(h)$	血药浓度达峰时间 $t_{max}(h)$	用法及服用量	副作用	禁忌证
盐酸阿替洛尔 Atenolol hydrochloride	氨酰心安	减慢心率，降低自律性，延缓房室传导和负性肌力作用	6~10		12.5~50mg，每日1~2次	心动过缓 心力衰竭 支气管痉挛	充血性心力衰竭 哮喘慢阻肺 病窦综合征
酒石酸美托洛尔	倍他乐克	缩小心肌梗死面积，防止严重心律失常发生，降低血浆肾素活性后引起直立性低血压和电解质紊乱	3~5	1.5	25~100mg，每日1次	恶心、腹泻、抽搐、头晕乏力雷诺现象	Ⅱ~Ⅲ度房室传导阻滞、高血脂、外周动脉病、加重冠状动脉痉挛所致心绞痛
富马酸比索洛尔 Bisoprolol fumarate	康司	抗心律失常、抗心肌缺血抑制血浆活性	10~12		2.5~10mg，每日1次		

② 非选择性β-受体阻断剂

药物名称	商品名	降压作用机制	半衰期 $(t_{1/2})(h)$	血药浓度达峰时间 $t_{max}(h)$	用法及服用量	副作用	禁忌证
盐酸普萘洛尔 Propranolol hydrochloride	心得安	减慢静息或运动时心率，抑制心肌收缩力，减少心搏出量，降低自律神经和心肌耗氧量，减慢房室传导，降低血压可使TC、TG升高HDL-C下降	2~5	1~3	30~90mg，每日2~3次	心率变缓、低血压、四肢冰冷、恶心、呕吐、头晕、失眠、抑郁	心力衰竭，心脏传导阻滞
马来酸波吲洛尔 Bopindolol maleate		对静息时的心率无影响，降低运动时心率，其作用比吲哚洛尔强10倍，是阿替洛尔100倍		2			

③ 兼有α-受体阻断剂

药物名称	商品名或别名	降压作用机制	用法及口服用量	副作用	禁忌证
盐酸拉贝洛尔 Labetalol hydrochloride	柳胺苄心定	本药兼有 α_1、β_1、β_2-受体阻断作用，其阻断作用较 α_1-为强。静脉给药快速扩张血管，抑制反射性心动过速适用老年人	20~600mg，每日2次	与β-受体阻断剂相似	Ⅱ-Ⅲ度房室传导阻滞，心动过缓，外周动脉病变
盐酸塞利洛尔 Ceiliprolol hydrochloride	西利洛尔	直接扩张血管作用，致外周血管明显降低		不良反应微弱	
卡维地洛 Carvedilol		扩张血管，运动时降压作用更明显，对心率和外周血管阻力呈中度降低，心搏出量增加	20~40mg		

表6-18 中枢降压药主要机制

药物名称	别名	作用持续时间(h)	血药浓度达峰时间(h)	用法及口服用量	不良反应	禁忌证
可乐定 Clonidine	可乐宁 Catapresanum 压定	12	2~4	初始 0.075mg, 每日 2 次 中度 0.2~0.6mg/d	口干、嗜睡、眩晕, 久用水钠潴留, 长用突然停可 有短时 心悸, 出汗头痛精神 激动血突升	妊娠、高血压合并、 溃疡病
甲基多巴 Methydopa	甲多巴 爱道美 Aldomet	24	6~8	250mg, 每日 4 次		肝病、高血压合并、 肾功能不良
莫索尼定		24	2~4	0.2mg, 每日 1~2 次		改善左室肌肥以及糖 耐量和胰岛素抵抗

在降压时伴有心率减慢,降低心搏出量,也伴有肾、脑血流量减少,所以高血压患者合并严重动脉粥样硬化以及心、脑、肾供血不足者不宜应用胍乙啶。

口服胍乙啶 24h 后生效,2~3d 达高峰,半衰期约 5d,停药后持续 1~3 周,降压作用比利血平强而快。由于吸收功能个体差别大,吸收量 3%~27%,吸收后部分进入肾上腺素能神经末梢,在肾、肺、肝中浓度较高。胍乙啶脂溶性低,不易透过血脑屏障,因此没有中枢镇静作用。

用法及服用量:开始时用量 10mg 每日 1~2次,逐渐递增至最高 60mg/d。

临床适宜治疗舒张压较高的严重高血压患者,也应用于其他抗高血压治疗无效的严重高血压患者。

副作用:胍乙啶的不良反应较利血平多。

(1)体位性低血压:因为交感神经对血管张力的调节功能发生障碍,使其小静脉明显扩张,回心血量减少,当体位突然改变时,血液因重力影响而淤积在下肢和内脏,使脑组织暂时缺血而导致晕倒。特别凌晨起床时易发生,所以起立时动作要缓慢。还应注意外周血管扩张所致各种因素,例如热水浴或运动等。

(2)副交感神经占优势的症状:鼻塞、腹泻、胃酸过多、心动过缓;口干、乏力、其他水肿;阳痿、体位性低血压;水钠潴留等。

禁忌证:嗜铬细胞瘤-青光眼、冠心病、心力衰竭、脑血管病或肾功能减退者均应慎用,并不宜与单胺氧化酶抑制剂合用。

7.8 利尿剂

原发性高血压病其诱发原因之一钠盐摄入过量,所致高血压形成或发展,还因为服用抗高血压药,如某些血管扩张剂,在降压过程中不同程度引起血管紧张素活性增加并促使血管紧张素Ⅱ醛固酮增加。排钠减少,细胞外液血容量增多,导致RAA 系统代偿性兴奋,并且引发不同程度的耐受性,因而削弱降压效应。为防止水钠潴留及产生耐药性在长期服用血管扩张剂的同时予以利尿剂以补充不足。

7.8.1 降压作用机制

(1)噻嗪类:噻嗪类利尿药初期阶段,因排钠利尿作用血浆细胞外液容量降低,心排出量减少,更因为排钠促使动脉血管壁内钠含量减少,对去甲肾上腺素及血管紧张素加压物质的反应性也随之降低,直接舒张小动脉平滑肌,导致毛细血管前阻力和血管阻力均降低,故而发挥降压作用。噻嗪类利尿药抗高血压作用较弱,反使收缩压、舒张压平均降低约 10%,多数患者用药后需经 2~4 周才见降压效果,少数患者需更长时间才出现降压作用,特别是严重高血压患者更不能达到满意降压效果。但若与其他抗高血压药合用,能起到协同或增强其他抗高血压药降压作用,同时克服有些降压药所引起水钠潴留的不良反应作用。由于排出 Na^+ 量占滤过 Na^+ 5%~10%,运到远曲小管的 Na^+ 增加,从而促进 Na^+-K^+ 交换,致使 K^+ 和 HCO_3^- 排出增加,长期服用引起低钾血症。

(2)保钾利尿药:主要有醛固酮拮抗螺内酯、吡嗪化合物的阿米洛利和螺啶化合物氨苯蝶啶,由于它们化学结构和药理性质各不相同,但在作用于抑制远曲小管后段和皮质集合的 Na^+ 再吸收,减少 K^+ 分泌,故而产生排钠保钾作用。其利尿作用和抗高血压作用均很弱,服药 24h 后见效,2~3d 达高峰,可维持 5~6d。

7.8.2 噻嗪类保钾利尿药的主要制剂

见表 6-19。

7.8.3 髓袢利尿药

髓袢利尿药其降压作用于髓袢升枝粗段内皮质和髓质部位,主要抑制 Na^+、K^+、Cl^- 进入,该段的上皮细胞呈可逆性,其利尿降压作用均比其他利尿药强而迅速。但用药过度可出现低血压、低血钾。禁忌用于高尿酸血症、原发性醛固酮增多症。主要制剂有托拉塞米(Torasemide)为最新的髓袢利尿药,治疗高血压合并心力衰竭,口服 2.5mg,每日 1 次,其降压效果与氢氯噻嗪 25mg 相似,副作用较少,很少引起低血钾,对糖、脂质代谢、尿酸排泄也无明显影响。关于降压机制可能与细胞内 Ca^{2+} 浓度轻度降低、血管平滑肌舒张等因素相关。髓袢利尿药还有呋塞米(Furosemide)、布美他尼(Bumetanide),其抗高血压作用并不比噻嗪类利尿作用强,故省略之。

7.9 血管舒张药

7.9.1 肼屈嗪和双肼屈嗪

肼屈嗪(Hydrazine)和双肼屈嗪(Dihydralazine)

表 6-19　噻嗪类保钾利尿药的主要制剂

利尿药类别	药物名称	别名	排出滤过 Na^+ 量(%)	排出电解质				终末半衰期 $(t_{1/2})(h)$	血药浓度达峰时间(h)	用法及口服用量	副作用及禁忌证
				Na^+	K^+	Cl^-	HCO_3^-				
噻嗪类	氢氯噻嗪 Hydrochlorothiazide	双氢克尿噻	5~10	++	+	+++	+	26	3~4	12.5~25mg/d	低血钾,低血镁高血糖,高尿酸血症并引起代谢改变
	氯噻酮 Chlorthalidone	氯肽酮 Hygroton	8	++	+	+++	+	40~60	6	12.5mg,1 次/d	TG、TC、LDL-C增高,阳痿,禁用于高脂血症,痛风
保钾利尿药	吲达帕胺 Indapamide	寿比山 Lozol						α=1~2 β=18~25		1.25~2.5mg/d 缓释片 1.5mg/d	缓释剂副作用,较小有低血钾,偶见过敏反应
	螺内酯 Spironolactone	安体舒通 Antisterone	2	+	-	+	0	12~16	3~4	20~100mg,1 次/d	
	氨苯蝶啶 Triamterene	氨氯吡咪 Amiloride (阿米洛利)	2	+	-	+	0	24	3~4	50~100mg,1 次/d 阿米洛利 5~10mg,1 次/d	引起代谢性酸血症,思睡,头痛女性面部多毛,男性乳房发育,禁用严重肾功能不全、高血钾患者

或称血压达静。二者系酞嗪衍生物,直接作用于末梢小动脉血管平滑肌,使其动脉血管扩张,使收缩压和舒张压均下降,同时脑、肾血流量增加或者保持不变。因为血压下降引发反射性交感神经兴奋导致心率加快、心收缩力增强,心输出量和耗氧量均增加,因此减弱降压效应。

口服吸收良好,1~3h 血药浓度达高峰。因其代谢迅速排泄快,作用时间短,口服 10~25mg,每日 3 次。

副作用:常见血管扩张性头痛、头晕、心悸、胃肠功能紊乱及感觉异常、麻木等周围神经炎症状,由于心率加快,增加心肌耗氧量,可能诱发心绞痛,冠心病心力衰竭患者禁用。还常见水、钠潴留,少见药热、荨麻疹等过敏反应,长期服用大剂量引发急性类风湿性关节炎或全身红斑狼疮样综合征。更因为不良反应较多,不能单独治疗高血压病患者,常与其他抗高血压药联合使用。

7.9.2 硝普钠

硝普钠(Sodium Nitroprusside)又称亚硝酸铁氰化钠,是一种速效、强效作用短暂的降压药。直接作用于血管平滑肌,能扩张全身所有血管,包括小动脉和静脉,降低外周血管阻力起到降压作用。由于硝普钠性质不稳定,体内 $t_{1/2}$ 仅数分钟,必须静脉滴注给药,静脉滴注一停药物作用很快消失。其终结产物为硫氰酸盐,若肾功能不全排泄缓慢,血中硫氰酸盐过高则发生中毒。为了避免中毒反应,剂量不得超过 $500\mu g/kg$。硝普钠可使心搏出量增加,左心室舒张期末血压下降,中心静脉压以及耗氧量均下降是治疗心功能不全重要依据,因而适应于高血压急症或高血压危象以及急性心肌梗死或冠状动脉功能不全患者。

7.9.3 米诺地尔

米诺地尔(Minoxidil)又称敏乐血定(Loniten)或长压定,其降压作用机制能够直接舒张小动脉,降压作用与肼屈嗪相似,但比肼屈嗪强而持久,用药后 4~

6h 血药浓度达高峰,可维持 24h 以上。适宜重度顽固性高血压病和肾性高血压患者。初始口服每次 2.5mg,每日 1~2 次,逐渐增至每次 5~10mg,每日 1~2 次。主要副作用为水、钠潴留,毛发增多,恶心,心动过速,心绞痛。

其他血管舒张药还有乌拉地尔(Urapidil)或称压宁定(Ebrantil),其降压作用机制能够舒张小动脉降低外周血管阻力,使血压下降,降压幅度与剂量相关,无耐受性。还能降低肾血管阻力,增加肾血流量,对心率影响极小,不降低心搏出量,也不影响心、脑、肾血液供应,并不引起水、钠潴留。口服缓释胶囊治疗各期高血压患者,每次 30~60mg,每日 2 次,维持量 60mg/d。

参考文献

[1] 检恒寅男,大藏隆文.高血压.内科(日文),2010,105(6):118.

[2] Ogihara T,Kikuchi K,Mastsuoka H, et al. Japannese Society of Hypertension Committee:The Japannese Society of Hypertension Guidelines for the Management of Hypertension (JSH 2009).Hypertens Res, 2009,32(3):107.

[3] Obara T,Ohkubo T,Asayama K,et al. J−Home Study Group: Prevalence of Masked Hypertension In Subjects Treated with Antihypertensive Drugs as Assessed by Morning versus Evening Home Blood Pressure Measurements:the J−HOME study.Clin Exp Hypertens,2008,(30):277−287.

[4] Hara A,Ohkubo T,Kondo T,et al.Detection of silent cerebrovascular lesions in individuals with 'masked'and 'white−coat' hypertension by home blood pressure measurement:the Ohassama study.J Hypertens, 2009,27:1049−1055.

[5] Asayams K,Ohkubo T,Kikuya M,et al. Prediction of stroke by home "morning"versus "evening"Rlood pressure values:the O−hasama study .Hypertension ,2006,48: 737−743.

[6] 琦间 敦, 大屋又辅. 轻症高血压治疗的意义. 综合临床, 2010,56(1):38.

[7] 华琦.老年单纯性收缩期高血压的诊断与治疗.中华医学信息导报,2005,20(1):19.

[8] 大内蔚义.老年高血压的评价.最新医学,1996,(增刊号):306.

[9] 刘耕陶. 当代药物学.2 版. 北京: 中国协和医科大学出版社, 2008:379.

[10] 王继光.高血压患者亟须高质量的专业服务.中国医学论坛,2009,9.18.

[11]南 顺一.生活習慣の修正で高血圧はどこまで改善できるのか.内科(日文),2010,105(3):389-393.

[12] 李勇.ESH 和 ESC:从循证到临床实践.中国医学论坛报,2010,9(23):C20.

[13] 刘耕陶.当代药物学.2 版.北京:中国协和医科大学出版社,2008:386-401.

[14] 代喆,姜宏卫.高血压脂类代谢与动脉硬化.北京:科学出版社,2008:106.

[15] 中华心血管病杂志编辑委员会.血管紧张素转换酶抑制剂心血管疾病应用共识.中国医学论坛报,2007.10.11.C9.

[16] 刘少稳.关注 RAB 在 HF 和 AF 中的进取与开拓,中国医学论坛报,2008.9.25:C12.

[17] HEAAL 研究.中国医学论坛报,2009,11.19.C3

高血压病的中医辨证施治

郝娜　滕寿英　杨耀琳

高血压病病因多由情志、饮食所伤,以及失血、外伤、劳逸过度所致。其病位在清窍,由脑髓空虚、清窍失养及痰火、瘀血上范清窍所致,与肝、脾、肾三脏功能失调有关,其发病以虚证居多。

高血压病病因多由情志、饮食所伤，以及失血、外伤、劳倦过度所致。其病位在清窍，由脑髓空虚、清窍失养及痰火、瘀血上犯清窍所致，与肝、脾、肾三脏功能失调有关，其发病以虚证居多。临床上实证多见于眩晕发作期，以肝阳上亢、肝火上炎、痰浊上蒙、瘀血阻窍四型多见，分别以天麻钩藤汤平肝潜阳，滋养肝肾；以龙胆泻肝汤清肝泻火，清利湿热；以半夏白术天麻汤燥湿祛痰，健脾和胃；以通窍活血汤活血化瘀，通窍活络。虚证多见于缓解期，以气血亏虚、肝肾阴虚两型多见，分别以归脾汤补养气血，健运脾胃；以左归丸滋养肝肾，养阴填精。由于在病理表现为虚证与实证的相互转化，或虚实夹杂，故一般急者多偏实，可选用熄风潜阳、清火化痰、活血化瘀等法以治其标为主；缓者多偏虚，当用补养气血、益肾、养肝、健脾等法以治其本为主。

1 理论渊源

高血压病又称原发性高血压，是现代医学的病名，中医典籍中虽没有这个病名，但对于本病的症状描述和防治方法却早有记载[1]。根据高血压病的临床表现和病程演变，高血压病可归属于中医学眩晕、头痛、肝风、肝阳等病证的范畴，并与心悸、水肿、中风等病证有一定的内在联系，其中以眩晕论述者最多。

眩晕最早见于《内经》，称为"眩冒"、"眩"，《灵枢·海论》中说："脑为髓之海……髓海有余，则轻劲多力，自过其度；髓海不足，则脑转耳鸣，胫酸眩冒，目无所见，懈怠安卧。"汉代张仲景对眩晕一证虽没有专论，但"目眩"、"眩"、"冒"、"头眩"、"身为振振摇"、"振振欲擗地"等描述在《伤寒论》、《金匮要略》中均可找到。所载方剂小半夏加茯苓汤、泽泻汤、苓桂术甘汤、真武汤等至今仍为中医临床治疗高血压病痰浊中阻证、脾虚湿阻证以及脾肾阳虚证所采用[2]。

隋、唐、宋代医家对眩晕发病的认识不仅继承了《内经》、《伤寒杂病论》的观点，而且有所充实和发展。隋代巢元方等撰的《诸病源候论·风头眩候》中说："风头眩者，由血气虚，风邪入脑，而引目系故也。"唐代王焘所著的《外台秘要》和宋代的《圣济总录》也都从风立论。唐代孙思邈在《备急千金要方》中则提出了风、热、痰致眩的论点。

时至金元时代，对眩晕一证从概念、病因病机到治法方药，诸方面都有所发展。金代刘完素在《素问玄机原病式·五运主病》中给眩晕下的定义是"掉，摇也；眩，昏乱旋运也。"主张眩晕的病因病机应从"火"立论。张从正继承了仲景从痰饮论治之说，主张从"痰"立论，提出吐法为主的治疗方法。元代朱震亨更是力倡"无痰不作眩"之说，他在《丹溪心法·头眩》中说："头眩，痰挟气虚并火，治痰为主，挟补气药及降火药，无痰不作眩，痰因火动，又有湿痰者"，提出"治痰为先"的主张。

明清两代，对眩晕的论述日臻完善，对眩晕病因病机的分析虽各有侧重，合而观之则颇为详尽。明代徐春甫在《古今医统大全·眩运门》中以虚实分论[3]，提出虚有气虚、血虚、阳虚之分，实有风、寒、暑、湿之别，并着重指出"四气乘虚"，"七情郁而生痰动火"，"淫欲过度，肾家不能纳气归元"等是眩晕发病之常见病因。张景岳则特别强调因虚致眩，认为"无虚不能作眩"，他在《景岳全书·眩运》中说："丹溪则曰无痰不能作眩，当以治痰为主，而兼用他药，余则曰无虚不能作眩，当以治虚为主，而酌兼用他药"。明代刘宗厚的《玉机微义》对《内经》"上盛下虚"而致眩晕的理论，做了进一步的阐述，认为"下虚者乃气血也，上盛者乃痰涎风火也"。龚廷贤《寿世保元·眩晕》集前贤之大成，对眩晕的病因、脉象都有详细论述，并分证论治眩晕，如半夏白术汤证（痰涎致眩）、补中益气汤证（劳役致眩）、清离滋饮汤证（虚火致眩）、十全大补汤证（气血两虚致眩）等，至今仍值得临床借鉴。至清代对本病的认识更加全面，直到形成了一套完整的理论体系。

2　病因病机

2.1　情志内伤

素体阳盛,加之恼怒过度,肝阳上亢,阳升风动,发为眩晕;或因长期忧郁恼怒,气郁化火,使肝阴暗耗,肝阳上亢,阳升风动,上扰清空,发为眩晕。

2.2　饮食不节

饮食不节,损伤脾胃,脾胃虚弱,气血生化无源,清窍失养而作眩晕;或嗜酒肥甘,饥饱劳倦,伤于脾胃,健运失司,以致水谷不化精微,聚湿生痰,痰湿中阻,浊阴不降,引起眩晕。

2.3　外伤、手术

头部外伤或手术后,气滞血瘀,痹阻清窍,发为眩晕。

2.4　体虚、久病、失血、劳倦过度

肾为先天之本,藏精生髓,若先天不足,肾精不充,或者年老肾亏,或久病伤肾,或房劳过度,导致肾精亏虚,不能生髓,而脑为髓之海,髓海不足,上下俱虚,而发生眩晕。或肾阴素亏,肝失所养,以致肝阴不足,阴不制阳,肝阳上亢,发为眩晕。大病久病或失血之后,虚而不复,或劳倦过度,气血衰少,气血两虚,气虚则清阳不展,血虚则脑失所养,皆能发生眩晕。

本病病位在清窍,由气血亏虚、肾精不足致脑髓空虚,清窍失养,或肝阳上亢、痰火上逆、瘀血阻窍而扰动清窍发生眩晕,与肝、脾、肾三脏关系密切。眩晕的病性以虚者居多,故张景岳谓“虚者居其八九”,如肝肾阴虚、肝风内动,气血亏虚、清窍失养,肾精亏虚、脑髓失充。眩晕实证多由痰浊阻遏,升降失常,痰火气逆,上犯清窍,瘀血停着,痹阻清

窍而成。眩晕的发病过程中,各种病因病机,可以相互影响,相互转化,形成虚实夹杂;或阴损及阳,阴阳两虚。肝风、痰火上扰清窍,进一步发展可上蒙清窍,阻滞经络,而形成中风;或突发气机逆乱,清窍暂闭或失养,而引起晕厥。

3　临床表现

本病的临床表现特征是头晕与目眩, 轻者仅眼花,头重脚轻,或摇晃浮沉感,闭目即止;重则如坐车船,视物旋转,甚则欲仆。或兼目涩耳鸣,少寐健忘,腰膝酸软;或恶心呕吐,面色苍白,汗出肢冷等[4]。发作间歇期长短不一,可为数月发作一次,亦有一月数次。常可有情志不舒的诱因,但也可突然起病,并可逐渐加重。眩晕若兼头胀而痛,心烦易怒,肢麻震颤者,应警惕发生中风。正如清代李用粹《证治汇外·卷一·中风》所说:“平人手指麻木,不时眩晕,乃中风先兆,须预防之。”

4　诊断

(1)头晕目眩,视物旋转,轻者闭目即止,重者如坐车船,甚则仆倒。

(2)可伴有恶心呕吐,眼球震颤,耳鸣耳聋,汗出,面色苍白等。

(3)多慢性起病,反复发作,逐渐加重,也可见急性起病者。

(4)查血红蛋白、红细胞计数、测血压、做心电图、颈椎 X 线摄片、头部 CT、MRI 等项检查,有助于明确诊断。

(5)应注意排除颅内肿瘤、血液病等。

5　鉴别诊断

5.1　中风病

中风病以猝然昏仆,不省人事,伴有口舌㖞斜,

半身不遂,失语,或不经昏仆,仅以㖞斜不遂为特征。中风昏仆与眩晕之仆倒相似,且眩晕可为中风病先兆,但眩晕患者无半身不遂、口舌㖞斜及舌强语謇等表现[5]。

5.2 厥证

厥证以突然昏仆,不省人事,或伴有四肢厥冷为特点,发作后一般在短时间内逐渐苏醒,醒后无偏瘫、失语、口舌㖞斜等后遗症。严重者也可一厥不醒而死亡。眩晕发作严重者也可有眩晕欲倒的表现,但一般无昏迷不省人事的表现。

5.3 痫病

痫病以突然仆倒,昏不知人,口吐涎沫,两目上视,四肢抽搐,或口中如做猪羊叫声,移时苏醒,醒后一如常人为特点。痫病昏仆与眩晕甚者之仆倒相似,且其发前多有眩晕、乏力、胸闷等先兆,发作日久常有神疲乏力、眩晕时作等症状表现,故应与眩晕鉴别,其鉴别要点为痫病昏仆必有昏迷不省人事,且伴口吐涎沫,两目上视,抽搐,猪羊叫声等症状。

6 辨证论治

6.1 辨证要点

6.1.1 辨脏腑

眩晕病位虽在清窍,但与肝、脾、肾三脏功能失常关系密切。肝阴不足,肝郁化火,均可导致肝阳上亢,其眩晕兼见头胀痛、面潮红等症状。脾虚气血生化乏源,眩晕兼有纳呆、乏力、面色㿠白等;脾失健运,痰湿中阻,眩晕兼见纳呆、呕恶、头重、耳鸣等;肾精不足之眩晕,多兼腰酸腿软,耳鸣如蝉等。

6.1.2 辨虚实

眩晕以虚证居多,挟痰挟火亦兼有之;一般新病多实,久病多虚,体壮者多实,体弱者多虚,呕恶、面赤、头胀痛者多实,体倦乏力、耳鸣如蝉者多虚;发作期多实,缓解期多虚。病久常虚中夹实,虚实夹杂。

6.1.3 辨体质

面白而肥多为气虚多痰,面黑而瘦多为血虚有火。

6.1.4 辨标本

眩晕以肝肾阴虚、气血不足为本,风、火、痰、瘀为标。其中阴虚多见咽干口燥,五心烦热,潮热盗汗,舌红少苔,脉弦细数;气血不足则见神疲倦怠,面色不华,爪甲不荣,纳差食少,舌淡嫩,脉细弱。标实又有风性主动,火性上炎,痰性黏滞,瘀性留著之不同,要注意辨别。

6.2 治疗原则

高血压病的治疗原则主要是补虚而泻实,调整阴阳。虚证以肾精亏虚、气血衰少居多,精虚者填精生髓,滋补肝肾;气血虚者宜益气养血,调补脾肾。实证则以潜阳、泻火、化痰、逐瘀为主要治法。

6.2.1 肝阳上亢

症状:眩晕耳鸣,头痛且胀,遇劳、恼怒加重,肢麻震颤,失眠多梦,急躁易怒,舌红苔黄,脉弦。

治法:平肝潜阳,滋养肝肾。

方药:天麻钩藤饮。方中天麻、钩藤、石决明平肝熄风;黄芩、栀子清肝泻火;益母草活血利水;牛膝引血下行,配合杜仲、桑寄生补益肝肾;茯神、夜交藤养血安神定志。全方共奏平肝潜阳,滋补肝肾之功。若见阴虚较盛,舌红少苔,脉弦细数较为明显者,可选生地、麦冬、玄参、何首乌、生白芍等滋补肝肾之阴。若肝阳化火,肝火亢盛,表现为眩晕、头痛较甚,耳鸣、耳聋暴作,目赤、口苦,舌红苔黄燥,脉弦数,可选用龙胆草、丹皮、菊花、夏枯草等清肝泻火。便秘者可选加大黄、芒硝或当归龙荟丸以通腑泄热。眩晕剧烈,呕恶,手足麻木或肌肉困动者,有肝阳化风之势,尤其对中年以上者要注意是否有引发中风病的可能,应及时治疗,可加珍珠母、生龙骨、生牡蛎等镇肝熄风,必要时可加羚羊角以增强清热熄风之力。

6.2.2 肝火上炎

症状:头晕且痛,其势较剧,目赤口苦,胸胁胀痛,烦躁易怒,寐少多梦,小便黄,大便干结,舌红苔黄,脉弦数。

治法:清肝泻火,清利湿热。

方药:龙胆泻肝汤。方用龙胆草、栀子、黄芩清肝泻火;柴胡、甘草疏肝清热调中;木通、泽泻、车前子清利湿热;生地、当归滋阴养血。全方清肝泻火利湿,清中有养,泻中有补。若肝火扰动心神,失眠、烦躁者,加磁石、龙齿、珍珠母、琥珀,清肝热且安神。肝火化风,肝风内动,肢体麻木、颤震,欲发中风病者,加全蝎、蜈蚣、地龙、僵蚕,平肝熄风,清热止痉。

6.2.3 痰浊上蒙

症状:眩晕,头重如蒙,视物旋转,胸闷作恶,呕吐痰涎,食少多寐,苔白腻,脉弦滑。

治法:燥湿祛痰,健脾和胃。

方药:半夏白术天麻汤。方中二陈汤理气调中,燥湿祛痰;配白术补脾除湿,天麻养肝熄风;甘草、生姜、大枣健脾和胃,调和诸药。头晕头胀,多寐,苔腻者,加藿香、佩兰、石菖蒲等醒脾化湿开窍;呕吐频繁,加代赭石、竹茹和胃降逆止呕;脘闷、纳呆、腹胀者,加厚朴、白蔻仁、砂仁等理气化湿健脾;耳鸣、重听者,加葱白、郁金、石菖蒲等通阳开窍。痰浊郁而化热,痰火上犯清窍,表现为眩晕,头目胀痛,心烦口苦,渴不欲饮,苔黄腻,脉弦滑,用黄连温胆汤清化痰热。若素体阳虚,痰从寒化,痰饮内停,上犯清窍者,用苓桂术甘汤合泽泻汤温化痰饮[6]。

6.2.4 瘀血阻窍

症状:眩晕头痛,兼见健忘,失眠,心悸,精神不振,耳鸣耳聋,面唇紫暗,舌瘀点或瘀斑,脉弦涩或细涩。

治法:活血化瘀,通窍活络。

方药:通窍活血汤。方中用赤芍、川芎、桃仁、红花活血化瘀通络;麝香芳香走窜[7],开窍散结止痛,老葱散结通阳,二者共呈开窍通阳之功;黄酒辛窜,以助血行;大枣甘温益气,缓和药性,配合活血化瘀、通阳散结开窍之品,以防耗伤气血。全方共呈活血化瘀、通窍活络之功。若见神疲乏力,少气自汗等气虚证者,重用黄芪,以补气固表,益气行血;若兼有畏寒肢冷,感寒加重者,加附子、桂枝温经活血;若天气变化加重,或当风而发,可重用川芎,加防风、白芷、荆芥穗、天麻等理气祛风之晶。

6.2.5 气血亏虚

症状:头晕目眩,动则加剧,遇劳则发,面色㿠白,爪甲不荣,神疲乏力,心悸少寐,纳差食少,便溏,舌淡苔薄白,脉细弱。

治法:补养气血,健运脾胃。

方药:归脾汤。方中黄芪、人参、白术、当归健脾益气生血;龙眼肉、茯神、远志、酸枣仁养心安神;木香理气醒脾,使其补而不滞;甘草调和诸药。全方有补养气血,健运脾胃,养心安神之功效。若气虚卫阳不固,自汗时出,易于感冒,重用黄芪,加防风、浮小麦益气固表敛汗;脾虚湿盛,泄泻或便溏者,加薏苡仁、泽泻、炒扁豆,当归炒用健脾利水;气损及阳,兼见畏寒肢冷,腹中冷痛等阳虚症状,加桂枝、干姜温中散寒;血虚较甚,面色㿠白无华,加熟地、阿胶、紫河车粉(冲服)等养血补血,并重用参芪以补气生血。

若中气不足,清阳不升,表现时时眩晕,气短乏力,纳差神疲,便溏下坠,脉象无力者,用补中益气汤补中益气,升清降浊。

6.2.6 肝肾阴虚

症状:眩晕久发不已,视力减退,两目干色恩涩,少寐健忘,心烦口干,耳鸣,神疲乏力,腰酸膝软,遗精,舌红苔薄,脉弦细。

治法:滋养肝肾,养阴填精。

方药:左归丸。方中熟地、山萸肉、山药滋阴补肾;枸杞子、菟丝子补益肝肾,鹿角霜助肾气,三者生精补髓;牛膝强肾益精,引药人肾;龟板胶滋阴降火,补肾壮骨。全方共呈滋补肝肾,养阴填精之功效。若阴虚生内热,表现咽干口燥,五心烦热,潮热盗汗,舌红,脉弦细数者,可加炙鳖甲、知母、青蒿等滋阴清热;心肾不交,失眠、多梦、健忘者,加阿胶、鸡子黄、酸枣仁、柏子仁等交通心肾,养心安神;若水不涵木,肝阳上亢者,可加清肝、平肝、镇肝之品,如龙胆草、柴胡、天麻等。

7　转归预后

本病以肝肾阴虚、气血亏虚的虚证多见,由于阴虚无以制阳,或气虚则生痰酿湿等,可因虚致实,而转为本虚标实之证;另一方面,肝阳、肝火、痰浊、瘀血等实证日久,也可伤阴耗气,而转为虚实夹杂之证。中年以上眩晕由肝阳上扰、肝火上炎、瘀血阻窍。眩晕者,由于肾气渐衰,若肝肾之阴渐亏,而阳亢之势日甚,阴亏阳亢,阳化风动,血随气逆,夹痰夹火,上蒙清窍,横窜经络,可形成中风病,轻则致残,重则致命[8]。

病情轻者,治疗护理得当,预后多属良好;病重经久不愈,发作频繁,持续时间较长,严重影响工作和生活者,则难以根治。

8　预防与调摄

保持心情开朗愉悦,饮食有节,注意养生保护阴精,有助于预防本病。患者的病室应保持安静、舒适、避免噪声,光线柔和。保证充足的睡眠,注意劳逸结合。保持心情愉快,增强战胜疾病的信心。饮食以清淡易消化为宜,多吃蔬菜、水果,忌烟酒、油腻、辛辣之品,少食海腥发物,虚证眩晕者可配合食疗,加强营养。眩晕发作时应卧床休息,闭目养神,少做或不做旋转、弯腰等动作,以免诱发或加重病情。重症患者要密切注意血压、呼吸、神志、脉搏等情况,以便及时处理。

参考文献

[1] 胡春松,高润霖,刘力生.高血压治疗的七大原则.中国中西医结合杂志,2006,26(4):363-365.

[2] 孙宁玲.高血压研究及治疗的新趋势.中华老年心脑血管病杂志,2006,8(11):721-723.

[3] 鄢琳,王振纲.探讨中国、美国及欧洲高血压防治指南中有关药物治疗的问题.中国药理学通报,2006,22(1):14-19.

[4] 胡春松,胡大一.高血压治疗原则的进展及我国高血压治疗策略的特点与变化.中国中西医结合杂志,2007,27(4):380-382.

[5] 刘延祥,孙杰,吴立文,等.从痰瘀论治眩晕的经验.甘肃中医学院学报,2007,24(3):22-23.

[6] 韩向辉,刘轲.浅谈中医对眩晕病因病机的认识.光明中医,2009,24(10):1870-1872.

[7] 宁红雨.辨证治疗高血压病40例临床观察.实用中医内科杂志,2009,23(5):54-55.

[8] 王艳春,曲静.顽固性高血压从痰论治解析.实用中医内科杂志,2009,23(4):51.

脏器篇（下）

动脉粥样硬化性脑梗塞

于兰 吴先杰 关子安

动脉粥样粥样硬化性脑梗塞是由于各种原因引起相应脑供应血管的闭塞，并因此发生血管供应区脑神经损害和功能障碍的一组临床综合征。临床较常见，随着CT和MR的进步，其早期诊断和治疗有了很大的发展，而这又直接影响到患者的预后。

1 概述

目前，脑血管病已成为我国城市和农村人口的第一位致残和死亡原因，随着人口老龄化和经济水平的快速发展及生活方式的变化，其发病率有逐年增多的趋势。流行病学研究表明，中国每年有150万~200万新发脑卒中的病例。目前我国现存脑血管病患者700余万人，其中约70%为缺血性脑卒中，有相当的比例伴有多种危险因素，是复发性脑卒中的高危个体。提示以动脉粥样硬化为基础的缺血性脑血管病发病率正在增长。

2 病因

动脉粥样硬化是多因素疾病，病因复杂。高血压病与动脉粥样硬化互为因果，糖尿病和高脂血症也可加速动脉硬化的进程。其病变主要累及大、中型动脉，引起不同程度的动脉管腔狭窄和血栓形成，使受阻动脉远端缺血而导致局部组织坏死。动脉粥样硬化早期病变可发生在10岁以前，病变引起动脉狭窄需经历20~30年时间，早期无临床症状，故不易被发现和重视。

动脉粥样硬化病变形成后是否导致临床症状的出现，不仅取决于动脉管径的狭窄程度，更重要的是斑块本身的性质是否稳定、是否有血栓形成等继发性病变。大量研究已证实，急性冠状动脉综合征的发生与冠状动脉粥样硬化性狭窄的严重程度并无明显的关系，常常是轻-中度的冠状动脉斑块易伴发急性冠脉事件。大多数急性冠脉综合征患者的冠状动脉管腔狭窄程度都小于50%。这种概念在显著减少冠脉事件的斑块逆转研究中得到了证实。

3 病理

在脑部的主要动脉中，颈内动脉血栓形成的发生率最高，占4/5，基底动脉系统1/5。闭塞的血管依次为大脑中动脉、大脑后动脉、大脑前动脉及椎-基底动脉等。

脑动脉闭塞的早期，脑组织改变不明显，肉眼可见的变化要在数小时后才能辨认。缺血中心区发生肿胀、软化(softening)，灰白质分界不清。大面积脑梗塞时，脑组织高度肿胀，可向对侧移位，导致脑疝形成。镜下可见神经元出现急性缺血性改变，如皱缩、深染及炎细胞浸润等，胶质细胞坏变，神经轴突和髓鞘崩解，小血管坏死，周围有红细胞渗出及组织间液的积聚。在发病后的4~5d脑水肿达到高峰，7~14d脑梗塞区液化成蜂窝状囊腔。3~4周后，小的梗死灶可被增生的胶质细胞及肉芽组织所取代，形成胶质瘢痕；大的梗死灶中央液化成囊腔，周围由增生的胶质纤维包裹，变成中风囊。

局部血液供应中断引起的脑梗塞多为白色梗塞。由于脑梗塞病灶内的血管壁发生缺血性病变，当管腔内的血栓溶解及(或)侧支循环开放等原因使血流恢复后，血液会从破损的血管壁漏出，或引起继发性血管破裂，导致出血性脑梗塞，也称为红色梗死。

4 临床表现

动脉粥样硬化性脑梗塞多见于中老年，常在安静或睡眠中发病，部分病例有短暂缺血性发作(TIA)前驱症状如肢体麻木、无力等，局灶症状体征多在发病10余小时或1~2d达到高峰，患者意识清楚或轻度障碍。常见的脑梗塞临床综合征有如下几种。

4.1 颈内动脉闭塞综合征

颈内动脉闭塞的临床表现复杂多样，取决于侧支循环状况。可全无症状。若侧支循环不良，可引起TIA，也可表现为大脑中动脉及(或)大脑前动脉缺血症状，或分水岭梗塞(位于大脑前、中动脉或大脑中、后动脉之间)。临床表现可有同侧 Horner 征(颈上交感神经节节后纤维受损)，对侧偏瘫、偏身感觉障碍、双眼对侧同向性偏盲,优势半球受累可出现失语。非优势半球可有征象障碍。偶见单眼一过性失明(视网膜动脉缺血),偶尔成为永久性视力丧失。颈部触诊发现颈内动脉搏动减弱或消失,听诊可闻及血管杂音,也可出现晕厥发作或痴呆。

4.2 大脑中动脉闭塞综合征

主干闭塞可导致病灶对侧中枢性面舌瘫与偏瘫、偏身感觉障碍和同向性偏盲(三偏);可伴有双眼向病灶侧凝视,优势半球受累可出现完全性失语,非优势半球病变可有征象障碍。由于主干闭塞引起大面积的脑梗塞,故患者多有不同程度的意识障碍,脑水肿严重时可导致脑疝形成,甚至死亡。皮层支闭塞引起的偏瘫及偏身感觉障碍,以面部和上肢为重,下肢和足受累较轻,累及优势半球可有失语,意识水平不受影响。深穿支闭塞更为常见,表现为对侧偏瘫,肢体、面和舌的受累程度均等,对侧偏身感觉障碍,可伴有偏盲、失语等。

4.3 大脑前动脉闭塞综合征

大脑前动脉近段阻塞时由于前交通动脉的代偿,可全无症状。远段闭塞时,对侧中枢性面舌瘫与下肢瘫;有轻度感觉障碍;可伴有尿失禁(旁中央小叶受损)及对侧强握反射(额叶受损)等。皮层支闭塞导致对侧中枢性下肢瘫,可伴感觉障碍;对侧肢体短暂性共济失调、强握反射及精神症状(眶动脉及额极动脉闭塞)。深穿支闭塞,出现对侧面舌瘫及上肢近段轻瘫(累及内囊膝部及部分前肢)。双侧大脑前动脉闭塞时,可出现淡漠、欣快等精神症状,双下肢瘫痪、尿失禁及强握等原始反射。

4.4 大脑后动脉闭塞综合征

大脑后动脉闭塞引起的临床症状变异很大,动脉的闭塞位置和 Willis 环的构成在很大程度上决定了脑梗塞的范围和严重程度。主干闭塞引起对侧同向性偏盲,黄斑视力可不受累(黄斑回避)。中脑水平大脑后动脉起始处闭塞,可见垂直性凝视麻痹、动眼神经瘫、核间性眼肌麻痹、眼球垂直性歪扭斜视。优势半球枕叶受累可出现命名性失语、失读,不伴失写。双侧大脑后动脉闭塞导致皮层盲、光反射存在,会出现严重的记忆力损害(累及颞叶),不能识别熟悉面孔(面容失认症),可伴有视幻觉和行为综合征。深穿支闭塞:丘脑膝状体动脉闭塞出现丘脑综合征,表现为对侧偏身感觉障碍,以深感觉障碍为主,自发性疼痛,感觉过度,对侧轻偏瘫,可伴有偏盲共济失调-手足徐动症等;丘脑穿动脉闭塞出现红核丘脑综合征,表现为病灶侧舞蹈样不自主运动、意向性震颤、小脑性共济失调,对侧偏身感觉障碍。

4.5 椎-基底动脉闭塞综合征

基底动脉主干闭塞,表现为眩晕、恶心、呕吐及眼球震颤、复视、构音障碍、吞咽困难及共济失调等,病情进展迅速而出现球麻痹、四肢瘫、昏迷,并导致死亡。

基底动脉分支的闭塞会引起脑干和小脑的梗塞,表现为各种临床综合征,下面介绍几种常见的类型。中脑脚间支闭塞出现 Weber 综合征,表现为同侧动眼神经麻痹,对侧偏瘫;或 Benedit 综合征,表现为同侧动眼神经麻痹,对侧投掷样不自主运动。脑桥支闭塞出现脑桥外侧综合征(Millard-Gubler syndrome),病变侧展神经麻痹及周围性面瘫,对侧中枢性偏瘫,亦可出现对侧偏身感觉障碍。脑桥内侧综合征(Foville syndrome)同侧凝视麻痹和周围性面瘫,对侧偏瘫。小脑上、小脑后下或小脑前下动脉闭塞可导致小脑梗塞,常见眩晕、呕吐、眼球震颤、共济失调、站立不稳和肌张力降低等,可出现脑干受压和颅内压增高症状。闭锁综合征(locked-in syndrome)脑桥基底部双侧梗死,表现为双侧面瘫、球麻痹、四肢瘫,不能讲话,但因脑干网状结构未受累,患者意识清楚,能随意睁闭眼,可通过睁闭眼及眼球垂直运动来表达自己的意愿。基底动脉尖综合征(top of the basilar syndrome)基底动脉尖端分出两对动脉–大脑后动脉和小脑上动脉，供血区域包括中脑、丘脑、小脑上部、颞叶内侧和枕叶。临床表现为眼球运动障碍、瞳孔异常、觉醒和行为障碍、严重记忆力丧失及对侧偏盲或皮质盲，少数患者可出现脑干幻觉。

4.6 小脑后下动脉或椎动脉闭塞综合征

延髓背外侧综合征(lateral bulbar syndrome)亦称延髓外侧综合征，常由小脑后下动脉闭塞所致，是脑干梗塞最常见类型。临床表现：①眩晕、恶心、呕吐及眼震(前庭神经核损害)；②真性球麻痹，表现为吞咽困难、构音障碍、同侧软腭麻痹及咽反射消失(舌咽、迷走神经及疑核损害)；③病灶侧共济失调(绳状体及部分小脑损害)；④同侧 Horner 综合征(交感神经下行纤维受损)；⑤同侧面部痛、温觉丧失而触觉存在，呈核性分布(三叉神经脊束核损伤)；⑥对侧半身痛、温觉减退或丧失(脊髓丘脑侧束受损)；⑦呃逆(网状结构中呼吸中枢受累)。小脑后下动脉解剖变异较多，常见不典型临床表现。

5 诊断

5.1 临床诊断

中年以上突然发病，有动脉粥样硬化及高血压等脑卒中的危险因素，安静状态下或活动中起病，病前可有反复的 TIA 发作，症状常在数小时或数天内达高峰，出现局灶性的神经功能损害的症状体征，并归因于某一颅内动脉闭塞的综合征，临床应考虑急性脑梗塞可能。一般意识清楚。MRI 可显示早期缺血性梗塞、脑干及小脑梗塞、静脉窦血栓形成等，脑梗塞后数小时即出现 T_1 低信号、T_2 高信号病灶，出血性梗塞显示其中混杂 T_1 高信号。功能性 MRI 弥散加权成像(DWI)可早期诊断脑梗塞，发病 2h 内即显示缺血病变，为早期治疗提供重要信息。DSA 可发现血管狭窄及闭塞部位，显示动脉炎、Moyamoya 病、动脉瘤和动静脉畸形等。脑脊液检查结果正常。

5.2 CT 诊断

5.2.1 早期 CT 征与发病机制

1971 年 X 线电子计算机断层扫描(X.CT)的问世，导致了影像诊断的巨大变革。有助于脑出血和缺血性脑血管病的早期鉴别诊断效应。因而放弃了昔日脑出血依靠脑血管造影，通过脑血管移位看到团块效应(mass effect)推测血肿的存在或者采取腰穿见到血性脑脊液作为间接诊断依据。况且脑血管造影对轻型脑出血证实无效。当前科学飞速发展，CT 装置不断更新，为脑梗塞急性期提供早期 CT 征，以便为脑梗塞超早期进行溶栓治疗。

脑梗塞发病后早期 CT 征的出现，受血管闭塞部位、闭塞机制、是否建立充分有效的侧支循环、供血不足发生快与慢及持续时间的长短程度等因素的影响。如脑实质早期 CT 征，主要在发病 1h 即出现灰质低下和灰质与白质对比度消失，结果引发豆状核、岛叶皮质、皮髓交界部位模糊不清，这是由于脑缺血后首先皮质出现水分向细胞内移动，致细胞含水量增加，成为细胞毒性水肿，以致灰质与白质界限消失。正常 CT 值为 0Hu，脑梗塞的 CT 值为 20~30Hu，因而梗塞部位与周围正常组织呈现低密度区。

5.2.2 早期 CT 征

(1)豆状核模糊不清：脑梗塞超早期发病 1h 后就出现豆状核边缘模糊不清，核阴影部分缺损，1~2h 发现率最高。由于大脑中动脉部分主干(M_1)闭塞引起单独的豆状核纹状体动脉供应区梗塞又称纹状体内囊梗塞。豆状核纹状体动脉没有侧支循环的终末区域灌注，因而此区域对缺血耐受性极差，所以最早出现缺血征象(图 7-1)。

(2)岛带消失征：岛带消失征(loss of insular ribbon sign)早在 2000 年 Nakane 等所倡导，作为脑梗塞发病 1h 后出现的早期 CT 征。由于大脑中动脉部

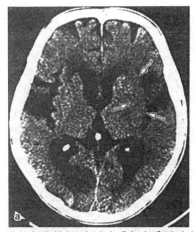

A.↑左豆状核部分缺损,岛叶皮质与皮质下对比度不清

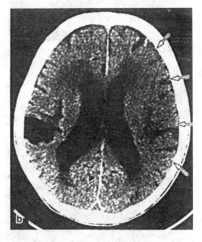

B. ↑从前额叶至侧额叶呈广范围的皮质与皮质下界限不清,呈低密度区

突发性右偏瘫发病后 3h 单纯 CT 像

图 7-1　豆状核阴影模糊不清与岛带消失征[1-2]

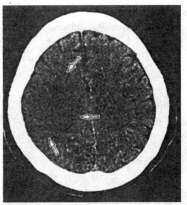

A.从右前额叶至右额顶叶皮质与皮质下界限不清,呈现浅淡的低密度区(↑)

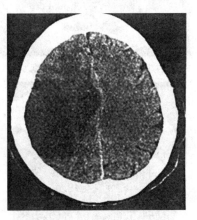

B.翌日 CT 所见前日 CT 浅淡的低密度区明显扩大

突然发生左偏瘫,发病后 1.5h 行单纯 CT 扫描

图 7-2　皮质与髓质界限消失 CT 像[1-2]

分末梢动脉(M_2)闭塞,导致皮质的灰质与白质界限边缘消失,成一致性低密度区。岛叶区由 M_2 分出的屏状核动脉灌注,其灌注部位有屏状核、外囊、最外囊等,称次部位为岛带(insular ribbon)(图7-1)。

(3)皮质与髓质界限消失:脑梗塞发病 3h 内出现皮质与髓质界限不清。由于大脑中动脉部分分支闭塞,造成脑血管缺血使其皮质细胞内水分增加,降低 CT 值,因而导致皮髓界限消失(图7-2)。

(4)脑沟的消失:脑梗塞发病 3h 后,梗塞区大脑皮质的脑沟消失,由于梗塞区大脑皮质间隙水肿以致脑沟消失。

5.2.3　发病过程与 CT 表现

脑梗塞的发病过程与 CT 表现除上述发病后 3h

内所见早期 CT 征外,还有密度高低的差异,有如低密度、高密度、等密度和混杂密度等。总体趋势看密度越来越低,直到脑脊液水平(图 7-3,7-4),这与发病过程相关。因而从发病的各阶段过程进行观察 CT 表现。

(1)发病 1~7d:平扫 CT 表现,呈三角形或扇形浅淡不均匀的低密度区,边缘不清。在低密度区内可见散在高密度点状影,表示梗塞区内脑质相对无损害区(图 7-5,7-6)。

(2)发病后 2 周:平扫 CT 表现,可见等密度称为"模糊效应"(fogging effect) 或称"雾期"(图 7-7,7-8)。这是由于梗塞区内脑水肿消失和吞噬细胞、淋巴细胞增多与髓鞘崩解后残留物质所致。

5.2.4　脑梗塞的病理类型与 CT 表现

脑梗塞的病理类型分为缺血性脑梗塞(ischemic

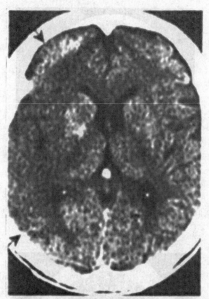

A.发病 10h 可见右颞带状低密度

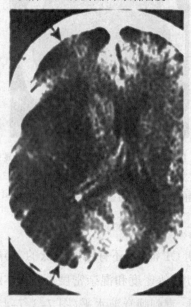

B.发病 40h 后明显扩大,相当大脑中动脉供应区

图 7-3　脑梗塞随时间变化图[3]

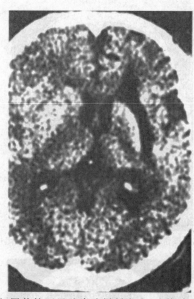

A.左侧外囊,屏状核区呈脑脊液样低密度,边缘清晰,左侧侧脑室三角区较对侧扩大

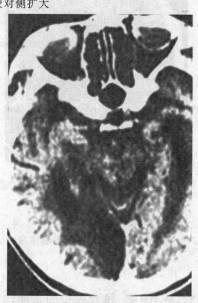

B.右枕叶脑脊液样低密度,边缘清晰,右侧侧脑室三角区轻度扩大,较对增宽

图 7-4　脑梗塞两侧陈旧性梗塞[3]

infarction)、出血性脑梗塞(hemorrhagic infarction)和腔隙性脑梗塞(lacunar infarction)三种。有关缺血性脑梗塞已述,见发病过程与 CT 表现章节。本章只是对出血性脑梗塞和腔隙性脑梗塞略加阐释。

(1)出血性脑梗塞:比较少见,约占脑梗塞的 3%~5%,多发生于病后 1 周至数周,由于血栓和栓子崩解后产生碎裂或溶解,另外还因血管阻塞致使血管壁缺血而发生损伤,加之血管内压致使血流经过受损血管引起管壁破裂出形,成为出血性脑梗塞(图 7-9)。

(2)腔隙性脑梗塞 CT 表现:腔隙性脑梗塞由于梗塞区病灶较小,直径约为 10~15mm,其占位效应也较轻,尤其是梗塞区密度随时间逐渐减低,发病 1 个月后病灶区的密度与脑脊液密度相似,出现萎缩病变(图 7-10)。

5.2.5　脑梗塞在平扫 CT、灌入 CT、血管造影 CT 的各自效用比较

脑梗塞是由于脑血管急性闭塞后视看侧支循

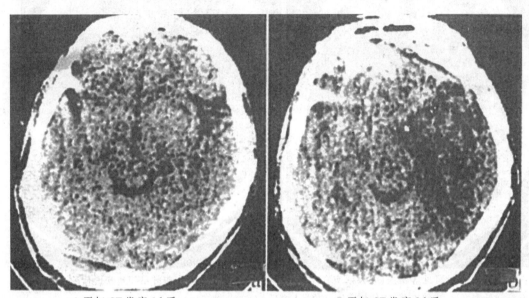

A.平扫 CT 发病 1d 后　　　　　　　　　B.平扫 CT 发病 3d 后

发病 3d 后可见左额、颞、顶叶呈扇形低密度区,已累及皮质和髓质,相当大脑中动脉供应区

图 7-5　脑梗塞发病 3d CT 表现[4]

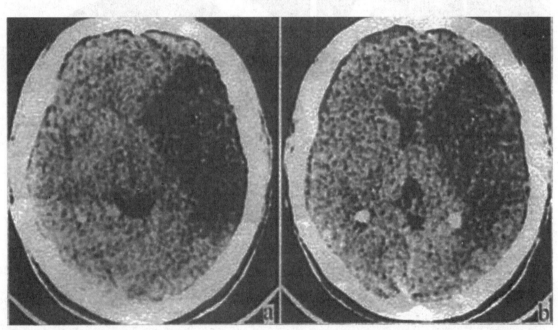

A.平扫 CT 7d后　　　　　　　　　　　B.平扫 CT 7d后

发病 7d 可见左额顶大片扇形低密度区,边缘清晰,有占位征,相当大脑中动脉

图 7-6　脑梗塞发病 1 周平均 CT 像[4]

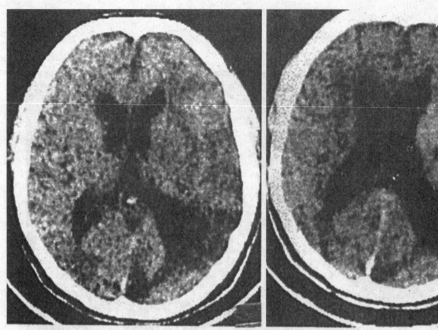

A.平扫 CT 像,左额叶可见等密度(模糊效应),左顶叶扇　　B.增强 CT,左额叶呈团块状增强
形脑脊液样低密度区,中线右移,左侧侧脑室三角区扩大

图 7-7　脑梗塞发病近 2 周[4]

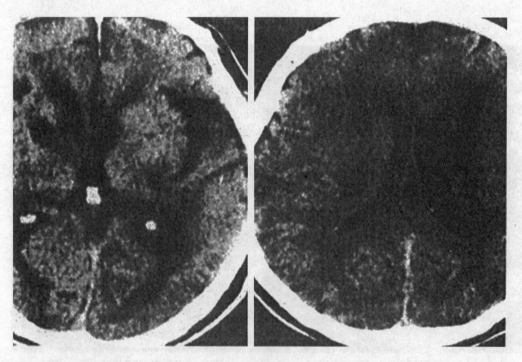

A.平扫 CT 像,右内囊前肢及左内囊后肢、右枕叶均　　B.平扫 CT 像,左脑侧室体部旁片状脑脊液样低密
见大小不等点状和片状密度区　　　　　　　　　　　　度区,左侧侧脑室体部大于右侧

图 7-8　脑梗塞外发病 30d 后[3]

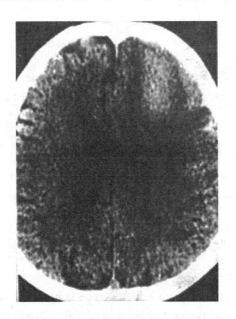
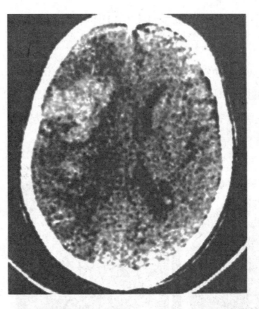

A.平扫 CT 像,左额顶叶大片状低密度区,　　B.平扫 CT 像,右额顶叶大片低密度区,在额叶低密度
在额叶低密度区内可见高密度出血点　　　　区内可见斑片状高密度影,密度不均,为出血病灶

图 7-9　出血性脑梗塞(发病 2 周后)[3]

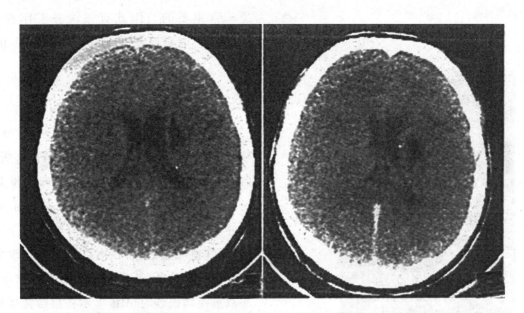

A.平扫 CT 像,左基底区呈低密度影,近似脑脊液密　　B.增强 CT 像,增强 CT 病变区无增强效应
度,边缘清晰,左侧侧脑室扩大,中线结构无移位

图 7-10　腔隙性脑梗塞发病 2 个月[4]

环时间程度以及闭塞血管供应区等因素,为预测梗死区范围提供有利条件。梗塞范围分为全区梗塞、小梗塞和边缘带(boundary zone)梗塞。后者是因为末梢血供障碍所致称为分水岭梗塞。这些梗塞区从以下三种检查方法进行比较。

(1)平扫 CT 检查:脑梗塞从早期急性期至慢性期以高低密度为主(如前述),总体而言由高密度到低密度,边缘界限由不清楚到界限清晰,范围大小与脑血管供应区一致。可见边缘带梗塞征象,直接显示梗塞区域(图 7-11.A)。

(2)灌注显影(perfusion ,PI)CT 检查: 脑梗塞行 CT 灌注(CT.perfusion, CT-P)检查可见梗塞部位

的脑血流量(CBF)明显减少(图7-11.B)。

(3)脑血管造影CT检查:脑梗塞行CT脑血管造影(T-angiography,CTA)检查直接显示血管闭塞部位,但不能显示脑梗塞范围和界限(图7-11.C)。

以上三种检查方法各有优缺点,若能两种方结合使用,很可能更有效和全面掌握病情。

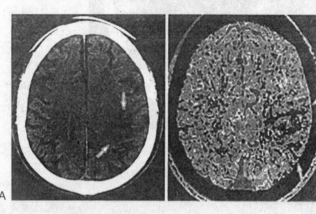

A.平扫CT检查,左额顶叶梗塞,相当大脑中动脉和大脑后动脉;↑为边缘带梗塞

B.CT灌注检查,↑显示梗塞区脑血流量明显减少

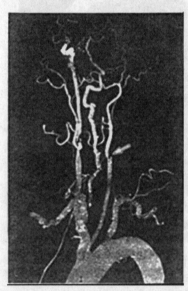

C.CT-血管造影检查,↑颈内动脉起始部附近确认血管闭塞

图7-11 CT三种检查方法的优缺点比较[1]

5.3 核磁共振诊断

5.3.1 概述

脑梗塞的影像诊断历来依赖CT诊断,在应用上也获得良好效果,但是近年来伴随着磁共振(Magnetic Resonance,MR)的普及,其应用价值已得到肯定,并且影像学诊断有逐渐向MR靠拢趋势。主要理由是:①不使用电离辐射因而不必担心受X线的伤害;②没有因骨骼所致的伤害,有如后颅窝的影像能够清晰显示;③能够在任何方向进行摄像,易掌握病变的范围;④由于扫描是依据氢原子的状态,即为水的状态,故对脑水肿的检出具有优越性;⑤有信号流空效应,故对血管的形态也能够影像化,在某种程度上不用造影剂也能评定血管闭塞和狭窄的程度;⑥应用二乙三胺五醋酸钆(Gadolinium diethylene-triamine pentaacetic acid,Gd-DTPA)等造影剂与CT一样能查出血脑屏障有无破坏。

当前有些医院既有MR设备也有CT设备,收治脑卒中患者首诊时,为了超早期作出诊断判定是非常重要的。因此有关医务工作者建议先行MR检查,但对诊断有疑问时,再行CT检查,作为确认。

5.3.2 脑血管疾病的适应证

①缺血性动脉粥样硬化性脑梗塞、分水岭脑梗塞等,MR、CT敏感而特异;②出血性大病灶性脑出血、小病灶性脑出血、脑叶出血、蛛网膜下腔出血、硬膜外血肿、硬膜下血肿等MR均可显示;③高强条件下MR显示血肿内含氧血红蛋白、脱氧血红蛋白、正铁血红蛋白、含铁血红素等生化改变,可将血肿进行分期诊断;④发病同时既有脑出血也有脑梗塞双重疾病出现时,MR显示各自影像征象,能够分清脑出血与脑梗塞的诊断;⑤脑动脉瘤、动静脉畸形、海绵状血管瘤均能显示;⑥静脉窦血栓可在MR得到确诊。

5.3.3 磁共振检查的禁忌证

磁共振采用高磁场强扫描成像,因此对下列的情况视为禁忌证:①带有心脏起搏器及神经刺激器者;②曾经做过动脉瘤手术及颅内带动脉瘤夹者;③曾经做过心脏手术并带有人工心脏瓣膜者;④眼球内有金属异物或内耳植入金属假体者。

具有下列情况应慎重对待:①体内有各种金属植入者;②妊娠期妇女;③重危患者需要生命保障系统者;④癫痫患者;⑤幽闭恐惧症患者。

5.3.4　脑梗塞的核磁共振检查的优点

脑梗塞 MR 检查摄影时间短、读片比较容易,因而对脑梗塞急性期的诊疗起到较大作用,实属脑梗塞必需选用的检查方法之一。脑梗塞急性期应用磁共振弥散加权成像(DWI)具有下列优点。

(1)脑梗塞发病 1h 内 DMI 即显示出梗塞灶,就是在发病 3h 内能够显示梗塞灶也可谓"黄金时期",但有时脑梗塞发病 30min 至 2d 依然显示阴性结果者约占 1.9%,考虑其机制为局部脑血流量低下,导致脑细胞功能障碍,还未达到坏死程度,即所谓缺血半暗带状态(图 7-12)。

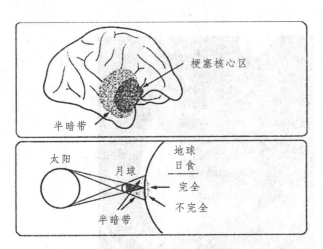

图 7-12　脑梗塞的脑缺血半暗带模拟图

对缺血半暗带影像的诊断多依赖正电子发射体层摄影术(PET)或单光子发射计算机体层摄影术(SEPCT)进行检查确认。

(2)陈旧性脑梗塞的确认:DWI 在脑梗塞发病 10d 左右显示梗塞灶逐渐形成等信号化,成为陈旧性脑梗塞的特征。

(3)急性期多发性脑梗塞(AMBI)的发现:DWI 对小梗塞病灶的敏感度较高,可清晰显示新病灶的数目和位置,其发病率较高约占脑梗塞病例中的 31%,缘由发生梗塞性增高,特别是在不同的动脉供应区出现 AMBI 时,应该想到心源性脑梗塞而进行

诊疗。

(4)脑梗塞皮质小梗塞的检出:DWI 具有对小梗塞灶敏感度较高的功能,因而能够显示清楚的小梗塞灶。另外值得注意的是大脑皮质运动区发生小梗塞,导致单侧瘫痪容易与颈椎疾病或末梢神经病变相混淆,应该注意鉴别。

(5)脑干梗塞的检出:由于 DWI 检查到中颅窝部位,容易出现伪影,影响诊断,若是行 DWI 采取冠状断面的扫描方法可提高脑干梗塞的检出率 96.5% 显示出脑干小梗塞灶。

总之,DWI 检查虽对脑梗塞的诊断有很多优点,但对金属物如前禁忌证所述动脉夹等所产生伪影,导致阅片困难。此外,DWI 阴影病例,可能由于轻微脑缺血迁延存在时,或发病在 1h 以内,DWI 无法显示病灶,此种情况下不能过度依赖 DWI,而忽略临床神经系统诊察技术。尤其是在急救现场,影像科医生和临床医生要共同探讨,对诊断作出满意的判断。

5.3.5　脑梗塞发病各时期的 MR 表现

脑梗塞诊疗中"时间"对治疗效果起到决定性作用,因此将脑梗塞发病时期分为 5 个时段的 MR 表现进行叙述。

(1)超急性期(0~6h)MR 表现:脑梗塞 6h 脑缺血区水分增加 3%~5%,在 T_1 加权像示低信号,T_2 加权像示高信号,特别是 T_2 加权像尤为敏感,即发病 2h 就见到异常改变,发病 4h 后肯定显示异常,甚至在发病 30min 后就显示长 T_2 高信号(图 7-13)[5]。

(2)急性期(6~24h)MR 表现:脑梗塞发病 6~24h 内由于细胞毒性脑水肿进一步加重,髓鞘脱失,脑细胞坏死,血脑屏障破坏,T_1 与 T_2 值进一步延长(图 7-14)[4]。

(3)亚急性期(2~7d):脑梗塞发病后 3~4d 是发生脑水肿的最重要时期,也是显示占位效应最明显增重时期,同时并发脑疝直至 1 周后开始消退。其缘由为血脑屏障破坏,大分子蛋白质渗透病变区,使其梗塞区呈现长 T_1 与长 T_2 信号,此时期注射

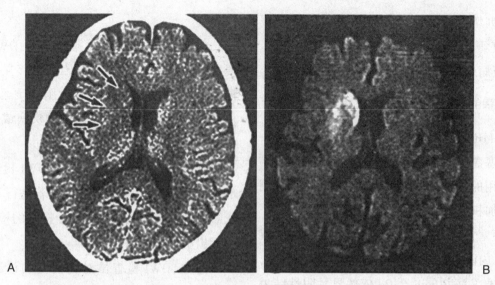

A.平扫 CT(↑)右大脑中动脉的纹状体动脉交配区显示轻度低密度影,境界清楚
B.DMR 与 A 图同一病变影显得非常清晰
图 7-13　脑梗塞超急性期 90min MR 表现[5]

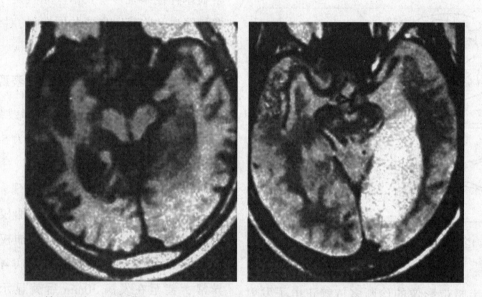

轴面 T_1 与 T_2 加权像显示左颞枕叶急性梗塞区长 T_1 与 T_2 信号,并有占位表现
图 7-14　急性脑梗塞[4]

Gd-DTPA 后强化最明显(图 7-15)。

(4)稳定期(8~14d):脑梗塞发病在 8~14d 之时,是缺血性脑梗塞合并片状出血最多之时,约占 40%,由于梗塞中心细胞坏死,周围血管增生,血脑屏障通透性最大,占位效应消退。MR 表现仍然呈长 T_1 与长 T_2 信号(图 7-16)。

(5)慢性期(>15d):脑梗塞发病后 15d 以上轻症病例,其 T_1 与 T_2 值渐渐恢复近似正常。重症病例由于囊变与软化,T_1 与 T_2 值更长,境界清晰呈扇形。出现脑萎缩,脑室扩大,脑沟增宽,较大脑梗塞最终也会形成囊肿,伴随临近脑室与脑池扩大,囊液密度接近脑脊液(图 7-17)。

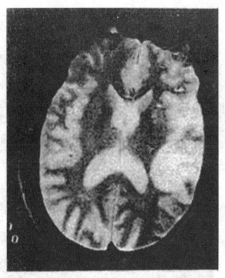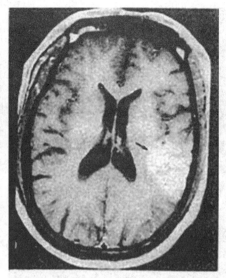

轴面 T_2 与增强扫描 T_1 加权像,左顶叶皮层梗塞区脑回肿胀,局部水肿,呈长 T_2 高信号,注射 Gd-DTPA 后,梗塞区皮层强化

图 7-15 亚急性脑梗塞[4]

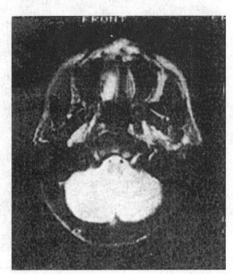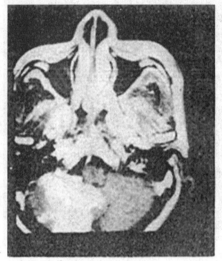

右侧小脑半球梗塞发病后 10d,T_2 加权像仍为高信号,注射 Gd-DTPA 后,脑回状强化极为明显

图 7-16 稳定期脑梗塞[4]

5.4 脑梗塞急性期单光子发射计算机体层摄影术的诊断

5.4.1 概述

脑梗塞超急性期行单光子发射计算机体层摄影术 (single photon emission computed tomography, SPECT) 的诊断是非侵袭性评价局部脑血流量 (CBF) 或代谢的方法,现已广泛应用于脑血流低下所致脑梗塞或脑缺血等疾病。SPECT 能够了解患者脑血流低下的程度、缺血区域的大小以及缺血区域的代谢处于何种状态等,为临床诊疗提供有价值的数据。

脑需要通过血流在 24h 内不断输送葡萄糖和氧等以维持正常脑功能并伴随神经细胞的活动,支撑机体得以生存。健康成年人脑的耗氧量:灰质为 3.3 mL/(100g·min);白质为 1.5 mL/(100g·min),为此所需的血流量灰质约为 43mL/(100g·min),白质约为 22 mL/100g·min)。因而灰质与白质两者在耗氧量和血流量都有较大的差

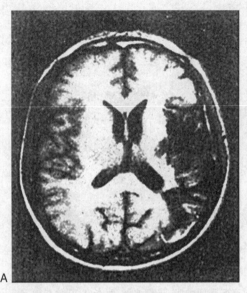
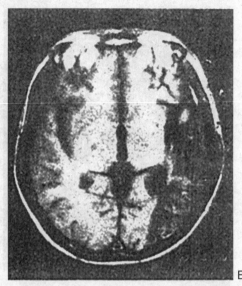

A、B.为 T_1 加权像,左颞顶区陈旧性脑梗塞显示边缘清晰的长 T_1 低信号区,伴患侧脑室扩大,脑沟裂加宽

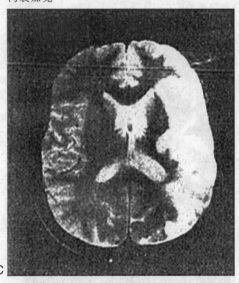
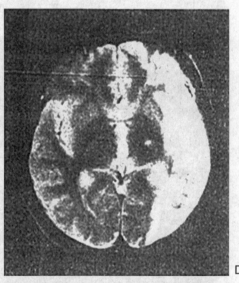

C、D.梗塞区呈长 T_2 高信号

图 7-17 慢性期脑梗塞[4]

异。可 SPECT 的分辨力有限,不能将灰质、白质的各自实际值测出, 所测定值数多为两者混在一起的结果。

脑动脉血管闭塞或高度狭窄所支配区域的血流低下,同时氧的摄取率也低下,若是脑血流量降低到 16mL/(100g·min)以下时或脑耗氧量在<16mL/(100g·min)时,在 1min 内神经细胞即停止,并出现脑缺血症状。虽然如此,脑血流量低于上述值,短时间内脑缺血区的神经细胞并无坏死。随后脑血流恢复,神经活动也随之恢复,脑缺血症状也消失。可若上述脑血流低下持续超过一定时间以上,脑缺血区

的神经细胞将丧失生命力, 即使脑血流完全恢复,也很快陷于梗塞。因此脑血流低下程度越轻,并在发病超早期作出诊断,及时开始治疗,防止梗塞形成,阻止血管内皮损害或血脑屏障破坏等所致出血性脑梗塞成为极其重要手段。

5.4.2 脑梗塞急性 SPECT 检查的适应范围

SPECT 作为检查的适应范围,是以缺血性脑血管病中脑梗塞为主,脑梗塞分为脑动脉粥样硬化性血栓形成、心源性脑血栓和腔隙性脑梗塞等。其中以心源性脑栓塞具有检查意义。但腔隙性脑梗塞由

于缺血范围在 15mm 以下较小,而 SPECT 分辨力很难检查出,所以不适应 SPECT 检查。短暂性脑缺血发作（TIA）是属于缺血性脑血管病的一种,应用SPECT 检查,虽然检查意义较小,但缺血症状持续在 1h 以上在 24h 内,行 SPECT 检查发现脑血流低下区域,此种征兆在 1 周内发生脑梗塞并不少见,因此在发病早期进行 SPECT 检查对预防脑梗塞的发生可起到有益的检查效果。

5.4.3 脑梗塞急性期 SPECT 所见

SPECT 所测定血流量,由于降低程度不同,故设定缺血的阈值,有助于预测其中包括组织代谢障碍在内的病态。当发病在 6h 内急性脑梗塞患者的SPECT 患侧与健侧相比评价中,比值在 0.50 以下为高度缺血区,此际已经达不可逆缺血阈值;比值0.50~0.70 为中度缺血区,其梗塞灶包括梗塞周围非梗塞区,即为缺血半暗带(ischemic penumbra);比值0.70~1.0 为轻度梗塞区(图 7-18)。另有报道在亚急性期脑梗塞观察到闭塞血管再通出现脑血流上升,即使在发病 6h 内亦可见到,此现象多发生反复闭塞或溶解的栓塞于发病 6h 内进行 SPECT 患侧与健侧相比,其比值 1.2 以上呈高度血流上升区,与 CT追踪上梗塞灶相一致。

5.4.4 脑梗塞急性期 SPECT 测量法

SPECT 测定脑血流量所用放射性药物有 4 种:

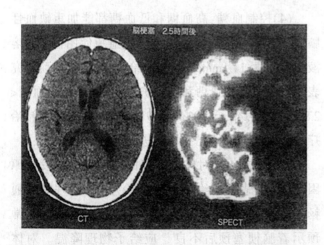

脑梗塞发生于大脑中动脉支配区,在发病后 150min SPECT 所见脑血流像

图 7-18 脑梗塞急性期 SPECT 所见脑血流像[6]

①¹³³Xe 为气体吸入法所用;②¹²³I-JMP;③⁹⁹ᵐTc-HM-PAO;④⁹⁹ᵐTc-ECD。(2)~(3)为静脉注射法,特别是其中 ⁹⁹ᵐTc-HMPAO 标记适用于梗塞发病数小时内超急性期检查,静脉注射 10min,摄像时间利用头罩8min 2 次,共 16min,影像重建 5min,前后总需时共计 30min 左右完成脑血流量测定。

6 鉴别诊断

6.1 与脑出血、蛛网膜下腔出血鉴别

详见表 7-1。

6.2 硬膜下血肿或硬膜外血肿

均有头部外伤史,病情进行性加重,出现急性脑部受压的症状,如意识障碍,头痛、恶心、呕吐等颅高压症状,瞳孔改变及偏瘫等。头部 CT 检查在颅骨内板的下方,可发现局限性梭形或新月形高密度区,骨窗可见颅骨骨折线、脑挫裂伤等。

6.3 颅内占位性病变

颅内肿瘤或脑脓肿等呈急性发病,出现偏瘫等局灶性神经功能缺损体征;颅内压增高征象不明显时易与脑梗塞混淆;脑脓肿可有身体其他部位感染或全身性感染的病史。头部 CT 及 MRI 检查有助于明确诊断。

7 治疗

7.1 急性期治疗

首先提高民众对脑梗塞的急症和急救意识,了解超早期治疗的重要性和必要性。发病后立即就诊,力争在 3~6h 治疗时间窗内进行溶栓治疗;并降低脑代谢、控制脑水肿及保护脑细胞,挽救缺血半暗带;要重视超早期(<6h)和急性期的处理,注意对患者进行整体化综合治疗和个体化治疗相结合。针

表 7-1　常见脑血管病鉴别诊断表

	缺血性脑血管病		出血性脑血管病	
	动脉硬化脑梗塞	心源性脑栓塞	脑出血	蛛网膜下腔出血
发病年龄	老年(60岁以上)多见	青壮年多见	中老年(50~65岁)多见	各年龄组均见,以青壮年多
常见病因	动脉粥样硬化	风湿性心脏病	高血压及动脉硬化	动脉瘤(先天性、动脉硬化性)、血管畸形
TIA 史	较多见	少见	少见	无
起病时状态	多在静态时	不定,多由静态到动态时	多在动态(激动、活动)时	同左
起病缓急	较缓(以时、日计)	最急(以秒、分计)	急(以分、时计)	急骤(以分计)
意识障碍	无或轻度	少见、短暂	多见、持续	少见、短暂
头痛	多无	少有	多有	剧烈
呕吐	少见	少见	多见	最多见
血压	正常或增高	多正常	明显增高	正常或增高
瞳孔	多正常	多正常	患侧有时大	多正常
眼底	动脉硬化	可见动脉栓塞	动脉硬化,可见视网膜出血	可见玻璃体膜下出血
偏瘫	多见	多见	多见	无
脑膜刺激征	无	无	可有	明显
脑脊液	多正常	多正常	压力增高,含血	压力增高、血性
CT 检查	脑内低密度灶	脑内低密度灶	脑内高密度灶	蛛网膜下腔高密度影

对不同病情、不同发病时间及不同病因,采取有针对性的措施。总的来说,急性期治疗主要是通过两个途径实现的,即溶栓和脑保护治疗。

7.1.1　一般治疗

包括维持生命功能和处理并发症。卧床休息,注意对皮肤、口腔及尿道的护理,按时翻身,避免出现褥疮和尿路感染等;保持呼吸道通畅,对有意识障碍的患者,应给予气道的支持及辅助通气;尽量增加瘫痪肢体的活动,避免发生深静脉血栓和肺栓塞,对出现此并发症的患者,最主要的治疗方法是抗凝,常用药物包括肝素、低分子肝素及华法林等。

(1)吸氧与呼吸支持:合并低氧血症患者(血氧饱和度低于92%或血气分析提示缺氧)应给予吸氧,气道功能严重障碍者应给予气道支持(气管插管或切开)及辅助呼吸,无低氧血症的患者不需要常规吸氧。

(2)心脏监测与心脏病变处理:脑梗塞后24h内应常规进行心电图检查,必要时进行心电监护,以便早期发现心脏病变并进行相应处理,避免或慎用增加心脏负担的药物。

(3)血压控制:约70%的缺血性脑卒中患者急

性期血压升高,其原因主要包括疼痛、颅内压增高、恶心呕吐、意识模糊、焦虑、脑卒中后应激状态、病前存在高血压等。多数患者在脑卒中后24h内血压自发降低。病情稳定而无颅内高压或其他严重并发症的患者,24h后血压水平基本可反映其病前水平。应尽量使患者保持安静、导出尿液及减轻疼痛,同时应进行脱水降颅压治疗。此后若血压仍超过200/120mmHg,或在溶栓时血压高于180/105mmHg,应给予作用缓和的口服降压药。血压过低对脑梗塞不利,应适当提高血压。

(4)控制血糖:高血糖和低血糖都能加重缺血性脑损伤,导致预后不良。急性期应避免使用葡萄糖溶液。当血糖>11.1mmol/L 时,应给予胰岛素治疗,研究表明它具有降低血糖和脑保护的双重作用。低血糖<2.8mmol/L 时给予 10%~20% 葡萄糖口服或注射治疗。在上述两种情况下均要进行血糖监测。

(5)体温控制:对体温升高的患者应明确发热原因,如存在感染应给予抗生素治疗。保持呼吸道通畅,防治肺炎、预防尿路感染和褥疮。体温升高常预示着脑梗塞预后不良,应给予物理降温。对体温>38℃的患者使用对乙酰氨基酚(Tylenol)等解热镇痛药。

(6)吞咽困难的处理:大约 30%~65%的急性脑梗塞患者会出现吞咽困难,主要是由于口咽部功能障碍引起,由此可以引发肺感染、进食不足、脱水及营养不良等并发症。对于能经口进食的患者,吞咽时注意保持体位(头偏向患侧,颏向下内收),适当增加食物的黏度,也可进行吞咽功能的训练,如通过各种刺激增强咽部的感觉传入等。如果不能经口摄入足够的食物,则需要营养支持。

(7)营养支持:急性期患者由于进食障碍和病后能量消耗增加等原因,常出现营养不良,导致患者住院时间延长和预后不良。对于起病 1~2d 后不能自行进食的患者,应鼻饲,最初每次给予 100~150mL,无不良反应可逐渐增量至每次 300~400mL,总量应达到每日 2500mL。对于频繁呕吐、胃肠道功能减弱或有严重的应激性溃疡者,可给予肠外营养,补充葡萄糖、氨基酸及脂肪乳等。

(8)深静脉血栓和肺栓塞:鼓励患者尽早活动、抬高下肢;尽量避免在下肢(尤其是患肢)静脉输液;可用低分子肝素 4000U 皮下注射,每日 1~2 次;可联合加压治疗(长筒袜或交替式压迫装置)和药物预防深静脉血栓。

(9)癫痫:及时控制癫痫发作,目前缺乏脑梗塞后预防性治疗的证据。

7.1.2 溶栓治疗

急性脑梗塞溶栓治疗的目的是恢复脑血流,防止缺血脑组织发生不可逆性损伤,挽救缺血半暗带。溶栓的时间窗为 4.5h 内或 6h 内,溶栓治疗的时机是影响疗效的关键。临床常用的溶栓药物包括组织型纤溶酶原激活剂(tissue type plasminogen activator, rt-PA)和尿激酶(urokinase,UK)。

目前对溶栓治疗的尚无一致的意见,以下几点仅供参考:①年龄 18~75 岁;②发病 4.5h(rtPA)或 6h 内(尿激酶);③脑功能损害的体征持续存在超过1h,且比较严重;④头部 CT 排除脑出血,且无早期大面积脑梗塞影像学改变;⑤患者或家属签署知情同意书。溶栓的禁忌证包括:①既往有颅内出血史,包括可疑蛛网膜下腔出血;近 3 个月内有脑外伤史;近 3 周内有胃肠或泌尿系统出血;近 2 周内进行过大的外科手术;近 1 周内有在不易压迫止血部位的动脉穿刺。②近 3 个月内有脑梗塞或心肌梗死史,但不包括陈旧小腔隙性脑梗塞而未遗留神经功能体征。③严重心、肝、肾功能不全或严重糖尿病患者。④体检发现有活动性出血或外伤(如骨折)的证据。⑤已口服抗凝药,且 INR>1.5;48h 内接受过肝素治疗(APTT 超出正常范围)。⑥血小板计数<100×10^9/L,血糖<2.7mmol/L。⑦血压:收缩压>180mmHg,或舒张压>100mmHg。⑧妊娠。⑨不合作。溶栓药物使用方法:rtPA 0.9mg/kg (最大剂量 90mg) 静脉滴注,其中 10%在最初 1min 内静脉推注,其余持续滴注 1h,用药期间及用药 24h 内严密监护患者。尿激酶 100 万~150 万 U,溶于 100~200mL,持续静脉滴注 30min,用药期间严密监护患者。动脉溶栓可使溶栓药物直接到达血栓局部,理论上血管再通应高于静脉溶栓,出血风险降低,然而其益处可能被溶栓启动时间的延迟所抵消。

7.1.3 抗血小板聚集治疗

在发病早期,即 48h 之内,应给予抗血小板聚集药物。对于正在进行溶栓及抗凝治疗的患者,应暂缓用药,以免增加出血的危险性。对于不能耐受阿司匹林者,可考虑选用氯吡格雷等抗血小板治疗。

7.1.4 降纤治疗

降解血中的纤维蛋白原,增加纤溶系统的活性,抑制血栓形成。常用的药物包括去纤酶(defibrase)、巴曲酶(batroxobin)及安克洛酶(ancrod)。用法:一般首次剂量为 10Bu,之后隔日 5Bu,静脉注射,共用 3 次。每次用药之前需进行纤维蛋白原的检测。对于不适合溶栓并经过严格筛选的脑梗塞患者,特别是高纤维蛋白血症者可选用降纤治疗。

7.1.5 扩容治疗

对于一般脑梗塞患者,不推荐扩容治疗。对于低血压或脑血流低灌注所导致的急性脑梗塞如分水岭梗塞可考虑扩容治疗,但应注意可能加重脑水肿、心功能衰竭等并发症。此类患者不推荐使用。

7.1.6 抗凝治疗

可阻止血栓的进展,防止脑梗塞复发,并预防脑梗塞患者发生深静脉血栓形成和肺栓塞。抗凝治疗不能降低病死率,致残率亦无明显下降。临床常用的药物有肝素、低分子肝素及华法林等。对于大多数急性脑梗塞患者,不推荐无选择地早期进行抗凝治疗。

7.1.7 脑保护治疗

主要是针对缺血性级联反应的各种途径,进行有针对性的治疗。鉴于损伤途径的多样性,提倡若干药物联合进行脑保护治疗,不但能起到协同作用,而且会减低每种药物的剂量及不良反应。虽然许多神经保护药物在缺血性卒中的动物模型中证实有保护作用,但到目前为止,还没有一种药物在临床试验中被证实有效。主要神经保护剂包括钙拮抗剂、兴奋性氨基酸拮抗剂、神经节苷脂和NXY-059等。

依达拉奉是一种抗氧化剂和自由基清除剂,国内外多个随机双盲安慰剂对照试验,提示依达拉奉能改善急性脑梗塞的功能结局并安全;胞磷胆碱是一种细胞膜稳定剂,临床研究提示可能安全有效;吡拉西坦等的临床结果不一致,目前尚无最后结论。

7.1.8 其他

脑梗塞急性期不宜使用或慎用血管扩张剂,因缺血区血管呈麻痹及过度灌注状态,可导致脑内盗血和加重脑水肿。脑梗塞急性期不宜使用脑细胞营养剂脑活素等,可使缺血缺氧脑细胞耗氧增加,加重脑细胞损伤,宜在脑梗塞亚急性期(2~4周)使用。中药制剂主要是活血化瘀、通经活络。可用药物有银杏制剂、三七、丹参、川芎、红花、水蛭及地龙等。应进行大规模、多中心、随机对照临床试验,提供有效的证据,还可用针灸治疗。

人尿激肽原酶:又称尤瑞克林,是近年国内开发的另一个Ⅰ类新药。对于急性脑梗塞可舒张脑血管、增加脑血液中血红蛋白含量、降低脑梗塞面积的扩展、改善梗塞引起的脑组织葡萄糖和氧摄取降低、改善葡萄糖代谢。使用时注意滴注速度,避免过快而引起血压下降。与血管紧张素转化酶抑制剂(如卡托普利、赖诺普利等)药物存在协同作用,禁止联合使用。

7.1.9 外科治疗和介入性治疗

幕上大面积脑梗塞引起严重脑水肿、占位效应和脑疝形成时,可行去骨瓣减压术。小脑梗塞使脑干受压导致病情恶化的患者,后颅窝减压术可挽救生命。颈动脉内膜切除术对颈动脉狭窄超过70%的患者治疗有效。介入性治疗包括颅内外血管经皮腔内血管成形术及血管内支架置入等,其与溶栓治疗的结合已越来越受到重视。

7.1.10 建立脑卒中绿色通道和卒中单元

脑卒中的绿色通道包括医院24h内均能进行头部CT及MRI检查,与凝血化验有关的检查可在30min内完成并汇报结果及诊疗费用的保证等,尽量为急性期的溶栓及神经保护治疗赢得时间。

卒中单元(stroke unit, SU)是一种新兴的脑血管病的管理模式,它是由神经专科医生、物理治疗专家、语言康复专家、心理医生及专业护理人员等组成,对患者进行药物治疗、肢体康复、语言训练、心理康复和健康教育等全面治疗。SU能更好地组织、完善急性期治疗,能明显降低脑卒中的死亡率及致残率,研究结果表明SU的疗效优于普通病房。

7.2 恢复期治疗

7.2.1 康复治疗

应尽早进行,并遵循个体化原则,制定治疗计划。生命体征平稳,病情不再进展48h后即可进行。康复的目标是减轻脑卒中引起的功能缺损,提高患者及其亲属的生活质量。除运动康复治疗外,还应注意语言、认知、心理、职业等方面的康复。还要进行广泛的宣传教育,强调康复是一个持续的过程,提高社会和家庭对康复重要性的认识。

7.2.2　预防性治疗

对于病因明确者如高血压、糖尿病、动脉粥样硬化等应尽早进行预防性治疗。抗血小板药阿司匹林 50~100mg/d、氯吡格雷 75mg/d 对脑卒中的预防有效；出血倾向者慎用。研究证实，降低胆固醇水平主要通过行为生活方式改变和使用他汀类药物。他汀类药物可降低脑卒中的发生，并可预防全身动脉硬化性病变的进展，降低脑卒中复发风险。阿托伐他汀 20mg/d。

参考文献

[1] 户村则昭.CTによる急性期脳血管障害の診断.内科（日文），2008,101(5):842-862.

[2] Nakano S, et al.Thresholds of ischemia salvageable with intravenous tissue plasminogen activator therapy:evalua tion with cerebral blood flow single–photon emission computed tomographic measurements .*Neurosurgery*,2000,47(1):71-73.

[3] 李果珍.临床 CT 诊断学.北京:中国科学技术出版社,2004:81-84.

[4] 隋邦森,等.磁共振诊断学.北京:人民卫生出版社,1994:83-85.

[5] 井田正博，他. 超急性期脳虚血のMR 診断. 内科（日文），2008,101(5):847-854.

[6] 松田博史.脳血流 SPECTによる脳血管障害の診断和评价.内科(日),2008,101(5):859-862.

颈动脉粥样硬化

滕寿英　郝娜　于兰　李美娟

颈动脉粥样硬化是全身血管系统性动脉粥样硬化，是颈动脉血管硬化的一种标志。由于颈动脉交叉部位初期动脉血管壁受斑块肿胀影响，致使颈动脉起始部狭窄、阻塞、血流不畅，导致脑所需血液减少，引发短暂性脑缺血、脑卒中或脑栓塞。随着动脉造影技术的发展，另一种以微创为特点的颈动脉支架成形术或称颈动脉支架留置术悄然兴起，现已处于发展完善阶段。

1　概述

颈动脉粥样硬化(carotid sclerosis)是全身血管系统性动脉粥样硬化，是颈动脉血管硬化的一种标志。由于颈动脉交叉部位初期动脉血管壁受斑块肿胀影响，致使颈动脉起始部狭窄、阻塞、血流不畅，导致脑所需血液减少，引发短暂性脑缺血、脑卒中或脑栓塞。早在1906年，汉斯·恰里(Hans Chiari)等就将颈动脉血管病变与卒中联系到了一起，并开始各种临床治疗研究。除药物治疗外，20世纪50年代初期，卡雷亚(Carrea)、伊斯特科特(Eastcott)等先后通过颈动脉血管重建治疗卒中的尝试。1953年德贝基(DeBakey)确立了传统的颈动脉内膜切除术（carotid endarterectomy,CEA)，至今已有60年。通过NASCET、ECST等试验的验证，CEA开启了颈动脉狭窄治疗"金标准"的时代[1]。正当CEA如火如荼之际，另一种以微创为特点的颈动脉支架成形术或称颈动脉支架留置术(carotid artery stenting,CAS)悄然兴起，现处于发展完善阶段。

2　形态的发病机制

颈动脉(carotid)是供应大脑所需血液的两大血管输送血液通道之一，起源于主动脉弓三条主干血管中的颈总动脉。颈动脉分为左右两条，每条又分为颈内动脉(internal carotid artery,ICA)和颈外动脉(external carotid artery,ECA)。颈内动脉以及它的分支眼动脉、后交通动脉、前脉络膜动脉、大脑前动脉和大脑中动脉等的供应区为眼球及大脑半球前3/5组织部分的血液；颈外动脉供应区为颈部和面部组织部分的血液。另外，一条供应大脑组织血液输送通道为椎动脉(vertebralartery)，椎动脉来源于主动脉弓三条主干之一左锁骨下动脉；通过两侧椎动脉、基底动脉、小脑上动脉、小脑前下动脉、小脑后下动脉和大脑后动脉等供应区为大脑半球后2/5脑组织部分的血液(图7-19~7-21)。

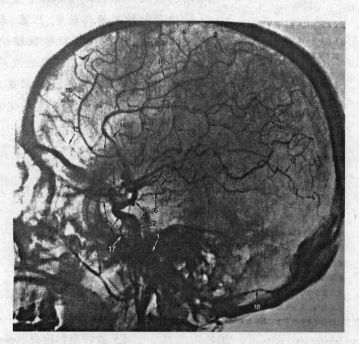

1. 颈内动脉颅内分支（intraosseous portion)；2. 颈内动脉硬膜外分支（extradural portion)；3. 颈内动脉海绵窦部分(intracavernous portion)；4.后交通动脉分支(posterior communicating artery)；5.眼动脉(ophthalmic artery)；6.脉络前动脉(cisternal part)；7.前侧颞动脉(anterior temporal artery)；8、9.大脑中动脉或大脑外侧窝池分支(cisterna fossae sylvii,cistera fossae lateral:scerebri)；10.颈后动脉(posterior parietal artery)；11.角回动脉(angular artery)；12.颞后动脉或颞后动脉侧支(posterior temporal artery)；13.颞中央动脉(middle temporal artery)；14.前胼胝体动脉(pericallosal artery)；15.胼胝体额上回动脉(属于发育良好分支)(frontopolar artery)；16.胼胝体额上回动脉(callosomarginal artery)；17.浅层颞动脉(superficial temporal artery)；18.枕动脉(occipital artery)

图7-19　正常颈动脉血管造影侧位像所见颅脑血管分布图(摘自原一夫《脑疾病のし线诊断》)

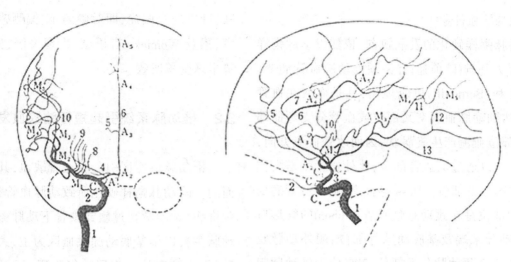

1.颈内动脉(internal carotid artery);2.眼动脉(ophthalmic artery);3.后交通动脉(psterior communicating arter);4. 前脉络膜动脉 (anterior choroidal artery);5. 颞动脉 (temporal artery);6. 胼胝体周围动脉 (pericallosal artery);7.胼胝体额上回动脉(callosomarginal artery);8.霍伊布内动脉(Heubners artery);9.豆状核纹状体动脉(lenticulostriate artery);10.上行额顶动脉(frontoparietal ascending artery);11.后顶骨动脉 (posterior parietal artery);12. 角回动脉 (angular artery);13. 后颞骨动脉 (posterior temporal artery);A.大脑前动脉;M.大脑中动脉;C.虹吸管(siphon)

图 7-20 颈动脉摄影所见脑血管分布以及弗希尔符号和缩写图(摘自原 一夫《脑疾病のし线诊断》)

由此可见供应大脑组织的血液离不开两条颈内动脉和两条椎动脉。这4条动脉在脑底构成韦利斯(Willis)环或称脑基底动脉环。该环在脑血管中主要作用为促成侧支循环、沟通大脑前后及左右的血液供应。常态下颈内动脉系统与椎动脉系统以及左右两侧脑动脉之中1根或2根动脉出现狭窄或闭塞,血液则通过交通动脉(图7-19),从健侧血管流向病侧血管到达供血区,起到代偿的功能,因而不出现脑缺血现象。只有在脑内动脉狭窄或闭塞,而脑内侧支循环未能及时重建,或者代偿功能不全,

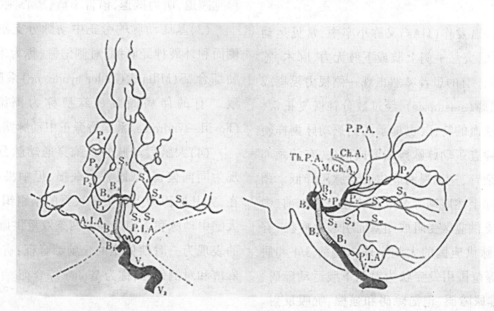

V:椎动脉;B:基底动脉;S:小脑上动脉;P:大脑后动脉;P.I.A:小脑下后动脉;A.I.A:小脑下前动脉;Th.P.A:脉络膜外动脉;P.P.A:脑后周围动脉

图 7-21 椎动脉的颅脑血管分布图
(摘自原 一夫《脑疾病のし线诊断》)

则可出现脑缺血征象[2]。

颈动脉粥样硬化的发病机制,依然以动脉粥样血管病变为基础(已前述)有关颈内动脉血管病变,按照柏努利(Bernoulli)血流规律,凡是血液在血管流动时,遇到动脉血管交叉部位或血管分支弯曲部位,这些部位血流产生旋涡状,因而改变血流方向,也是血流难以通过的血管部位,此处血管就是粥样斑块形成的好发部位。Hass 等报道,脑内血管病变约 40%的部位是在颈动脉虹吸管(siphon)的管形口部位、椎动脉末端及基底动脉等部位;颅外动脉硬化约 38%位于颈动脉分叉部位,20%位于椎动脉起始部位,9%位于主动脉分支起始部位[2]。

3 临床表现

颈动脉粥样硬化的表现,主要由于动脉血管内的血液流通受阻,不能将左室泵入血管内血液完好地输送到大脑半球组织,因而导致大脑半球组织缺血缺氧而产生短暂脑缺血发作(TIAs)、脑卒中和脑梗塞。

3.1 颈动脉系统引起短暂脑缺血发作

短暂脑缺血发作(TIAs)又称小卒中,常见运动障碍首发症状,突然一侧上肢或下肢无力、麻木,感觉减退或丧失。有的患者突然出现一侧视力模糊或单眼全盲、黑矇(amaurosis),经过数分钟恢复正常,此乃眼动脉缺血的特征,也提示同侧颈动脉粥样硬化的存在。检查颈动脉脉搏减弱或消失,有的颈部可听到血管杂音,检测视网膜中心动脉压降低。颈内动脉分支除上述眼动脉分支外,还有大脑前、中动脉两大分支供应区受阻或闭塞而引起的症状。有如大脑前动脉供应区的大脑半球内侧前 3/4 和胼胝体前 4/5 等范围引发症状为对侧下肢运动障碍、感觉障碍、排尿障碍、记忆障碍和强握、吮吸反射。倘若闭塞发生于霍布内动脉和豆状核纹状体动脉,则出现对侧上肢偏瘫以及面部瘫痪;有的发生在大脑中动脉主干的供应区,有如颞顶动脉和角回动

脉,可出现三偏症,即对侧偏瘫、偏侧感觉丧失和偏盲,累及 Womicke 言语区,出现失语、失读,也是优势半球受累所致。

3.2 椎动脉系统引起短暂脑缺血发作

椎动脉供应区引起脑血管缺血,其缘出是多方面的。除动脉粥样硬化所致动脉血管狭窄外,还有颈椎病、颈动脉窦过敏或锁骨下动脉盗血症等。椎动脉主要以椎基底动脉供血区为主,大部分表现在脑干、小脑和枕叶皮层功能障碍,而引发如下临床症状或体征。

(1)椎动脉的小脑下动脉分支缺血:表现前庭神经障碍,如瓦伦贝格综合征(Wallenberg syndrome),其特征为同侧面部温度、痛觉丧失,对侧四肢和躯体的温觉、痛觉也丧失。同侧运动失调、咽下困难、构音障碍以及眼球震颤, 特别是前庭障碍所致最敏感的常见症状有头晕、视物旋转、恶心、呕吐。

(2)基底动脉的小脑上动脉分支(包括小脑诸核)缺血:表现同侧小脑性共济失调、站立不稳、行走困难、卧床不能坐起。查体:睁闭眼站立试验不稳,也不能走直线,指鼻试验不能完成。对侧痛觉、温觉减退,听力减退,语言不清,恶心、呕吐。

(3)基底动脉的旁正中动脉分支缺血:表现同侧面和外展神经麻痹,对侧偏瘫,称为米亚尔-居布勒综合征(Millard Gubler syndrome)系脑桥梗塞所致。有的伴病侧凝视麻痹称为福维尔综合征(Foville syndrome)系脑桥旁正中动脉病变所致。

(4)大脑后动脉的丘脑穿通动脉分支缺血:表现为同向偏盲,双眼视野缺损,但中央视野依然存在,究其原因为支配中央视野的脑组织血液来源于大脑中动脉和大脑后动脉两条双重供血之故。还有的表现为一时性偏瘫的丘脑综合征;有的动眼神经麻痹和对侧偏瘫,称为 Wober 综合征。

3.3 颈动脉粥样硬化与脑卒中的临床表现

脑卒中大部分由于全身性血管病变或系统性

疾病在脑部的表现，仅有一小部分是由于脑血管受伤、先天性脑动脉瘤或动静脉畸形等所致。有关脑卒中的临床表现，详见于脑动脉粥样硬化章节。

4　诊断

颈动脉粥样硬化的诊断当前尚无统一标准，仅对临床普遍应用的诊断确诊率较高、相关有效方法作为诊断依据加以阐述。

4.1　血管听诊

血管听诊约有 15% 以上可在颈动脉血管交叉部位听到三级以上高调音的收缩期和舒张期双期杂音，提示颈动脉高度狭窄。

4.2　眼底检查

眼底检查可见眼底动脉交叉部位有栓子存在，有的呈闪光的橘黄色，并向前移动，数小时后消失；有的栓子呈灰白色，长形，固定不动，这是由血小板和纤维蛋白组成的栓子；还有来自心内膜钙质的栓子，多呈白色而形态短小[2]。

4.3　超声波检查法

4.3.1　概述

人类脑组织所需血液，主要来源于颈动脉和椎动脉（vertebral artery，VA）两大血管系。颈动脉粥样硬化是由于颈动脉交叉部位的血管受斑块肿胀影响，致使颈动脉狭窄、阻塞、血流不畅，成为脑卒中或脑栓塞等疾病的源头。凑巧颈动脉超声波检查（carotid ultrasonography，CUS）能够明确显示动脉血管壁结构和动脉血管内膜中层厚度、斑块形态大小、血管狭窄部位和范围。还能观察椎动脉逆流及锁骨下动脉盗血等现象，并能测量血流速度、管腔直径，推算出血管面积狭窄率以及血管内腔狭窄率，还能显示颅脑血管状况等。因而颈动脉超声波检查已成为目前首选检查方法，以其操作简单、经济、无侵袭性损伤广泛应用于临床。

4.3.2　颈动脉超声检查法

应用彩色多普勒超声仪，采取凸阵和线阵探头联用，频率范围 1M~8MMHz。受检者仰卧位，双肩垫枕，头尽量仰伸使颈部充分暴露。若检查右颈动脉时，头转向被检查的对侧，或中正位。采用先横轴连续推进，后纵轴分段血管的检查方法。先二维、后彩色、再频谱，先从主动脉弓开始到颅底观察全长。应用凸阵探头，从右胸锁关节上方可看到无名动脉的全貌，此部位是内膜增厚第一好发部位，随后逐次察看，在甲状腺峡部水平观察右颈总动脉（right common carotid artery，RCCA）、右颈静脉（RJV），在甲状腺软骨上缘水平可见颈总动脉分支部位和窦部、右颈外动脉（right external carotid artery，RECA）。凸阵探头先从颈总动脉起始部纵切，一探头可探及 8cm 右颈总动脉，向上移动探头便可显示分叉和右颈内动脉直至入颅内，在分叉部位的颈外动脉处于颈内动脉外侧。同时还显示颈动脉分叉处"Y"字形结构（图 7-22）[3]。左颈总动脉（left common carotid artery，LCCA）超声检查方法与右颈总动脉检查方法相同。

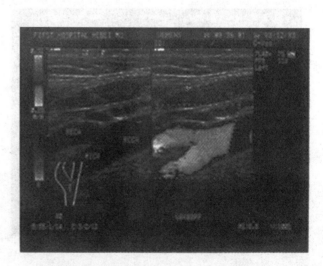

图 7-22　颈动脉分叉处"Y"字形结构

4.3.3 椎动脉超声检查法

椎动脉超声检查方法大致与颈动脉检查方法相同,所不同的是当探头放在脊椎横突之前,首先观察每段横突声影的孔内段,然后将探头向下和向上移动,寻找游离段、起始部和高位孔内段。倘若图像不够清楚,再将探头外移置于凹形横突外侧面,此处骨壁薄,声阻小,利于观察[3]。

4.3.4 正常颈动脉声像图

正常颈动脉血管壁和管腔形态结构左右两侧对称,应用高质量二维超声声像图显示动脉血管壁分为三层:内膜层示中等回声,中膜层示低回声,外膜层示强回声。颈总动脉血管壁内膜中层厚度(IMT)正常为<0.8mm,IMT>1.0mm 为增厚,IMT>1.5mm 为斑块。颈总动脉交叉处(BULB)IMT>1.2mm 为增厚,IMT>1.8mm 为斑块。颈总动脉管腔的形态,管腔内无回声,管腔内径随着增龄而增宽,不同的颈总动脉分支和部位的管腔内径宽窄各异,经超声测量血管内径值(表 7-2)[3]。颈动脉与椎动脉正常声像血流和频谱摘自《超声诊断》[3]。有关颈动脉与椎动脉的正常声像血流和频谱供参考(图 7-23. A~D)[3]。

表 7-2　颈总动脉分支血管内径测量[3]

颈动脉名称	测量部位(cm)	参考值(cm)
颈总动脉	分叉前 1.0~1.5	0.6~ 1.0
颈内动脉	分叉后 1.0~1.5	0.45~0.65
颈总动脉分叉处	分叉处	0.80~1.20

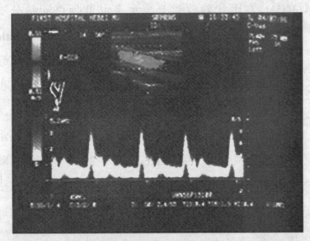

A.正常颈总动脉血流及频谱

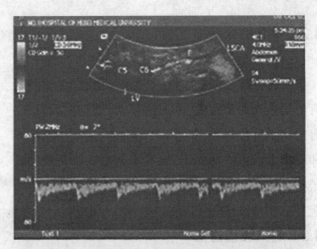

B.正常椎动脉血流及频谱

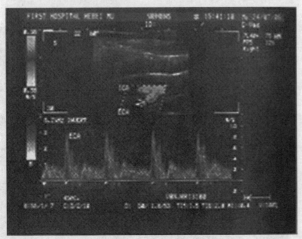

C.正常颈内动脉血流及频谱

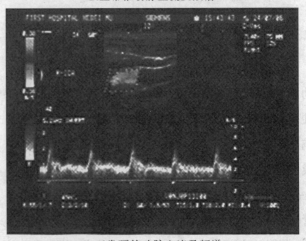

D.正常颈外动脉血流及频谱

图 7-23　颈动脉与椎动脉正常声像血流及频谱[3]

4.3.5 颈动脉与椎动脉狭窄和闭塞的声像图

颈动脉与椎动脉狭窄或闭塞应用超声诊断是最适用的检查方法,能够直接观察狭窄部位、范围和闭塞程度、粥样斑块大小、钙化影像以及血流动力状态。从病理所见颈动脉粥样硬化仍然为血管内膜中层增厚,与全身性动脉粥样硬化在血管中的病变是完全一致的。初始阶段依然为血管内膜浸润、肿胀、隆起。随年龄增长逐渐在血管交叉部位形成血管内膜斑块(图7-24)[3]。

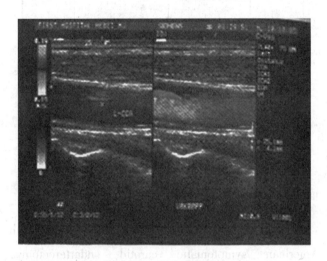

图7-24　颈动脉斑块[3]

(1)颈动脉血管内膜斑块的声像表现:颈动脉内膜斑块声像表现分为三种类型——①出血性斑块(软斑块)声像显示不均匀低回声斑块;②纤维性斑块;③钙化性斑块(硬斑块)声像示强回声斑块后伴声影(图7-25.A,B)[3]。

(2)颈动脉管腔狭窄和闭塞的声像表现:由于血管内膜肿胀或斑块,致使管腔狭窄,就管腔狭窄程度和血流动力学而论,在声像表现分为三型——①轻度管腔狭窄型:管腔狭窄率<50%,收缩期最大血流速度(systolic peak velocity,SPV)<120cm/s(图7-26.A);②中度管腔狭窄型:管腔狭窄率50%~69%,收缩期最大血流速度>120cm/s,舒张终末期血流速度(diastolic velocity,DEV)<135cm/s(图7-26.B);③重度管腔狭窄型:管腔狭窄率70%~99%,SPV>120cm/s,DEV>135cm/s,管腔狭窄段血流速度进一步增快,狭窄近端血流速度相对减慢,远端出现涡流和湍流混杂的血流信号(图7-26.C)。血管闭塞时,血流信号消失。

(3)椎动脉管腔狭窄和闭塞声像表现:椎动脉管腔狭窄和闭塞的发生率较颈动脉管腔狭窄和闭塞低。声像显示椎动脉管腔狭窄段血流变细,狭窄前段血流频谱呈低速高阻型,管腔重度狭窄或弥漫狭窄,血流速度<10cm/s,椎动脉闭塞多无血流信号或短促低血流信号,椎动脉闭塞的诊断标准图7-27。

总之,颈动脉和椎动脉管腔狭窄与闭塞,行彩超多普勒检查,特异性95%~99%,敏感性86%~96%,精确性95%~99%。因而可与血管造影相媲美,避免应用有创性血管造影过程中所遭遇的风险。只有在严重管腔狭窄与管腔闭塞而超声显示不清楚

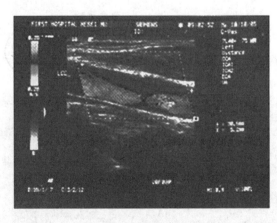

A.颈总动脉低回声斑块

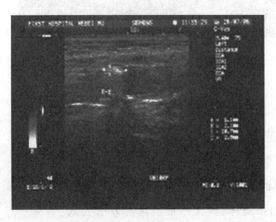

B.颈动脉分叉处钙化斑块

图7-25　颈动脉血管内膜斑块声像图[3]

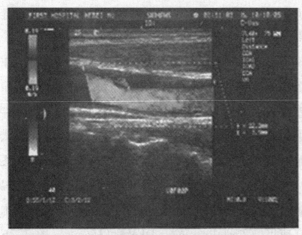

A.颈总动脉轻度狭窄

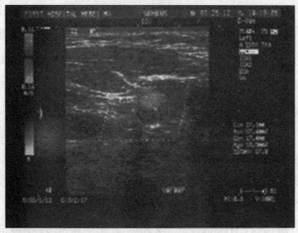

B.颈内动脉中度狭窄

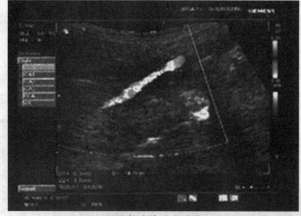

C.颈内动脉重度狭窄

图 7-26　颈动脉管腔狭窄声像图

难以识别时,建议用血管造影检查。

4.3.6　颈动脉管腔内径狭窄率和管腔面积狭窄率计算方法

(1)张源祥,樊文峰报道计算方法公式:

$$内径狭窄率=(1-\frac{残余管腔内径}{原颈动脉管腔内径})×100\%$$

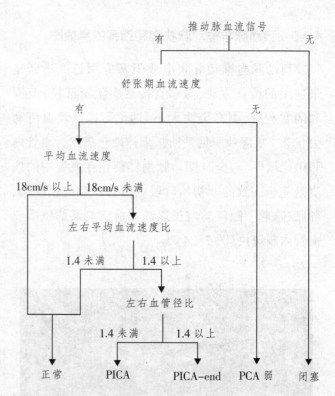

图 7-27　椎动脉管腔闭塞诊断标准示意图

$$面积狭窄率=(1-\frac{残余管腔面积}{原颈动脉管腔面积})×100\%$$

(2)北美人症状性颈动脉内膜切除术试验(north American symptomatic carotid endarterectomy, NASCET) 法和欧洲人颈动脉外科试验(European carotid surgery triial,ECST)法,这两种试验方法均可计算出颈动脉管腔内径狭窄率和管腔面积狭窄率。如图 7-28 及公式[4]。

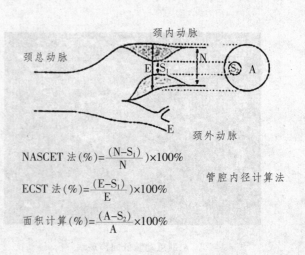

$$NASCET 法(\%)=\frac{(N-S_1)}{N}×100\%$$

管腔内径计算法

$$ECST 法(\%)=\frac{(E-S_1)}{E}×100\%$$

$$面积计算(\%)=\frac{(A-S_2)}{A}×100\%$$

图 7-28　NASCET 管腔狭窄率计算法[4]

4.4 磁共振检查

磁共振检查是无创伤血管检查技术,对血管狭窄具有较高的敏感性,采用二维快速血流时间效应(TOF)检查方法,即可显示高质量血管影像。应用三维 TOF 检查法更能够获得高分辨影像。

4.5 血管造影检查

血管造影检查方法是通过向血管内注射泛影葡胺造影剂而显示出血管形态(血管轮廓毛糙,管腔内壁不规则)以及血管狭窄和闭塞的部位范围、血流动力学改变。虽然应用泛影葡胺造影剂检查比较安全,但在操作过程中仍须谨慎,避免失误给患者造成严重损害。

5 治疗

5.1 概述

颈动脉粥样硬化的治疗方法,不容置疑,仍然离不开动脉粥样硬化的治疗原则。应建立良好的生活习惯,限制体重,减少摄入脂肪食物,善于劳逸结合,避免动脉血管受刺激,因而必须戒烟减酒,适当选用降脂药、抗凝、血小板抗氧化剂、血管扩张剂以及中西医结合治疗等。以上各种治疗方法在另章详述,本章仅以外科疗法、低侵袭性治疗方法为主予以阐释。

5.2 颈动脉内膜切除术

5.2.1 沿革

颈动脉内膜切除术(CEA)是由德贝基(De-Bakey)于 1953 年确立了传统颈动脉切除式。1954年 Lencet 和 Eastcott 等成功切除病变的颈动脉。1955 年 Cooley 真正完成首例颈动脉狭窄应用CEA,此后病例逐渐增多,到 1985 年全球范围内采用 CEA 治疗近 100 万例次[2]。

5.2.2 适应证

(1)颈动脉狭窄>70%的有症状患者或>60%的无症状患者。

(2)颈内动脉狭窄≥70%的有症状患者或颈内动脉狭窄>80%的无症状患者。按有症状的颈动脉内膜切除试验的狭窄率测量方法,临床上属于稳定患者可接受 CEA 治疗。

(3)美国心脏病协会(AHA)1998 年指南建议:颈动脉狭窄 70%~99%的有症状患者行 CEA 手术有益;颈动脉狭窄 0~29%的有症状患者行 CEA 手术无益。关于颈动脉狭窄 30%~69%的有症状患者行 CEA 手术是否获益,尚未获得足够证实。

5.2.3 禁忌证

(1)颈动脉轻度狭窄<30%,或者颈动脉狭窄程度虽然在<60%的无症状患者也不主张 CEA 手术治疗。

(2)颈动脉狭窄 30%~49%未经内科治疗的患者。

(3)颈动脉狭窄<60%的无症状患者。

(4)假设该手术单位对有症状的颈动脉狭窄患者接受 CEA 手术治疗,其围术期卒中/死亡率>6%;或者是无症状患者接受 CEA 手术治疗其围术期卒中/死亡率>3%。

5.2.4 选例应注意的风险

(1)选例风险估计:造成颈动脉切除术后的残废和死亡,多因心脑血管疾病所致,因此 Sundt 提出的风险分类备受学者们的赞赏。共分为 4 级:Ⅰ级,年龄<70 岁,无医学上或神经病学方面的患者;Ⅱ级,有血管造影证实的风险因素,如颈动脉分叉较高,斑块较长,同时存在虹吸部病变或对侧颈动脉闭塞的患者;Ⅲ级,伴有较大的全身风险因素,如严重冠状动脉疾患,未经控制的动脉性高血压或慢性阻塞性肺疾病的患者,不管有无其他危险因素;Ⅳ级,因逐渐加剧的短暂脑缺血发作进展的脑卒中,或兼有局灶性或全身性脑出血症状而评定

为神经病上不稳定的患者。

5.2.5 术前常规检查

(1)实验室检查:了解有无糖尿病、高脂血症等。

(2)心电图检查:颈动脉粥样硬化住院患者约有2/3患有冠心病,其中1/2有症状,应采取有效药物治疗,以免术后致残或死亡。

(3)全日血压监测:检出高血压患者,做好有效药物控制,减少或避免术后脑出血的发生。

(4)胸部X线检查或周围动脉检查等。

5.2.6 手术操作方式

颈动脉内膜切除术详细手术操作方式国内报道甚少,仅有李小鹰、范利主编《老年周围动脉硬化闭塞性疾病》中述之较详,本章摘要如下供参考[2]。

(1)手术须两位医生,主刀医生立于手术颈部侧,助手医生立于手术对侧。患者取仰卧位,头颈向手术对侧微伸。

(2)皮肤切口:沿胸锁乳突肌前缘,自下颌角到胸骨切迹上4cm切开颈阔肌,用钝性自持牵开器,牵开胸锁乳突肌和颈内静脉,获得颈动脉明显暴露。

(3)颈动脉阻断:颈动脉显露后,调整牵开器的位置以便顺利手术。静脉一次性给予肝素(1000U/kg)达到肝素全身化。用双环Rummel血管阻断器套过颈总动脉。

(4)动脉切开:选用11号在颈总动脉的近端切一小口,不应有回流出血,吸除血管腔内的所有血液观察血管腔。以波特(Pott)剪刀沿中线经分叉部剪开受累段的颈内动脉。

(5)选择性置放转流管:当动脉切开后,依据实时情况,按常规标准(TCD监测,血流较阻断前下降,残留血流不足阻断前基础的30%~40%;EEG监测,阻断后有明显EEG改变)需要转流,就可应用已浸泡肝素盐水的Sundt-Shunt转流管。小心将转流管送入颈内动脉抵达阻断钳,收紧Rummel血管阻断器,移除颈内动脉阻断钳。

(6)动脉内膜切除:辨清斑块与动脉壁之间的层面后,可在颈总动脉内围绕斑块实施环周内膜切除。

血管操作用无齿血管钳和4号Penfield剥离器剥离斑块。以手术刀或眼科剪切断斑块近端,在颈总动脉内留一整齐的切缘。然后自近端向远端分离,使斑块与颈内动脉游离,直至斑块末端斜成很薄的一层与颈内动脉分离。翻转颈外动脉起始点以去除进入颈外动脉的斑块。此时移入手术显微镜,在显微镜下仔细去除疏松的残留斑块。

(7)动脉切口缝合:动脉切口用6"O"Prolene TM线直接缝合,动脉切口远端缝合一针牵引线,由助手牵引,由远端向近端进行持续的非锁边缝合。缝合时针脚要小,针距大约1.5mm,针孔离动脉切缘1mm,不能带入外膜。

(8)伤口缝合:移走牵开器,查看切口,仔细止血后,移走显微镜,沿颈动脉置放第一根引流管,分4层缝合切口:①以3"O"可吸收线缝合颈浅筋膜,在颈浅筋膜和颈阔肌之间置放第二根引流管;②用同样缝合材料缝合颈阔肌;③以4"O"可吸收线缝合皮下层;④以4"O"的缝合线缝合皮肤。

5.3 颈动脉支架成形术

5.3.1 概述

颈动脉支架成形术(carotid artery stenting, CAS)又称颈动脉支架留置术。是低侵袭性经皮腔内血管成形术(percutaneous transluminal angioplasty, PTA),是治疗脑血管障碍和颈动脉狭窄最新治疗手段。颈动脉支架成形术自20世纪90年代末期问世以来,经过各种实验研究,虽处于发展完善过程,但以微创伤的特点,常为医生所尝试,伴随着手术技术的不断改进和医疗器械的不断更新,堪称后起之秀,更因支架系统(stent system)的不断发展,克服了管腔不充分扩张、弹性反跳(elastic rebound)和血管夹层等缺点。为了防止远处血管发生栓塞,故而起用血栓保护装置(embolic protection device,EPD)后更为颈动脉支架成形术的安全提供有利条件。2007年9月,极为精确镍钛诺支架系统(precise nitinol stent system)和滤器(filter)型血栓保护装置的发明及通过相关医疗部门承认，于 2008 年 4 月正式应用于临床。因而对 80% 以上无症状和 50% 以上有症状的病例，在颈动脉内膜切除术有困难的患者，希望能够应用颈动脉支架成形术获得解决。

5.3.2 术前主要的准备与手术操作的标准程序

（1）术前内服抗血小板药物阿司匹林(aspirin)和 thienopyrindine 或者阿司匹林和西洛他唑(cilostazol)术前服用。

（2）穿刺部位局部麻醉。

（3）导引管(guiding catheter)或超长套管均应向患侧颈总动脉诱导。

（4）全身性肝素化其活化凝固时间(activated clotting time,ACT)保持在 300s 以上。

（5）谨慎应用防止栓塞滤过器。

（6）当血管扩张时，由于颈动脉窦的反射作用，出现缓脉或低血压，静脉注射硫酸阿托品(sulphate atropine)。

（7）经血管造影已确认管腔直径，实施并用经皮腔内血管成形术与气囊(balloon)行术前血管扩张。

（8）按照血管造影显示原样病变的适当部位放置支架。

（9）术后扩张。

（10）应用血管造影确认有无血流停止或迟缓以及血管扩张程度。

（11）收回导引管和滤器。

（12）术后血管造影确认手术成功取下套管。

颈动脉支架成形术有关手术操作标准程序见图 7-29。

5.3.3 颈内动脉高度狭窄经皮腔内支架成形前后超声所见

右颈动脉起始部高度狭窄，经皮腔内支架成形术前，狭窄率为 70%，最大收缩期血流速度(peak systolic velocity PSV)：①狭窄部之前为 50cm/s；②狭窄部 274cm/s；③狭窄部之后 464cm/s AS 术后；④其扩张部 PSV 为 66cm/s，显示 CAS 术后狭窄部位血流速度有明显改善(图 7-30)[4]。

5.4 颈动脉支架成形术与颈动脉内膜切除术两者孰优的争论

5.4.1 NASCET 和 SAPPHIRE 的研究

研究对象为经过超声确诊颈动脉狭窄 334 例，分为 CAS 组和 CEA 组，每组 167 例，各占 50%。无症状 CAS 组占 29%；CEA 组占 71%。结果术后 30d 内围术期由于合并脑卒中、心肌梗死的死亡率 CAS 组 4.4%，CEA 组 9.9%，显示 CAS 组的死亡率显著低于 CEA 组，$P=0.06$。1 年后，脑卒中、心肌梗死的发生率 CAS 组 12.2%，CEA 组 20.1%，两组相差 7.9%（95% 可信区：0.7%~16.4%），两组孰优显然趋向 CAS 组。另外还应考虑选例标准问题，通过北美症状性颈动脉内膜切除术试验(NASCET)或无症状颈动脉粥样硬化研究(ACAS)与支架成形术、血管成形术以及保护患者在高度危险下，赞成应用颈动脉切除术的研究(SAPPHIRE)中提出选例标准(表 7-3)[5]。

5.4.2 CREST 的研究

CREST 的研究是由美国学者发起的国际多中心随机对照临床试验。自 2000-2008 年对颈动脉狭窄经数字减影血管造影(DSA)判读狭窄率≥70% 或超声判读 50%~69% 或≥70%，或经 CT 血管成像(CTA)或磁共振血管成像(MRA)均显示狭窄率≥70% 等的颈动脉狭窄患者共 2502 例，分为 CAS 组 1262 例和 CEA 组 1240 例。治疗方法：两组均包括调整血压、血脂的危险因素控制。CAS 组统一应用 RX Acculink 支架系统，辅以 RX Accunet 血栓保护装置，在围术期抗血小板治疗维持到手术后 4 周以上。CEA 组在围术期抗血小板治疗后，维持治疗至少 1 年。两组基线均具有可比性，并平均随访 2.5 年。本研究结果旨在 CAS 和 CEA 两组最终点效果的比较(表 7-4)[1]。

5.4.3 小结

CAS 与 CEA 两者孰优，难以评估。由于选例标准、基线对比的差异以及手术者手术熟练程度是否经过专业培训等均与效果相关。当前应根据两者各自特点相辅相成，缺一不可。旨在以患者利益为起

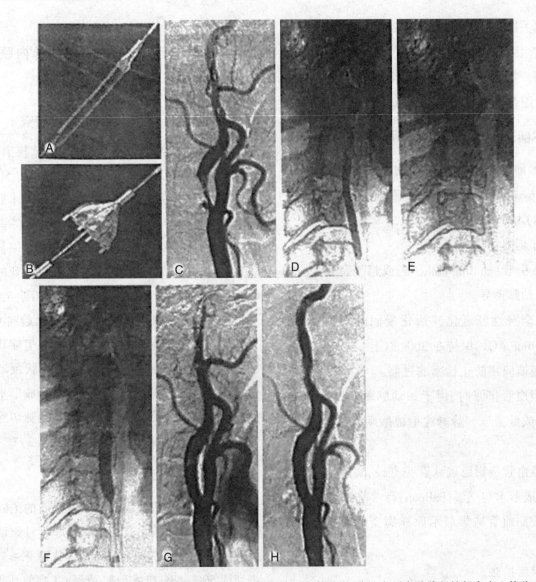

A.Angioguard XP 未展开前;B.Angioguard XP 展开后;C.术前血管造影,确认右颈内动脉起始部高度血管狭窄,并在血管狭窄远处部位开始 Angioguard XP 诱导和应用滤器,以防止远处发生血管栓塞;D.使用气囊进行术前血管扩张;E.放置支架;F.置支架后的血管扩张;G.扩张后血管造影启动滤器可见血管内缓慢血流通过;H.取下滤器进行血管造影显示解除了血管狭窄,血流通畅

图 7-29　颈动脉支架成形术手术操作标准程序[5]

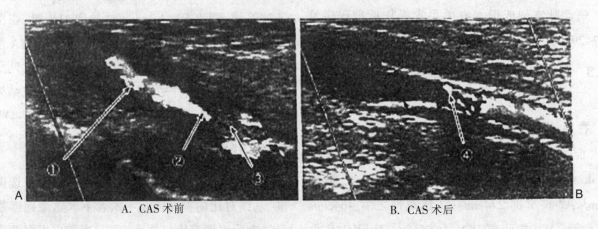

A. CAS 术前　　　　　　　　　　　　　　　　　　　B. CAS 术后

①狭窄部之前;②狭窄部;③狭窄部之后;④扩张部位

图 7-30　右颈动脉高度狭窄 CAS 手术前后超声所见[4]

表 7-3　NASCET/ACAS 和 SAPPHIRE 选例标准[5]

	NASCET/ACAS* 排除标准	SAPPHIRE** 选择标准
解剖学的理由	CEA 后再度狭窄 颈部放射线照射后	CEA 后再度狭窄 颈部放射线照射后 既往有颈部手术史 对侧半旋神经麻痹 颈椎 2 以上高位病变 锁骨以下低位病变
医学的理由	80 岁以上 进行性脑卒中 对侧 4 个月内做过 CEA 已明确心脏疾病 　缺血性心功能不全 　6 个月内患过心肌梗死 　心脏瓣膜病 呼吸功能不全 肝肾功能不全	80 岁以上,对侧闭塞 已明确患有心脏疾病 淤血性心功能不全(NYHA Ⅲ/Ⅳ)LVEF<30% 不稳定心绞痛(CCS class Ⅲ/Ⅳ) 4 周内患心肌梗死 运动(药物)负荷试验异常 严重呼吸疾病长期氧气疗法 安静时 PaO$_2$<60Torr.Hτ>50% 　FEV1.0 或 DLOO 约正常值<50%
会议决定理由 (protoool)	重度损害 血管完全闭塞 脑卒中后重症后遗症 1 个月内做过外科手术 心房纤颤 45d 内对侧发生神经症状 从大脑半球而来的症状 恶性肿瘤生存期未满 5 年 阿司匹林过敏者 活动性溃疡 现口服苯丙酮香豆素中	重症损害 6 周内有过开胸史

注:CEA,颈动脉内膜切除术;LVEF,左心室;*:NASCET,北美症状性颈动脉内膜切除术试验;ACAS,无症状颈动脉粥样硬化研究;
**:SAPPHIRE,支架成形术和血管成形术以及保护患者在高度危险下,赞成应用颈动脉切除术的研究。

表 7-4　CAS 与 CEA 围术期主要终点事件的比较[1]

终点事件	CAS(n=1262) 患者数(%±SE)	CEA(n=1240) 患者数(%±SE)	风险比(CAS 对 CEA) (95%可信区)	P 值
死亡	9 (0.7±0.2)	4 (0.3±0.2)	2.25(0.69~7.3)	0.18
卒中	52(41 ±0.6)	29(2.3±0.4)	1.79(1.14~2.82)	0.01
心肌梗死	14(1.1±0.3)	28(2.3±0.4)	0.50(0.26~0.94)	0.03

点,为未来开拓出最佳有效的治疗方式而努力。

参考文献

[1] 焦立群,马妍.走近 CEA 与 CAS 细读 CREST.中国医学论坛报,2010,11(4):C12.

[2] 李小鹰,范利.老年周围动脉硬化闭塞性疾病.济南.山东科学技术出版社,2003:180-186.

[3] 张源祥,樊文峰.超声诊断.北京:中国医药科技出版社,2009:404-418.

[4] 山村修,栗山勝.颈部血管超音波检查(二よる脑血管障害の诊断评价).内科,2008,101(5):855-858.

[5] 早川幹人,松丸祐司.血管内治疗.内科,2008,101(5):901-907.

肾动脉硬化

滕寿英　郝娜　郝月红　于兰

肾动脉硬化是动脉粥样硬化整体病变中的一部分。从肾动脉主干到各级分支血管(包括小动脉)产生动脉粥样硬化性缺血性肾病,约占所有肾血管疾病的60%~90%,所以称为动脉粥样硬化性肾病,又称动脉粥样硬化性狭窄,分为良性(小动脉)肾硬化和恶性肾硬化两大类。

1 概述

肾动脉硬化（arteriosclerotic nephrosclerosis）是动脉粥样硬化整体病变中的一部分。从肾动脉主干到各级分支血管（包括小动脉）产生动脉粥样硬化性缺血性肾病（ischemic renal diserse,IRD），约占所有肾血管疾病的60%~90%，所以称为动脉粥样硬化性肾病（atherosclerotic renal disease,ARD），又称动脉粥样硬化性狭窄（atherosclerotic renal artery stenosis,ARAS）。肾动脉硬化为肾血管病中的一种，故而称为肾血管硬化（nephroangiosclerosis）。自Volhard等为肾硬化命名后，就分为良性（小动脉）肾硬化和恶性肾硬化两大类。

2 良性肾硬化

2.1 病因与发病机制

良性肾硬化（benign nephrosclerosis）又称细小动脉性肾硬化。发病原因众说纷纭，主要论点为非恶性高血压病的肾血管疾病，预后良好，因此称为良性肾血管硬化。绝大多数累及60岁以上原发性高血压人群，并无性别差异。良性肾硬化初期由于肾素水平升高所致肾小动脉硬化，致使70%左右肾动脉管腔狭窄，从而产生供血不足。晚期因为高血压病能够增加血管壁张力，促使巨噬细胞向血管内膜迁移，直接激活压力依赖性离子通道，造成血管缺血和出血。此转化又抑制原本已激活的肾素-血管紧张素系统更加活跃，促进入球小动脉强烈收缩，加重肾小动脉粥样硬化的进展而成为肾实质性高血压。

2.2 病理

良性肾硬化肉眼所见，肾总体积缩小，表面呈红色细颗粒状凹凸不平，此种颗粒状是由1~3mm大小的萎缩灶位于肾皮质区所组成，因血供良好而成为红色颗粒性萎缩，德国病理学家称其为原发性肾萎缩（genuine nephrarctia）。切片所见肾皮质变狭窄，髓质保持良好。组织学所见，除入球细小动脉壁增厚、管腔狭窄、动脉栓塞外，肾小球毛细血管塌陷，基底膜呈局灶性阶段性增宽和玻璃样变性（图7-31,7-32），并可见肾近曲小管混浊肿胀和肾小管萎缩以及间质中显示淋巴细胞浸润、纤维细胞增生呈现局灶性间质炎症反应，可致整个肾脏萎缩。

2.3 临床表现

严重肾功能不全症状少见，尿液检查初期基本正常，仅见微量蛋白尿，尿红、白细胞不增加，肾小球滤过率（GFR）正常，对氨基马尿酸肾小管排除率（TmPAH）和肾血浆流量（RPF）略低，肾小球滤过分数（GFR）略上升。虽然如此，当病情趋向进展，上述检查所见则有变异，临床应注意观察。

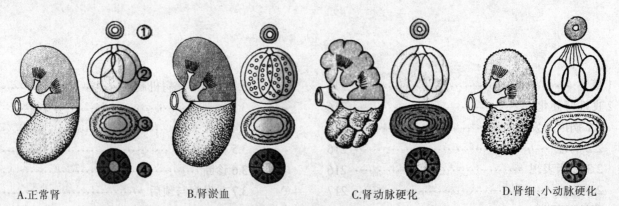

A.正常肾 　　B.肾淤血 　　C.肾动脉硬化 　　D.肾细、小动脉硬化

1.细小动脉；2.肾小球；3.动脉；4.肾小管。肾的上半部为切面观；下半部为表面观

图7-31　肾血管疾病肉眼所见及组织学变化（摘自武忠弼译《病理学》）

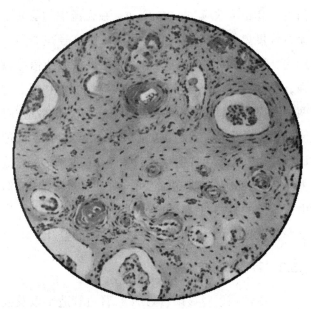

图7-32 肾细小动脉硬化组织学所见

2.4 防治

缘由高血压为主,应长期采用抗高血压药治疗,维持血压平稳,预后良好。

3 恶性肾硬化

3.1 概念

恶性肾硬化(malignant nephrosclerosis)与恶性高血压(malignant hypertension)可谓同义词,前者属于组织学的概念,后者属于临床的概念。而恶性高血压又是以舒张压明显升高为特点的一种类型的高血压,并以视乳头淤血和尿毒症两者急剧进展为特征的恶性肾硬化。

3.2 病因与发病机制

恶性肾硬化的发病机制主要表现血压急剧上升,在原发性高血压的发病过程中出现恶性肾硬化的频率1%~8%,其中40%为肾细小动脉硬化,20%为慢性肾盂肾炎,15%为慢性肾小球肾炎,其余为结节性多发性动脉炎、一侧性肾动脉阻塞、妊娠肾、放射

性肺炎、先天性肾疾病、库欣综合征、硬皮病、结核性肾盂肾炎等。发病年龄:男性平均年龄42.4岁,女性平均年龄47.5岁,55岁以上者少见,男性病情较重。

3.3 病理

恶性肾硬化的肾外形大小和表面形状由于基础疾病不同,所见各异。依据恶性高血压,肉眼所见为淤血,特别是皮质的细小动脉破裂部位可见点状出血。组织学所见增殖性动脉内膜炎 (proliferative endarteritis)、坏死性细动脉炎(necrotizing arteriolitis)和坏死性肾小球肾炎(necrotizing glomerulonephritis)。增殖性动脉内膜炎是在入球小动脉和小叶间动脉的内皮细胞下,从结缔组织到纤维肉芽细胞均可见增殖病灶,还可见小叶动脉呈洋葱皮样狭窄的纤维化。坏死性细动脉炎在入球细动脉血管壁可见类纤维蛋白 (fibrinoid)沉着和多核白细胞浸润,还可见肾小管上皮细胞剥脱、凋亡及灶性坏死(图7-33,7-34)。增殖性动脉内膜炎和细动脉坏死亦可见于胃、肠道、肝、胰、肾上腺等器官。

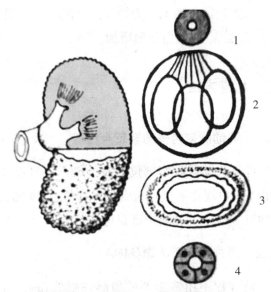

1. 细小动脉;2.肾小球;3.动脉;4.肾小管
图7-33 上半部切面观,下半部表面观

3.4 临床表现

最为重要的是特征性自觉症急剧加重,突然头

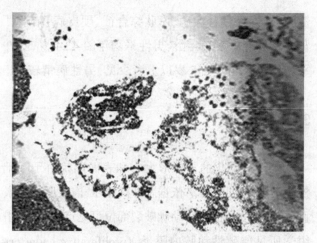

图 7-34　恶性肾动脉硬化组织学所见及模拟图

痛、头晕、视力障碍、乏力、疲倦、记忆力减退,发病初期出现原因不明的体重显著降低,食欲不振,恶心、呕吐、腹疼。体检:血压明显升高,其中以舒张压最为明显。左室肥厚,异常的脑血管病变,癫痫样痉挛,失语,脑脊液压力亢进 (卧位)1.97~2.94kPa (200~300mmH₂O),蛋白质定量上升>0.5g/L,眼底所见,视乳头淤血、肿胀,可见棉花样渗出物(cotton wool exudation)和出血,并见高血压性视网膜病变。尿液检查:以蛋白尿急速上升为特征。肉眼所见血尿约占20%,其他管型,红白细胞增加。

3.5　检查方法

3.5.1　肾动脉彩色多普勒超声检查

可见肾动脉狭窄部位约有 50%出现轻度改变,70%以上出现血液流经血管狭窄部位,速度加快,此法约有 68%肾动脉狭窄可获得确诊[1]。

3.5.2　磁共振血管成像(MRA)

是一种不用造影剂或静脉注射钆(gadolinium, Gd),就能够显示肾血管和肾实质影像,其敏感性或特异性均可达到 90%以上。其基本原理有两种:①时间飞越效应(time of flight effects),也就是液体流速效应,由于流动血液的激励与检测不发生于同一层面,因而产生快速流空现象,为此采用快速扫描序列,使血液的激励与检测发生在同一层面,并获得该层面内的血管信号。②相位效应(phase effects),在血流中的氢质子流过梯度磁场时失去相位一致性而使信号减弱乃至消失,静止组织中的氢质子仍保持一致而使信号较强,于是血管与静止组织即可形成对比度。利用上述两种效应,通过增强飞越效应,减少相位逸散效应,对流动相关采集及三维数据的收集,最后经过技术处理而重建血管影像[2],特别是肾动脉近端(起始段 3cm 范围)的损伤部位分辨率更高,可与肾动脉造影媲美。但由于湍流的影响,对肾动脉远端分支以下狭窄部位检出率较低,还因为费用昂贵限制了使用的普及。

3.5.3　其他检查方法

放射性核素肾显影、螺旋 CT、肾血管造影以及数字减影肾造影等,均需要造影剂,由于肾功能不全,所以应依据病情选择性应用为妥。检查方法不再详述。

3.6　诊断

典型舒张期高血压,视乳头淤血,在稳定性高血压患者中突然恶化伴随隐性肾功能不全,而且病情急骤进展,并伴有其他脏器动脉粥样硬化表现。

3.7　并发症与预后

合并尿毒症、心功能不全及脑血管障碍等,特别是尿毒症是死亡的主要原因,未经治疗的患者约85%~90%在 15 个月内死亡,采取有效治疗,患者其死亡率可减少 10%~20%。

3.8　治疗

参阅前述高血压病危症治疗。

参考文献

[1] 李小鹰 范利.老年周围动脉硬化闭塞性疾病.济南:山东科学技术出版社,2003:191.
[2] 隋邦森,等.磁共振诊断学.北京:人民卫生出版社,1994:104.

肾动脉硬化的中医辨证施治

郝娜　　滕寿英

肾动脉硬化总属本虚标实、虚多实少证。实者多因痰湿偏盛,痰火上扰,瘀血阻滞;虚者包括阴精气血之不足。辨证时要分清标本缓急。本虚主要为阴虚、气血亏虚,以阴虚为主;标实为瘀血、痰浊阻滞,以瘀血内停为主。

肾动脉硬化是指由于肾动脉及其分支和/或细小动脉的硬化而导致肾血管功能损伤的一种疾病，多见于老年人，是老年人全身动脉硬化之一，在老年人肾病尤其是慢性肾脏损害中经常可以见到。临床上以持续性或恶性高血压、尿异常和肾功能损害为主要临床表现。本病中恶性小动脉硬化所致者预后较差，死亡率较高。老年性肾动脉硬化依据其临床表现属中医学"头痛"、"眩晕"、"中风"、"关格"等病范畴，可互相参考。

1　病因病机

本病多因年迈体衰，精亏血少；或情志不畅，肝气郁结，肝阳上亢；或嗜食肥甘，生痰成浊，导致经络受阻，髓海不足而发病。病情迁延日久，损伤正气，阴血亏虚，而实邪阻滞，形成本虚标实之证。

本病总属本虚标实，虚多实少证。实者多因痰湿偏盛，痰火上扰，瘀血阻滞；虚者包括阴精气血之不足。病情发展迅速则易出现阴阳俱虚不能互相维系的"中风"、"关格"之证[1]。

2　辨证要点

肾动脉硬化症的基本病机为本虚标实，因此辨证时要分清标本缓急。本虚主要为阴虚、气血亏虚，以阴虚为主；标实为瘀血、痰浊阻滞，以瘀血内停为主。

阴虚者，头痛眩晕，面红耳赤，五心烦热，潮热盗汗，舌红少苔，脉细数；气血亏虚者，头痛且空，遇劳即发，记忆力下降，精神疲乏，面色㿠白，舌淡少苔，脉细弱；瘀血阻滞者，头部刺痛，部位固定不移，昼轻夜重，舌质紫暗或有瘀斑、瘀点，脉细涩；痰浊阻滞者，头痛昏蒙，或头重如裹，胸脘满闷，恶心呕吐，形体肥胖，舌胖苔白腻，脉濡缓。此外，本病往往兼有肾虚的表现，如腰膝酸软、头晕耳鸣、血尿、蛋白尿等症。标急之证主要为肝阳上亢，表现为剧烈头痛，巅顶为甚，心烦急躁，动则恼怒，面部通红，脉弦滑有力等症，治疗时当急则治其标，先平肝潜阳，

然后再补虚固本。

3　治疗法则

本病治疗的基本原则为"补其不足，泻其有余"。补虚依据阴虚、血虚、气虚之不同而分别采取滋阴潜阳、补益气血的方法；泻实又当根据痰浊、瘀血之不同而采取化痰降浊、活血通络的治法。虚实夹杂者，当攻补兼施，或先攻后补。

4　证治分类

4.1　阴虚阳亢

年老体衰，阴血不足，或房劳过度，耗伤精血，导致肾阴亏虚，阴虚则阳盛，阳盛可化火动风，并且易兼外风而内动，故见头痛、眩晕、潮热盗汗、面红耳赤、肢体麻木或振颤之症[2]。

证候：眩晕，头痛或胀，情绪波动加重，心烦易怒，失眠多梦，面部潮红，或面红耳赤，口干舌燥，五心烦热，潮热盗汗，大便秘结，小便短赤，或腰膝酸软，健忘、乏力，头痛如掣，口苦，泛泛欲呕，肢麻振颤，舌红苔薄黄，脉弦细。

治法：平肝潜阳，滋养肝肾。

方药：天麻钩藤饮加减，天麻、钩藤、石决明、黄芩、山栀子、生地、枸杞子、桑寄生、川断、牛膝、茯苓、香附。

若肝火过盛可加龙胆草、菊花、苦丁等；大便秘结可加麻仁、芦荟等；若头痛如掣，泛泛欲呕，肢麻振颤，乃阳化风动，可加龙骨、牡蛎、珍珠母，必要时加羚羊角；若腰膝酸软，神疲乏力，脉弦细数，舌红苔薄，可用大定风珠加减；若有蛋白尿者，加萆薢、蝉衣、山萸肉；若尿血者，加小蓟、侧柏叶、地榆。

4.2　痰浊内阻

平素嗜食肥甘厚味，或饥饱劳倦，或嗜酒伤中，

损伤脾胃,健运失司,水谷不化,聚湿生痰,上蒙清窍,故头晕,头痛如蒙;中阻脾胃,故脘腹胀满,食欲不振,呕恶痰涎;外阻经络,故肢体困重。

证候:头晕,头痛昏蒙,或头重如裹,胸脘满闷,恶心呕吐痰涎,食欲不振,或食后腹胀,口渴而不欲饮水,四肢困重,形体肥胖,神疲多寐,大便不爽或溏稀,小便清利,舌体淡胖可伴齿痕,苔薄白或白腻,脉濡滑或濡缓。

治法:燥湿化痰,健脾和胃。

方药:半夏白术天麻汤加减,半夏、陈皮、天麻、茯苓、白术、枳壳、全瓜蒌、龙胆草、郁金、石菖蒲。若有蛋白尿者,加萆薢、蝉衣;若眩晕较甚,呕吐频作者,加代赭石、旋复花;若脘闷不食,加砂仁、草果;若耳鸣重听,加葱白、苍耳;若痰阻气机,郁而化火,症见头痛目胀,心烦口苦,渴不欲饮,苔黄脉弦,则宜用黄连温胆汤加黄芩、龙胆草、苦丁;若大便不畅,加黄芩、竹茹;若痰浊阻络,症见舌强语謇,肢体麻木,脉弦滑者,方用解语丹加减。

4.3　瘀血阻络

久病入络,或气郁血瘀,或痰湿阻络,瘀血内停,导致脉络不畅,故头痛头晕,经久不愈,痛有定处如针刺;瘀血损伤肾络,清浊不分,故出现小便混浊或暗红。

证候:头痛头晕,经久不愈,或痛有定处,痛如针刺,小便混浊或尿血,心烦少寐,面色发青,唇色紫暗,或午后、夜晚发热,口干咽燥,渴而不欲饮,甚或肌肤甲错,面色萎黄或黯黑,舌质紫暗或有瘀斑、瘀点,苔薄黄,脉细涩或细弦。

治法:活血化瘀,通窍和络。

方药:通窍活血汤加减,桃仁、红花、生地、当归、川芎、赤芍、川牛膝、丹参、益母草、三七。若头痛者,加全蝎、蜈蚣、地鳖虫;若久病气血不足者,加黄芪、白芍、党参;若头晕、健忘、不寐、多梦,加首乌、枸杞子、熟地黄、天麻、炒枣仁等;若发热夜甚者,加白薇、丹皮等;蛋白尿者,加萆薢、蝉衣、山萸肉、山药;血尿者,加侧柏叶、小蓟。

4.4　气血亏虚

素体虚弱,或久病不愈,损伤气血,清气不升,脑失所养,唇面爪甲失其所养,表现为头晕头痛,遇劳即发,面色㿠白,唇甲色淡,心悸失眠,肢体麻木等一派气血亏虚之症。

证候:头痛且空,头晕,动则加剧,劳累即发,面色㿠白,唇甲色淡,发色不泽,神疲乏力,心悸少寐,食欲不振,气短懒言,或视物昏花,肢体麻木,筋脉拘急,或筋惕肉瞤,舌瘦小质淡,少苔,脉细弱。

治法:补益气血,健脾养心。

方药:归脾汤加减,党参、黄芪、白术、茯苓、炙甘草、大枣、龙眼肉、当归、生地、山萸肉、白芍、阿胶、木香。

若食少便溏,当归炒用,木香煨用,加焦三仙、薏苡仁;若兼形寒肢冷,腹中冷痛,加肉桂、干姜;若血虚甚者,去生地,重用阿胶、熟地黄、黄芪、紫河车;若中气不足者,用补中益气汤加减;若肝血不足,目失所养,视物昏花者,加枸杞子、决明子;若血虚生风,筋脉失养,肢体麻木,筋脉拘急,或筋惕肉瞤者,可用阿胶鸡子黄汤加减治疗。

4.5　肾精不足

先天不足,肾阴不充,或年老肾亏,或久病伤肾,导致肾精亏损,不能生髓充脑,髓海不足,故眩晕,头痛且空;肾虚不能养外府,故腰膝酸软,四肢无力,甚则两足痿弱。偏于阴虚者,可见五心烦热,口干咽痛;偏于阳虚者,可见腰膝冷痛,下利清谷或五更泻。

证候:头部空痛,头晕不适,动则加剧,精神萎靡,少寐多梦,健忘,耳鸣,甚则耳聋,腰膝酸软,四肢乏力,甚则两足痿弱。或口干咽痛,颧红,五心烦热,舌红少津,脉沉细。或面色苍白,畏寒肢冷,多尿或尿失禁,下利清谷或五更泄泻,舌淡胖有齿痕,苔白,脉沉迟。

治法:滋肾阴,补肾阳。

方药:地黄饮子加减,熟地、山萸肉、山药、五味子、枸杞子、肉桂、肉苁蓉、麦冬、寄生、川断。若兼有瘀血者,加丹参、川芎、红花、益母草;蛋白尿者,加草薢、蝉衣、金樱子;血尿者,加侧柏叶、小蓟、白茅根;若阴虚偏盛,颧红,五心烦热,舌红少津者,可用左归丸加减;若阴虚火旺者,去肉桂、肉苁蓉,加知母、黄柏、丹皮、菊花、地骨皮等;若阳虚偏盛,面色苍白,畏寒肢冷,多尿或尿失禁者,可用右归丸加减;若眩晕甚,面色潮红,阴虚阳浮者,加龙骨、牡蛎、珍珠母。

5　验方

5.1　泡茶剂

桑寄生、钩藤、荷叶、菊花各5g,开水冲泡,代茶饮用。适用于肾动脉硬化症血压升高不严重者。

5.2　降压汤1号

紫贝齿15g(先煎)、紫石英9g(先煎)、磁石30g(先煎)、生石决明30g(先煎)、夏枯草15g、菊花9g、钩藤12g、白芍12g、生地黄9g、玄参18g、山栀9g、牛膝12g。水煎服,每日一剂。适用于肝阳抗盛型动脉硬化症[3]。

5.3　降压汤2号

白芍20g、生地黄12g、玄参15g、何首乌9g、杜仲12g、牛膝12g、桑寄生30g、灵磁石30g(先煎)、牡蛎30g、天麻9g、紫贝齿12g(先煎)、生石决明30g

(先煎)。水煎服,每日一剂。适用于肝肾阴虚、肝阳亢盛型肾动脉硬化症。

5.4　健肾冲剂

生地30g、山萸肉20g、山药10g、丹皮10g、泽泻10g、茯苓10g、草薢30g、蝉衣15g、川芎15g、红花10g、益母草15g、夏枯草10g、石决明30g、菊花10g,制成冲剂,每次20g,每日2次冲服。适用于阴虚夹瘀型肾动脉硬化症。

5.5　具有降压作用的草药及用药规律

头痛为主者:夏枯草、野菊花、钩藤、石决明、紫贝齿、珍珠母;头晕目眩:天麻、白芍、罗布麻、白薇、丹皮;四肢麻木:蜈蚣、地龙、丝瓜络、全蝎;烦躁易怒:山栀子、黄芩、麦冬、连翘、灯芯草;耳鸣:磁石、牡蛎、玄参、生地黄;口舌咽干:麦冬、玄参、知母、石斛、天花粉;失眠多梦:合欢花、炒酸枣仁、朱茯神、生麦冬、夜交藤、磁石;腰膝酸软:川断、桑寄生、杜仲、十大功劳叶。

参考文献

[1] 韩向辉,刘轲.浅谈中医对眩晕病因病机的认识.光明中医,2009,24(10):1870-1872.

[2] 葛辛,葛芃,彭玉清,等.中药对33例动脉硬化性闭塞症患者甲襞微循环和肢体血流速度的影响.中医杂志,2002,43(4):273-274.

[3] 张波,刑昌嬴,孙彬,等.重度高血压引起的血栓性微血管肾损害.中国中西医结合肾病杂志,2007,4(11):354-358.

周围动脉粥样硬化篇

下肢动脉粥样硬化症

于 兰

下肢动脉粥样硬化症也是全身动脉粥样硬化性病变的一部分。男性明显高于女性，这可能与我国较多男性吸烟有关。发病率随着年龄的增大而增加，70岁以上的发病率明显增多，80岁以上则有下降趋势。近年来随着诊疗技术的进步，患者的预后也有了很大改观。

动脉粥样闭塞症(ASO)是一种全身性疾病,可发生在全身大、中型动脉。男性明显高于女性。下肢动脉硬化闭塞症(PDA)是全身动脉粥样硬化的肢体表现,导致肢体的缺血性改变。随着社会整体生活水平提高和人口老龄化,下肢动脉硬化闭塞症的患者逐年增加,如果不及时治疗,可导致截肢甚至威胁生命,目前 PDA 正在威胁着越来越多老年人的健康,影响着生活质量。

1　病因

动脉粥样闭塞症的发病原因十分复杂,性别、年龄、脂肪代谢紊乱、高血压、糖尿病、吸烟、血管壁的机械性损伤是公认的病因。

下肢动脉粥样硬化症被认为是全身动脉粥样硬化性病变的一部分,临床特征又区别于其他部位。从男女发病率来看,男性明显高于女性,这可能与我国较多男性吸烟有关。ASO 的发病率随着年龄的增大而增加,70 岁以上的发病率明显增多,80 岁以上则有下降趋势。Criqui 统计发现,65 岁以上的男性约 10％患有 ASO,而 75 岁以上则有 20％以上。心、脑血管疾病与 PDA 同为全身动脉硬化的一部分,二者往往伴随出现。心、脑血管疾病既可作为 ASO 的危险因素单独存在,也可同时发生。近期的研究认为,早期 ASO(ABI<0.9)也是心、脑血管疾病主要的危险因素,对有间歇性跛行的患者应关注心肌梗死和脑梗塞等潜在的致死性病变。因此 ASO 与心、脑血管疾病关系密切,应引起高度重视。在 ASO 的发生和发展过程中,血脂的异常起着重要的作用。血脂水平不具有独立的危险性,但在伴随有其他危险因素的情况下,如高血压、糖尿病等,此时血脂代谢异常对 ASO 会有明显的促进作用;另外,在血液脂质存在形式中,高密度脂蛋白-胆固醇是唯一对动脉硬化具有保护作用的因素,被认为是抗动脉粥样硬化因子,并认为 HDL 的保护作用比 TG 作为危险性因素更有意义[1]。

2　病理

动脉硬化性闭塞症是全身性动脉粥样硬化在肢体局部的表现,其基本病理改变是动脉内膜及其中层呈退行性、增生性改变,使血管壁变硬、缩小、失去弹性,从而继发血栓形成,致使远端血流量进行性减少或中断。45 岁以上男性多见,常侵犯股浅动脉,远端血管受累以胫前动脉较胫后动脉为多,故下肢发病率高于上肢,且病情较重。近 10 多年来,随着我国人民生活水平的不断提高和饮食结构的改变,该病的发病也逐年增多,已成为常见的四肢血管疾病之一。

主要病理改变发生在大、中型动脉,如腹主动脉下端、髂动脉或股、腘动脉等大、中动脉主干及分支动脉开口处,病变动脉管壁增厚、变硬,伴有粥样斑块及钙化,以后可继发血栓形成,发生动脉管腔严重狭窄或完全闭塞。本病多见于中老年人,早期症状主要表现为肢体发凉、间歇性跛行,休息时疼痛,是下肢严重缺血的表现,常伴有肢端麻木,晚期可发生肢端突发性剧烈性疼痛,夜不能寐,甚至肢体溃疡和坏疽等。

3　类型

3.1　Ⅰ型(主-髂动脉型)

病变局限于主动脉分叉段及髂总动脉,约占 10％。一侧或双侧髂动脉严重狭窄或闭塞,发病年龄常较轻(<50 岁),随着病情的推延,继发血栓形成可向近侧蔓延而累及肾动脉。典型的临床表现为 Lerich 征(间歇性跛行及性功能障碍)。具有相对正常的髂动脉及其远侧动脉床,为实施旁路转流术提供良好的流出道。

3.2　Ⅱ型(主-髂-股动脉型)

约占 25％~35％,病变涉及主动脉分叉段、髂外动脉与股浅动脉,以下肢间歇性跛行为主要症状。通常腘动脉及其远侧动脉仍然保持通畅,因而仍能完成旁路转流术,重建动脉通路。

3.3 Ⅲ型(多节段型)

约占67%,病变自主动脉分叉至胫动脉的广泛范围内,呈现多平面狭窄或阻塞,包括股深动脉及三支小腿主干动脉的一支或多支。因而临床表现严重,出现严重的间歇性跛行或静息痛,肢体远端缺血坏死或溃疡,濒于肢体丢失的危险。糖尿病、高血压病、心脑肾血管病等伴随疾病的发生率很高。Ⅲ型病例需按动脉狭窄或闭塞的不同节段设计不同的治疗方案。

4 临床表现

间歇性跛行为行走一段距离后下肢出现疼痛,是下肢动脉疾病的最早及最常见的症状。跛行距离的长短反映动脉病变的程度。严重者会出现静息痛,尤其是夜间痛为典型症状,以后可发展成为组织坏死和溃疡。同时也可出现神经性缺血症状,长期慢性缺血患者通过屈膝关节来缓解疼痛可导致关节僵直和屈曲性挛缩。小腿跛行是股浅动脉病变的典型表现,而主动脉和髂动脉狭窄则表现臀部、大腿的跛行。但间歇性跛行必须与非血管性下肢疼痛区分开来,如神经源性跛行。对于突发下肢发凉、麻木、静息痛等急性下肢缺血患者,跛行病史是动脉血栓形成和动脉栓塞的鉴别依据,并对治疗方法的选择极其重要。动脉狭窄、闭塞的位置可通过股、腘、足背等部位的动脉触诊来初步判定。血管狭窄有时也可闻及血管杂音。

国内外临床常用的分期方法有两种,即Fontaine法和Rutherford法。Fontaine分期如下。Ⅰ期:轻微症状期。多数患者无症状或者症状轻微,例如患肢怕冷、行走易疲劳等。此时让患者行走一段距离再检查,常能发现下肢动脉搏动减弱甚至消失。Ⅱ期:间歇性跛行期。间歇性跛行是动脉硬化性闭塞症的特征性表现。跛行时间越长,行走距离越短,则动脉病变程度越重。临床上常以跛行距离以200m作为间歇性跛行期的分界,Ⅱ期常常被划分为Ⅱa期(绝对跛行距离>200m)和Ⅱb期(绝对跛行距离≤200m)。Ⅲ期:静息痛期。病变进一步加重,休息时也有缺血性疼痛,即静息痛,静息痛是患肢趋于坏疽的前兆。疼痛部位多在患肢前半足或者趾端,夜间和平卧时容易发生。疼痛时,患者常整夜抱膝而坐,部分患者因长期屈膝,导致膝关节僵硬。Ⅳ期:即溃疡和坏疽期。患肢缺血加重,出现肢端溃疡,严重者发生肢体坏疽,合并感染加速坏疽(表8-1)。

表8-1 下肢动脉硬化闭塞症不同分期的临床表现

Fontaine 分期	Rutherford 分期	
Ⅰ 无症状	0	0 无症状
Ⅱa 轻度间歇性跛行	Ⅰ	1 轻度间歇性跛行
Ⅱb 中度-重度间歇性跛行	Ⅰ	2 中度间歇性跛行
	Ⅰ	3 重度间歇性跛行
Ⅲ 缺血性静息痛	Ⅱ	4 缺血性静息痛
Ⅳ 溃疡和坏疽	Ⅲ	5 足趾坏死
	Ⅳ	6 肢体坏死

5 实验室检查

动脉硬化性闭塞症如果诊断明确,及时采取正确的治疗方法,可取得良好的治疗效果,因此早期诊断十分重要。在诊断方法中影像诊断占有十分重要地位。随着影像技术的飞速发展,越来越多的检查方法应用到动脉硬化性闭塞症的诊断中去。

5.1 数字减影血管造影

虽然为有创性的检查手段,但目前数字减影血管造影(DSA)是最为可靠的诊断工具。不但能够了解动脉硬化性闭塞症病变程度和范围,并且还能很好地显示硬化血管的斑块、溃疡和闭塞程度,尤其对治疗方法的选择具有重要价值。它仍是血管疾病检查的"金标准"。

5.2 超声检查

彩色多普勒超声检查通过二维图像、彩色血流、频谱等多方面对下肢血管各节段进行检查、评价,能对动脉硬化性闭塞症的不同程度、不同阶段进行诊断,可为临床治疗的选择提供依据,观察治疗效果。彩色多普勒超声可多方面观察动脉,而且具有无创、直观、方便、可重复的特点,在动脉硬化性闭塞症的诊断中具有重要价值。彩色多普勒超声可清晰地显示下肢动脉管壁结构,检出动脉粥样硬化斑块和血栓,鉴别软斑与硬斑,能够较准确地判断颈动脉狭窄的程度和范围,为临床预防和治疗方案的选择提供客观依据。它可成为诊断动脉硬化性闭塞症的首选方法,而且是治疗后良好的随访工具。彩色多普勒超声对于闭塞性动脉硬化的诊断有以下优点:①安全、无创伤,适用于任何患者;②迅速、方便、灵活,必要时可到患者床边检查,容易进行左右两侧对比;③通过检查动脉的血流速度及波谱形态,全面了解动脉血流动力学变化,其敏感性与动脉 X 线造影相似;④进行治疗前后对比,判定疗效,并有利于随访,值得临床广泛使用。

5.3 CTA 检查

CTA 检查是一种非侵入性检查方法,对下肢动脉病变的显示具有独特的优势,能准确判断闭塞性动脉硬化症病变部位、范围和下肢动脉狭窄的级别。对病变显示直观且敏感性高。对手术效果的判断和在术后随访检查中安全、简便、可重复性高,并具有良好的密度分辨率,可清楚分辨各种组织结构,且扫描视野宽阔。能观察血管壁增厚、狭窄、钙化、阻塞、夹层动脉瘤等病理改变,可全面观察大血管和相邻组织器官的关系,可作为闭塞性动脉硬化症的重要诊断手段之一。

5.4 磁共振检查

MRA 基本是无创检查,在显示病变的部位和狭窄程度上与传统血管造影差异无显著性,而常规 MRA 显示病变的准确性和程度均不如三维增强(3D2DCE)MRA 和 DSA。认为 3D2DCE MRA 具有准确性高、无创伤性、无对比剂毒性反应、成像速度快等优点,对于下肢血管病变的诊断可与 DSA 相比拟,也较容易为患者和医生所接受。虽然在准确性上还与 DSA 有一定差距,但是随着扫描和重建技术的不断发展和完善,MR 硬件、软件技术的不断提高,3D2DCE MRA 将会广泛地用于下肢血管病变,在动脉硬化闭塞症诊断上取代有创伤性的检查还是大有希望的。

6 诊断及鉴别诊断

6.1 诊断标准

凡符合下肢动脉硬化闭塞症的临床表现。缺血肢体远端动脉搏动减弱或消失。踝-肱指数(ABI)<0.9。趾-肱指数(TBI)<0.7。彩色多普勒超声检查为无创的初步检查方法,可作为筛查。确诊和拟定外科手术或腔内治疗方案,根据需要进一步行磁共振血管造影、血管造影(CTA)、数字减影血管造影等检查。根据 TASC 分级标准将股腘动脉病变分为 A、B、C、D 4 级,对临床治疗及预后具有指导意义(表 8-2)。

表 8-2 股腘动脉病变 TASC 分级原则

级别	分级原则
A 级	单一狭窄性病变≤10cm,单一闭塞性病变≤5cm
B 级	复合病变(狭窄或闭塞),每处≤5cm,单一狭窄或闭塞病变≤15cm,未累及膝下腘动脉,单个或复合病变,没有连续的胫动脉提供远端灌注,严重的钙化性闭塞病变≤5cm,单一的腘动脉狭窄
C 级	多处狭窄或闭塞,无论有无严重钙化,总长度＞15cm,两次腔内治疗后,需进一步处理的狭窄或闭塞病变
D 级	慢性全程股总动脉或股浅动脉闭塞,包括腘动脉,病变＞20cm,慢性全程腘动脉和胫腓干三分叉近端

6.2 鉴别诊断

根据病史及实验室检查可明确诊断，但应与其他疾病相鉴别。血栓闭塞性脉管炎发病年龄<40岁，是非动脉硬化、多部位、节段性、间歇发生的血管疾病，主要累及肢体的中小动静脉血管炎，导致继发性血管腔闭塞。病因不明，患者几乎毫无例外均为吸烟者。典型的主诉为手足循环障碍导致的发凉、麻木、疼痛，出现肢端坏疽。大动脉炎好发于年轻女性，主要侵犯主动脉及其主要分支。急性肢体动脉闭塞是指动脉突然或迅速地完全闭塞，可由栓子或急性栓塞造成。纤维肌细胞发育不良是一种少见的动脉壁间质结构异常，表现为原因不明的阶段性平滑肌细胞和基质组织增生。多发生于年轻女性。肾动脉最常受累，其次为颈内动脉、椎动脉、腋动脉、肠系膜动脉、髂动脉、腘动脉。

7 治疗

众所周知，下肢动脉硬化性闭塞症是全身病变的局部表现。根据临床症状和患者的全身情况、影像检查结果及TASC分级选择临床治疗方案，包括消除危险因素的常规治疗、运动、药物治疗、血管腔内治疗、手术治疗以及试用基因治疗等多种方式。症状较轻的患者可选药物治疗，症状较重的间歇性跛行或CLI患者，应以手术或血管腔内治疗为主。综合治疗方案如下。

7.1 减少和消除动脉硬化的危险因素

包括戒烟、肢体锻炼、控制高血压、降血脂、控制血糖等。吸烟与动脉硬化密切相关，下肢动脉硬化闭塞症的患者首先应戒烟。降脂治疗使低密度胆固醇降至< 216mmol/L，可有效延缓动脉硬化的进展，降低间歇性跛行加重的危险。糖尿病患者有效地控制餐后血糖，是治疗下肢动脉硬化性闭塞症的关键。

7.2 药物治疗

药物治疗适于轻症患者，以抗血小板、扩张血管、改善侧支循环为主。如果患者无禁忌证，有症状的下肢动脉硬化性闭塞症患者均应行抗血小板聚集治疗。阿司匹林是首选的抗血小板聚集药物，可使下肢缺血率降低20%~30%。美国FDA推荐将氯吡格雷作为外周动脉疾病患者降低缺血性疾病的首选药物。TASC推荐将西洛他唑作为治疗下肢动脉硬化性闭塞症的药物。

7.3 血管腔内成形术 (球囊扩张、支架植入)

血管重建是治疗重症下肢缺血的最佳方案。重症患者血管腔内重建术和开放手术对下肢动脉闭塞症的近期和远期结果相同时，可首选血管腔内治疗。

7.3.1 球囊扩张

对有外科干预指征的患者，应当根据TASC分级标准，选择治疗方法 (表8-3)。股腘动脉10cm以内狭窄或闭塞病变腔内治疗的成功率> 95%，完全闭塞病变的再通率也可达到80%以上。

表8-3 TASC分级与外科干预策略

TASC 股腘动脉病变分级	干预治疗
A 级病变	首选血管腔内治疗
B 级病变	优先选择血管腔内治疗
C 级病变	手术重建长期通畅率较好，但在伴有高危因素时应该首选腔内治疗
D 级病变	首选手术治疗

7.3.2 支架植入

股浅动脉容易受压，故不主张应用球扩支架，应选择镍钛合金自膨支架。对于严重的钙化病变、闭塞性病变和球囊扩张后出现夹层的病变，应当植入支架。有研究证明，股浅动脉一期支架植入的远期通畅率明显高于单纯球囊扩张。

7.4　外科手术治疗

7.4.1　动脉内膜剥脱术

适于局限性动脉狭窄或闭塞病变,根据病变血管直径决定是否选择补片成形。该术式常作为外科手术中的辅助式式。其人群多适合腔内治疗。

7.4.2　动脉旁路术

对于 TASC 分级 C、D 级病变,应以手术治疗为主。手术:严重影响生活质量的间歇性跛行、静息痛、肢体缺血性溃疡和坏疽。禁忌证:动脉远端无血管重建的流出道、缺血肢体广泛坏死、患肢严重感染、严重的出凝血功能障碍、全身情况差以及重要脏器功能衰竭难以承受手术等。

7.4.3　旁路材料的选择

自体大隐静脉作为下肢动脉的搭桥材料比人工血管的长期通畅率高。原位大隐静脉旁路术和倒置旁路术的通畅率相近。一般认为,只要大隐静脉条件好,应当作为首先的移植材料。但自体静脉存在取材有限的问题,对于膝上病变,也可选人工血管作为旁路材料。如果自体静脉条件不好,可行股腘动脉人工血管旁路术,但对于膝下病变,应当选用大隐静脉或人工血管与大隐静脉构建复合旁路

术。最新临床研究证实,肝素分子绑定的聚四氟乙烯(PTFE)血管和肝素涂层血管可提高远期通畅率,带有支撑环设计的人工血管可防止受压,而带有弹性设计的人工血管更接近生理,远期通畅率相对较高。

7.5　围术期的抗凝和抗血小板聚集治疗

下肢动脉支架或旁路重建术的围术期需要常规应用肝素抗凝或抗血小板聚集,或联合抗凝和抗血小板聚集治疗,主要根据流出道情况和移植材料而定。对于腹股沟以下动脉行球囊扩张或支架植入术后,推荐服用阿司匹林、氯吡格雷等抗血小板聚集药物维持治疗效果。对于血管移植手术,术中或术后早期应用肝素及低分子肝素,以后过度抗血小板聚集或抗凝治疗。对于流出道相对不理想、估计远期通畅率差的患者,可应用维生素 K 拮抗剂进行抗凝治疗,或联合应用抗血小板聚集及抗凝治疗。对于此类患者,必须密切监测出凝血功能的变化,警惕出血的风险。

参考文献

[1] 李小鹰,范利.老年周围动脉闭塞性疾病.济南:山东科学技术出版社,2003:63-65.

并发症篇

动脉硬化与眼部疾病

郑日忠

眼睛是人心灵的窗口。视网膜血管的形态变化是全身唯一可被直接观察检测到的血管,多种全身疾病均可引起视网膜血管的改变。观察眼底血管变化将有助于对这些全身疾病进行早期诊断、监控疗效和估计预后。由动脉硬化引起的视网膜血管硬化、视网膜动脉阻塞、视网膜静脉阻塞、缺血性视网膜病变也是眼科常见的视力障碍性疾病。

视网膜血管的形态变化是全身唯一可被直接观察检测到的血管,高血压病、动脉硬化、糖尿病、慢性肾炎、妊娠高血压综合征等多种全身疾病均可引起视网膜血管的改变,观察眼底血管变化将有助于对这些全身疾病进行早期诊断、监控疗效和估计预后。由动脉硬化引起的视网膜血管硬化、视网膜动脉阻塞、视网膜静脉阻塞、缺血性视网膜病变也是眼科常见的视力障碍性疾病。

1 眼球解剖结构与血液供应

眼睛作为视觉器官,由眼球、眼附属器和视路三部分组成。眼球分为眼球壁和眼球内容物,眼球壁分为外层、中间层和内层,外层是纤维膜,中间层为葡萄膜,内层为视网膜。眼球内容物包括房水、晶状体和玻璃体。眼附属器包括眼眶、眼睑、结膜、泪器和眼外肌。眼球血液供应来自于眼动脉,眼动脉是颈内动脉分支,再分为视网膜中央动脉和睫状动脉系统[1]。

1.1 眼球结构

眼球结构近似于球形,成人眼球前后径平均为24mm,垂直径为23mm,水平径为23.5mm。眼球包括眼球壁和眼球内容物,眼球壁分为外、中、内三层。外层是由致密的纤维组织构成,具有保护眼内组织和维持眼球形状的作用,前1/6为透明角膜,后5/6为白色巩膜。中间层为葡萄膜,因富含色素又称为色素膜,从前向后分为虹膜、睫状体和脉络膜三部分,脉络膜为眼球内血管最丰富的组织。内层为视网膜,分为色素层和感光层,后者具有感光和传导神经冲动作用[1]。眼底镜下可见一直径约1.5mm的淡红色圆盘形区域,称为视神经乳头(视乳头),中央呈漏斗状凹陷,为生理凹陷(视杯)。在视乳头外侧可见一无血管区域,谓之黄斑区,中央凹陷处称为中心凹,该区域是视觉最敏感的部位(图9-1)。

视神经乳头汇集由视网膜神经节细胞发生的神经纤维组成视神经,视觉传导通路是从视神经开

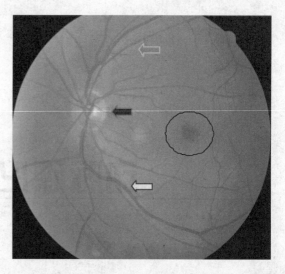

图9-1 正常眼底彩色图像,可见视乳头(黑箭头)、视网膜动脉(绿箭头)、视网膜静脉(黄箭头)和黄斑区结构(黑色圆圈区域)(见彩1)

始,经视交叉、视束、外侧膝状体、视放射到达枕叶皮质视中枢。

1.2 眼球内容物

眼球内容物包括房水、晶状体和玻璃体,与角膜一起组成眼的屈光间质,是光线进入眼内并到达视网膜的通路。房水位于前房和后房内,是无色透明液体,具有营养玻璃体、晶状体、角膜和维持正常眼压等作用。晶状体为双凸面透明体,位于瞳孔与虹膜之后、玻璃体之前,主要起调节屈光作用。当晶状体发生混浊时,称为白内障。玻璃体为无色透明胶体,充满于晶状体后面的玻璃体腔内,参与屈光、维持眼球形态和支撑视网膜作用;当周围视网膜或葡萄膜组织发生外伤、炎症或出血时,可导致玻璃体混浊,影响视力[1]。

1.3 眼球的血液供应

眼球的血液供应来自于眼动脉,眼动脉自颈内动脉分出后经视神经管进入眼眶,再分支为视网膜中央血管和睫状血管系统。视网膜中央血管系统供应视网膜内层组织营养,睫状血管系统供应除视网膜中央动脉供应区域外的眼球其他部分,包括葡萄

膜、视网膜外层、视神经、巩膜及角膜部分营养[2]。

(1)动脉：视网膜中央动脉(central retinal artery)在眼眶内从眼动脉发出，于眼球后约9~11mm处穿入视神经中央，前行至视乳头穿出，分为鼻上、鼻下、颞上和颞下四支动脉，然后又分成若干小分支，分布于视网膜表面，供应视网膜内五层组织营养(图9-1)。黄斑部中心凹约0.5mm直径范围内无血管分布，由脉络膜毛细血管网供应营养。视网膜中央动脉属于终末动脉，没有侧支吻合，如果发生视网膜动脉阻塞，相应区域的视网膜发生缺血，导致视功能丧失。睫状动脉包括睫状后短动脉、睫状后长动脉和睫状前动脉。睫状后短动脉自视神经周围穿入巩膜，在脉络膜内逐级分支，形成脉络膜血管网，分区供应脉络膜、视网膜外五层组织和黄斑区营养。睫状后短动脉在穿过巩膜和进入脉络膜前，在巩膜内邻近视乳头周围互相吻合形成巩膜内血管环(Zinn环)，营养靠近眼球内部的视神经。在视乳头颞侧有时睫状后短动脉发出细支，分布到黄斑区域，谓之睫状视网膜动脉(cilioretinal artery)，供应黄斑区视网膜组织；当发生视网膜中央动脉完全阻塞时，睫状视网膜动脉可使黄斑区保留部分视力。睫状后长动脉自眼动脉分出两支，在视神经鼻侧和颞侧穿入巩膜，在巩膜与脉络膜之间到达睫状体部，与睫状前动脉吻合，形成虹膜大环，营养虹膜和睫状体。睫状前动脉分出四条直肌动脉沿巩膜表面随直肌前行，距角膜缘约3~4mm处形成多个分支，以供应睫状体、虹膜、巩膜、结膜和角膜组织营养[2]。

(2)静脉：视网膜中央静脉(central retinal vein)血管及分支走行与同名视网膜动脉相同，但不一定平行，在与动脉交叉处有共同鞘膜，分支间互相不吻合。视网膜中央静脉收集视网膜内层的静脉血液回流至眼上静脉，经眶上裂进入海绵窦。涡静脉收集部分虹膜、睫状体和全部脉络膜血液，分别经眼上静脉、眼下静脉进入海绵窦。睫状前静脉收集部分虹膜、睫状体和巩膜的血液，经巩膜表层静脉丛进入眼上、下静脉再进入海绵窦。正常情况下视网膜动脉颜色较红，管径较细；视网膜静脉颜色较暗，管径较粗，二者管径之比约为2:3。全身病和眼内疾病可引起眼底血管的改变，视网膜动脉颜色变浅变淡，多见于白血病、高脂血症和严重贫血患者；颜色变深见于红细胞增多症，动脉狭窄常见于老年性动脉硬化、高血压病、动脉或静脉阻塞、视神经萎缩或视网膜色素变性等患者。视网膜静脉阻塞、血液黏稠度增高时可出现视网膜静脉扩张纡曲，有时呈节段性腊肠状扩张。静脉纡曲也可见于视网膜静脉周围炎、Coats病和毛细血管扩张症。因此根据眼底变化可判断眼部及全身病情况，特别是对动脉硬化、高血压病、糖尿病和肾病的诊断及治疗更有指导意义[2]。

1.4 眼底血管造影检查

检眼镜可直接观察到视网膜和视网膜血管的改变，但自从20世纪60年代眼底血管造影技术问世以来，对眼底组织的病理生理学、临床病程以及疗效观察有了更进一步的了解。眼底血管造影是将能产生荧光效应的染料快速注入肘静脉血管，同时应用加有特定滤色片的眼底照相机进行观察或照相的一种检查方法。由于染料随血流运行时可动态地勾画出眼底血管的形态，提高了血管与周围组织的对比度，用于分析脉络膜或视网膜的血供情况、血管形态和一些细微病变。根据造影剂的不同，可分为荧光素眼底血管造影和吲哚青绿眼底血管造影，前者造影剂为荧光素钠，后者为吲哚青绿。荧光素眼底血管造影主要分析指标有臂-视网膜循环时间(arm-retina circulation time)，荧光素从肘前静脉注入后，经心脏、主动脉、颈总动脉、颈内动脉和眼动脉到达眼底，循环时间约为7~12s，两眼相差不超过0.5~1s。荧光素经眼动脉进入视网膜中央动脉系统后，分别到达视网膜中央动脉主干、小动脉、毛细血管网、小静脉、视网膜中央静脉和眼静脉，大致可分为视网膜动脉前期、动脉期、动静脉期、静脉期和后(晚)期。动脉前期表现为脉络膜先出现地图状荧光，随即视乳头出现淡淡的朦胧荧光，如果有睫状视网膜动脉存在，也可迅速显示荧光。动脉期见于脉络膜血管充盈后0.5~1s，并在1~2s内迅速分布至全部动脉系统；染料在血管中央为轴流，在分支处分为 2 股,各沿分支一侧流动,形成一侧有荧光、一侧无荧光的充盈现象,谓之动脉层流(图 9-2)。动静脉期表现为视网膜动静脉完全充盈,毛细血管呈现网状,当充满染料的一支或数支小静脉进入大静脉时,染料便先沿着这一侧的静脉边缘向视乳头方向流动,在静脉血管内的一侧或两侧呈现荧光而中央无荧光,称为静脉层流。静脉期在动脉充盈 1~2s 后,动脉荧光浓度逐渐下降,而静脉荧光均匀一致。后期是指注射荧光素 10~15min 后,视网膜静脉还存在淡淡的残余荧光。吲哚青绿眼底血管造影主要用于观察脉络膜的血运情况和新生血管病变[1]。脉络膜血液循环的荧光形态表现为在荧光素未进入视网膜中央动脉前的 0.5~1s 期间,首先在黄斑周围显示模糊不清的花瓣状荧光[1],随着荧光素进入视网膜血管中,除黄斑部以外整个眼底背景呈现条状、斑片状或网状背景荧光。由于黄斑区的视网膜色素上皮较厚,脉络膜色素较密集,黄斑区看不见脉络膜荧光,称之为黄斑暗区(图 9-2)。

2　高血压与视网膜动脉硬化

视网膜血管是人体内唯一可以直接活体观察

到的小血管,作为临床观察血管损害的一个窗口,可间接反映心、脑、肾等器官的血管病变情况,因而对高血压病的诊断、治疗及其预后有着重要意义。

2.1　病理生理学

高血压病作为全身性疾病可累及视网膜和视神经,引起眼底病变,也是最早出现的靶器官损害,病变程度与全身主要脏器病变程度也呈正相关。高血压病引起的血管病变主要表现在小动脉病变,初期表现为全身小动脉痉挛,视网膜动脉收缩、变细。长期高血压病可导致小动脉缺血缺氧,血管内皮细胞增殖肥厚,发生玻璃样变性和纤维化,出现不可逆病变,例如出血、渗出,重者出现神经纤维层缺血坏死(棉絮斑)。严重的高血压病患者可引起视神经缺血或视乳头水肿。慢性高血压病患者的病程冗长,血压升高较温和,视网膜动脉硬化表现比较明显。而急性高血压病多见于 40 岁以下的青壮年人,病程短,血压升高急剧,视网膜动脉表现为强烈的痉挛性狭窄,多无明显的硬化改变。慢性进行性高血压病在临床上可分为全身小动脉阵发性痉挛、小动脉硬化和合并心、肾、脑等严重脏器损害和功能障碍三个阶段,与之相对应的眼底改变也表现为视网

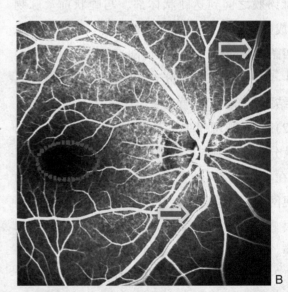

A.动脉期:注射荧光素 8s 后出现上下四支视网膜动脉血管充盈(大箭头),灰白色斑驳状荧光是脉络膜血管荧光充盈(小箭头);

B.静脉期:注射荧光素 18s 后出现上下四支视网膜静脉血管充盈,颞侧上下视网膜静脉血管呈现层流现象(箭头),红色圆圈内区域显示为黄斑暗区(无血管区)

图 9-2　荧光素眼底血管造影显示视网膜动静脉循环状态(见彩 2)

膜动脉痉挛狭窄、视网膜动脉硬化和视网膜视神经病变。由此可见,眼底改变与分期在高血压病的分期诊断上也有一定参考价值[1]。

2.2 高血压病眼底病变的临床分期

用直接检眼镜观察高血压病患者的眼底改变,观察顺序依次为视乳头、颞侧上下视网膜动脉静脉、鼻侧上下视网膜动脉静脉和黄斑部动脉静脉血管,观察高血压病视网膜血管改变以第二分支以远的血管变化为准。文献中有关高血压眼底病变的临床分类较多,其中以 Keith-Wagener 分类法和 Scheie 分类法比较常用。Keith 和 Wagener 将高血压病视网膜病变和眼底动脉硬化合并分为四级:即血管痉挛期、硬化期、视网膜病变期和视神经视网膜病变期。第 I 级表现为视网膜动脉痉挛或合并轻度硬化,主要发生于第二分支及以下的动脉分支。第 II 级表现为视网膜动脉硬化程度比第 I 级明显,动静脉交叉处常可见到不同程度的病理改变,动脉管径变得不均匀狭窄。第 III 级表现为除视网膜动脉狭窄与硬化外,尚有视网膜水肿、棉絮斑、出血斑等视网膜病变。第 IV 级表现为除第 III 级改变外,并伴有视乳头水肿。Scheie 将视网膜动脉痉挛狭窄、视网膜水肿、出血、渗出以及视乳头水肿等眼底改变称为高血压性眼底病变,视网膜动脉硬化按其轻重不同分成一至四级(表 9-1)。高血压性眼底病变第 I 级表现为二级分支以下的轻度视网膜动脉痉挛性管径狭窄;第 II 级表现为上述动脉狭窄程度已较明显,管径粗细不一;第 III 级表现为动脉狭窄及管径不均匀程度更为严重外,尚有视网膜水肿、出血和渗出;第 IV 级表现为除第 III 级症状外,尚见有视乳头水肿。高血压性视网膜动脉硬化第 I 级表现为动脉管壁反射光轻度增强,动静脉交叉处有轻度改变;第 II 级表现为比第 I 级的改变明显;第 III 级表现为动脉铜丝样反光,动静脉交叉处改变极为显著;第 IV 级表现为动脉银丝样反光[1-3]。上述高血压性眼底改变与视网膜动脉硬化可以在同一眼底同时存在,但不一定属于同一等级。

2.3 临床表现

高血压病眼底改变主要表现为视网膜血管病变、视网膜病变、视神经病变和脉络膜病变。

(1)视网膜血管改变:所有高血压病患者的眼底病变中,以视网膜动脉静脉血管的改变最为常见,其中动脉病变是高血压病眼底病变的基础。正常青年人的视网膜动脉管壁完全透明,随着年龄增加管壁透明度逐渐减低,管壁反光也相应增强。高血压病早期可见动脉管径呈不规则变细,动静脉管径比例由正常的 2:3 变成 1:2 或 1:3,甚至达到 1:4。在高血压病后期,视网膜动脉狭窄程度更为严重,检眼镜下可见动脉管径变细,管壁反光增强,严重者呈铜丝状征、银丝状征或血管白鞘,急性高血压病患者一般不出现此类改变(图 9-3)。检眼镜下可见动脉呈亮铜色,构成铜丝样外观。随着高血压病程的延长,血管壁高度肥厚变性,管腔闭塞,形成银丝状动脉,检眼镜下可见动脉管径细而行走僵直,呈现有光泽的银白色,常见于慢性进行性高血压病第三期。当视网膜动脉的血柱两侧各伴有一条白线时,称为平行白鞘,高血压病所引起的血管白鞘多见于动静脉交叉处[2]。

健康人视网膜动静脉交叉处,无论静脉位于动

表 9-1 高血压性眼底病变 Scheie 分级法

分级	视网膜病变	眼底动静脉硬化
I 级	视网膜动脉痉挛、管径狭窄	动脉反光轻度增强、动静脉交叉轻度改变
II 级	明显狭窄、管径粗细不均	动脉反光明显增强、交叉征明显
III 级	合并出血、水肿、棉絮斑	动脉反光呈铜丝样反光、交叉征极明显
IV 级	合并视乳头水肿	动脉反光呈银丝样反光

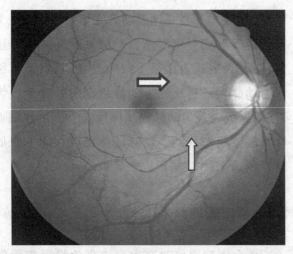

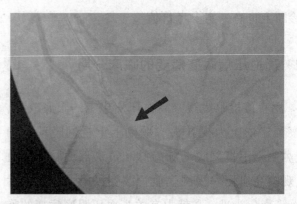

A.可见视网膜动脉血管硬化,动脉细、反光增强(箭头)

B.显示动静脉交叉征,动脉走行在静脉之上,交叉点静脉变细(黑箭头)

图9-3　视网膜动脉硬化彩色眼底像(见彩2)

脉之下或在动脉之上,动静脉交叉处均无管径改变。高血压病患者可见动静脉交叉处的静脉隐匿,动脉两侧的静脉管径削瘦,静脉向视网膜深层移位或偏斜,称为动静脉交叉征(图9-4)。按其轻重程度分为三级,第Ⅰ级位于交叉处动脉下的静脉隐匿不见,静脉向视网膜深层轻度移位,检眼镜下静脉在靠近动脉两侧的管径变细,交叉处两侧静脉离开其正常走行而呈S状弯曲。第Ⅱ级是动脉两侧的静脉管径削瘦如笔尖状,同时可见静脉呈弧形弯曲。第Ⅲ级是除上述表现外,动脉两侧的静脉隐匿不见,离动脉两侧稍远处又重新出现,检眼镜下看似静脉中断。在视网膜动静脉交叉处,如果静脉位于动脉之上,可见静脉在越过硬化的动脉时呈驼背状弯曲,称为静脉驼背(图9-4)。动静脉绞扼现象表现为

在交叉处位于动脉之下的静脉管径变窄,靠近交叉处的静脉末端呈壶腹状扩张(Gunn征),有明显的血液回流障碍。动静脉交叉征是视网膜动脉硬化的指征之一,由于视网膜动脉各分支硬化程度不同,所以同一眼底可见有不同级别的动静脉交叉征[2]。

视网膜大动脉瘤是一种获得性视网膜血管异常,多为单眼发病,多数患者伴有全身性高血压病。临床表现为颞侧视网膜动脉二、三级分支静脉交叉处可见多个血管瘤,呈圆形或梭形扩张。病变早期患者可无任何自觉症状,发生血管瘤破裂出血后可造成视力下降。出血多表现为视网膜前出血,血管瘤周围可有环状黄白色渗出斑,出血严重者可进入玻璃体(图9-5)。本病在发展过程中多无严重后果,可予以随访观察;伴有黄斑水肿、渗出灶累及或损害黄斑中心凹者可行激光光凝治疗,合并玻璃体积血不吸收者可行玻璃体手术治疗。病灶累及黄斑区者,视力预后不良。

(2)视网膜病变:在高血压病患者出现急性血压剧烈升高时,可出现弥漫性视网膜水肿、出血和不同形态的白色渗出性病灶,称为视网膜病变。视网膜病变是慢性进行性高血压病恶化或急性进行性高血压的重要标志,是因为血压急剧增高,视网膜毛细血管管壁受损害,血-视网膜屏障被破坏,血浆和血液有形成分从毛细血管进入视网膜组织间

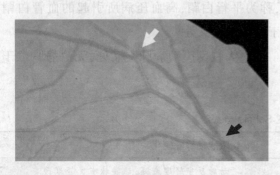

在动静脉交叉处可见动脉走行在静脉之上,其下静脉削瘦,似有中断(黑箭头);在另一交叉处,静脉弓起走行在动脉之上,形成静脉驼背(黄箭头)

图9-4　视网膜动静脉血管交叉征(见彩3)

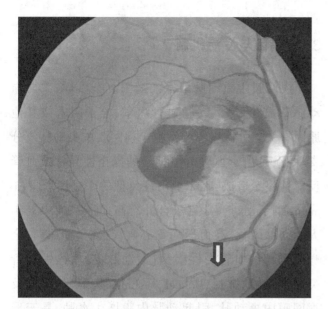

视网膜动脉瘤破裂,导致视网膜前致密出血;视网膜动脉血管走行纤曲(箭头)

图 9-5　视网膜大动脉瘤患者眼底彩色像(见彩 3)

所致。检眼镜下可见到视网膜水肿、渗出、出血和棉絮斑,视乳头水肿。高血压病眼底病变中常可见到各种形态和大小的硬性或软性渗出斑,硬性渗出斑是脂肪变性,体积较小,白色或淡黄色,境界比较清晰;位于黄斑者常以黄斑中心凹为中心,沿 Helen 纤维呈放射状排列,称为星芒状渗出斑。软性渗出斑即棉絮斑(cotton wool patches),通常位于视网膜血管之前,检眼镜下呈松软的灰白色,境界欠清晰,棉

絮斑是毛细血管前微动脉阻塞及毛细血管缺血所致,组织学检查表现为视网膜局限性水肿,系轴浆流受阻、轴索肿胀所致。高血压病患者的眼底出血大多位于神经纤维层,呈火焰状;出血也可位于视网膜深层(圆点状出血)或位于视网膜浅层(视网膜前出血),出血较多者可突破内界膜进入玻璃体(图9-6)。高血压病患者的视网膜出血与血压波动幅度有关,波动幅度愈大,出血的机会亦愈多,急剧上升和突然下降均可引起出血。荧光素眼底血管造影检查可见视乳头毛细血管扩张纤曲,晚期有荧光素渗漏。视网膜毛细血管扩张和荧光素渗漏,有微血管瘤形成,可见毛细血管闭塞和小的无灌注区[3]。

(3)脉络膜改变:脉络膜毛细血管前小动脉走行很短,呈直角走行供应脉络膜毛细血管小叶,由于毛细血管管壁内皮细胞间结合松散且多孔,所以高血压病时比视网膜血管更易受到损害。血压急剧升高可使脉络膜毛细血管前小动脉和毛细血管发生纤维蛋白样坏死,管腔内有纤维蛋白和血小板聚集导致毛细血管闭塞,视网膜色素上皮屏障遭损害,视网膜下与外丛状层出现富含蛋白质的渗出,形成临床可见的 Elschnig 斑,表现为视网膜深层的局灶性黄色渗出斑点[1]。荧光素眼底血管造影检查可见早期因脉络膜毛细血管闭塞而呈弱荧光,晚期

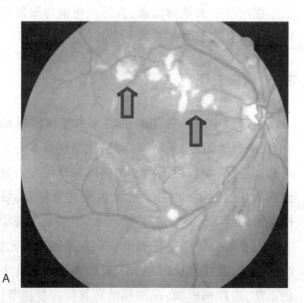

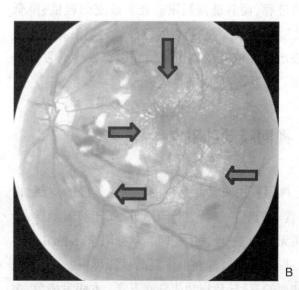

表现为视网膜动脉变细,静脉纤曲扩张,后极部可见大量散在分布的白色棉絮斑(绿箭头)和散在的火焰状出血,黄斑区可见环状分布的黄色硬性渗出斑(红箭头)

图 9-6　高血压视网膜病变患者眼底像(见彩 3)

出现斑点状强荧光(组织着色)。

(4)视神经改变:高血压病也可影响视神经、视交叉、视束和皮质视中枢,引起眼底或视野改变,其中以视乳头水肿对高血压病的预后意义重大。当高血压病视网膜病变进一步发展合并有视乳头水肿时,称为视神经视网膜病变,眼底表现为视乳头水肿、边界模糊不清,标志着心、肾、脑等重要器官的受损程度已很严重,生命预后不良,视乳头发生水肿多与颅内压增高有关。因此眼科医师在接诊这类患者时可从病史、全身检查、实验室检查、放射线检查(包括 CT 扫描、磁共振成像)等方面与颅内肿瘤引起的视乳头水肿鉴别。当视乳头水肿持续一段时间后可继发视神经萎缩,表现为视乳头颜色苍白,边界清晰;由于眼底可见到高血压所特有的其他视网膜血管及视网膜病变,因此易与其他原因引起的视神经萎缩相鉴别[3]。

2.4 治疗

高血压病性视网膜病变尚无根治方法,临床上多以控制血压为主要治疗手段。高血压病性眼底改变与高血压病程长短,尤其是高血压病规律治疗与否有着密切联系,有规律地对高血压患者进行干预治疗,有效地控制血压,不仅可延缓高血压眼底改变的进程,而且能减轻眼底血管改变的程度,降低眼底改变和减少心、脑血管意外。定期眼底检查可有效地延缓或减少高血压病在眼部发生并发症的机会。注意饮食,限制食盐摄入量。

3 视网膜动脉阻塞

视网膜中央动脉是供应视网膜神经上皮层(内层)营养的唯一来源,由于该动脉属于终末动脉,分支间无吻合,一旦发生视网膜动脉阻塞(retinal arterial obstruction),神经上皮层血供即可中断,引起急性缺血缺氧,导致视功能急剧下降。本病发病急,多为单眼发病,发病年龄多数在 40 岁以上,性别间无明显差异。

3.1 病因与发病机制

视网膜中央动脉阻塞的病因复杂多样,主要与动脉壁血栓形成、动脉血管痉挛、栓子阻塞或其他原因有关。血管痉挛可发生于视网膜中央动脉或分支动脉,是由于血管舒缩神经的兴奋性异常或血管反射性痉挛造成,临床上出现典型的一过性黑矇(amaurosis fugax),常见于合并有高血压病的中老年人。动脉硬化、高血压病等心血管疾病、糖尿病、全身或局部的血管炎性疾病(颞动脉炎、血栓性脉管炎、结节性动脉炎、Behcet 病、Eales 病等)均可累及视网膜中央动脉,引起动脉内膜增生水肿,易于形成血栓使管腔狭窄或关闭而发病。急性进行性高血压病、肾性高血压等可引起动脉痉挛,慢性高血压病患者在小动脉硬化的基础上可导致动脉痉挛,引起视网膜中央动脉或分支动脉阻塞。由血栓栓子引起的视网膜动脉阻塞者较少见,多见于心瓣膜及附近大动脉内壁脱落的斑块或动脉瘤内的血栓,空气、脂肪、肿瘤碎片、寄生虫虫卵等也可引起栓塞。视网膜中央动脉在进入视神经及眼球内之前,由于在穿过视神经硬鞘膜及巩膜筛板处管径变窄,为栓子栓塞的好发部位,体积较小的栓子可发生于视网膜动脉的任一分支。眼球后麻醉或全身麻醉后亦能发生视网膜中央动脉阻塞,其原因可能与眼球受到压迫或患者处于失血或休克状态有关[2]。

3.2 临床表现

视网膜中央动脉阻塞的临床表现因阻塞部位(中央或分支阻塞)及阻塞程度(完全性或不完全性阻塞)的不同而有所不同。发病前数日可有一过性黑矇病史,持续数秒钟或数分钟后完全恢复,眼底检查常无异常。中央动脉完全阻塞时表现为视功能立即或在数分钟内完全丧失,仅存光感或无光感,瞳孔散大,直接光反射消失。眼底表现为视乳头颜色正常,边界稍模糊;视网膜动脉管径高度狭窄,管壁中央反射光带狭细或消失,静脉管径亦明显变窄,后极部视网膜呈乳白色混浊水肿;黄斑中心凹因无视网膜内层组织,不受视网膜中央动脉血供影响,在周围视网膜乳白色水肿衬托下,呈现圆形暗红色反光(正常脉络膜血管),称为樱桃红斑(cherry red spot),压迫眼球无动脉搏动出现(图9-7)。荧光素眼底血管造影检查可见视网膜动脉完全无灌注或充盈迟缓,正常臂-视网膜动脉充盈时间约为8~12s,动脉阻塞时可延长至30~40s;动脉期至静脉期出现层流的时间也非常迟缓,可长达30~40s。

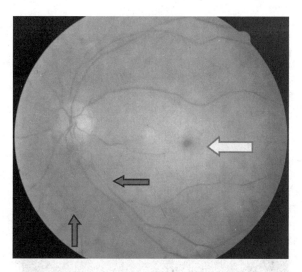

A. 左眼眼底表现为视网膜动脉极细,部分血管狭窄或闭锁(红箭头),静脉也明显变细;后极部视网膜呈灰白色水肿,黄斑区呈樱桃红色斑(黄箭头),矫正视力为眼前指数

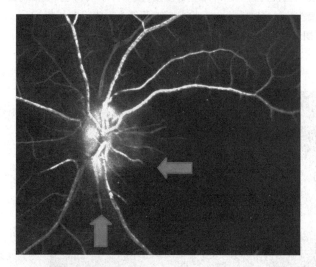

B.荧光素眼底血管造影显示视网膜动脉未见充盈,可见阻塞的动脉断端(绿箭头)

图9-7 视网膜中央动脉阻塞患者眼底像(见彩4)

如果存在有睫状视网膜动脉,当发生视网膜中央动脉阻塞时,睫状动脉血供可维持视乳头颞侧和

黄斑区的正常色泽和残留部分中心视力。反之,当发生单纯睫状视网膜动脉阻塞时,视乳头-黄斑纤维束及其附近视网膜出现水肿混浊,中心视力也可急剧下降(图9-8)。

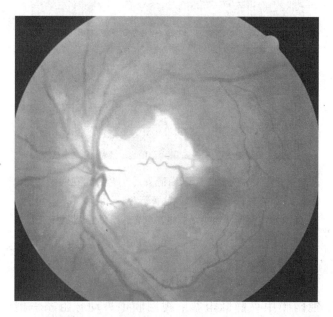

表现为视乳头充血水肿,边界不清;视乳头至颞侧黄斑区之间呈舌形灰白色视网膜缺血水肿区

图9-8 睫状视网膜动脉阻塞患者眼底像(见彩4)

视网膜中央动脉阻塞发生1~2周后,视网膜神经上皮层水肿自周边部向后极部逐渐吸收,恢复原来的眼底色泽,但视功能常不能恢复。此时视网膜动脉狭窄变细或闭锁,管壁变性增厚,出现白鞘或白线状改变。静脉管径细小,有时可见平行白鞘。视乳头呈苍白或黄白色,边界清晰,表现为视神经萎缩(图9-9)。

视网膜分支动脉阻塞可见于各个分支,以颞上支动脉阻塞多见,分支动脉阻塞的视功能损害程度也视阻塞程度的轻重和范围大小而不同。发病前常有一过性黑矇史,当发生分支动脉完全阻塞时,表现为突然发作的单眼视力丧失,也可保留一定视力,而出现相应的视野缺损。眼底表现为该分支视网膜动脉管径狭窄,其血供区域内视网膜水肿(图9-10)。如果累及黄斑区可出现樱桃红斑,中心视力急剧下降。视网膜中央动脉阻塞患者偶尔可见视网膜小出血点,如果有较为广泛而浓

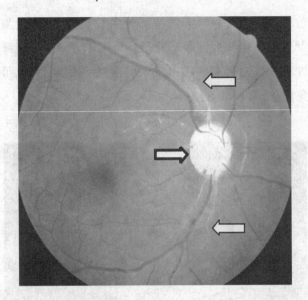

表现为视乳头颜色变白萎缩（白箭头），边界清晰，视网膜动脉血管极细，部分血管闭锁呈白线状（黄箭头）

图9-9　视网膜中央动脉阻塞患者后期眼底像（见彩5）

密的片状或火焰状视网膜出血者，则提示合并有视网膜中央静脉阻塞。视网膜中央动脉阻塞一般不发生虹膜新生血管（虹膜红变）和新生血管性青光眼。

　　视网膜毛细血管前小动脉阻塞常为多种全身疾病的共同眼底表现，如糖尿病、高血压病、血管炎、胶原血管性病或白血病等。主要发生于视乳头周围及后极部视网膜，表现为位于视网膜神经纤

维层的小片状灰白色混浊斑块（棉絮斑），棉絮斑的数目增多常提示原发病的病情恶化（图9-11）。它是由于视网膜小动脉阻塞造成视网膜缺血，中断了视网膜细胞的代谢和轴浆流，坏死轴浆碎片堆积呈现出特征性的白色絮状渗出物，一般在数周至数月后自行消退。荧光素眼底血管造影显示小动脉阻塞处呈现斑片状毛细血管无灌注区，晚期出现荧光素渗漏。

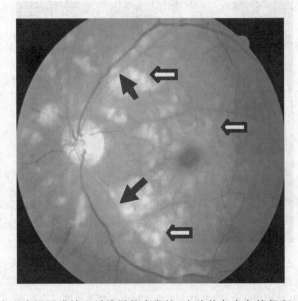

表现为视网膜神经纤维层的多发性、小片状灰白色棉絮斑（黄箭头），视网膜动脉血管明显变细（黑箭头），矫正视力为0.1

图9-11　视网膜毛细血管前小动脉阻塞患者眼底像（见彩6）

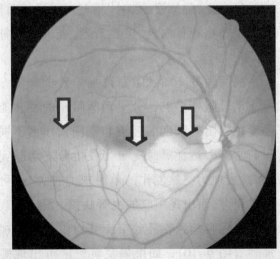

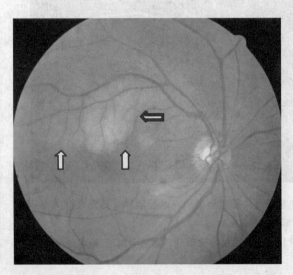

A.患者右眼颞下方视网膜呈缺血性灰白色水肿（箭头），视网膜动脉呈阶段性狭窄或闭塞，矫正视力为0.08；B.患者右眼颞上方视网膜呈灰白色缺血性水肿（箭头），视网膜动脉变细，矫正视力为0.1

图9-10　视网膜分支动脉阻塞患者眼底像（见彩5）

3.3 诊断与鉴别诊断

无论是视网膜中央动脉或分支动脉阻塞，根据上述临床表现均可及时地作出正确诊断。在中央动脉阻塞合并中央静脉阻塞时，因眼底广泛出血水肿，动脉阻塞情况可被掩盖，仅凭眼底所见易误诊为单纯性中央静脉阻塞，可从视功能突然丧失的病史和程度上予以鉴别。本病还需与急性眼动脉阻塞(ophthalmic artery occlusion)相鉴别[2]。

3.4 治疗

视网膜组织对缺血缺氧极为敏感，一旦血供中断，在短时间内不能恢复(超过 4h)即可陷于组织坏死和永久性视功能丧失，因此应尽可能及早抢救以挽回部分视力。急救治疗原则是争分夺秒地选用强力快速的血管扩张剂扩张血管，降低眼压可促使眼底血管扩张，应用活血化淤药物以改善眼部微循环和治疗原发疾病。一经确诊，立即吸入亚硝酸异戊酯，每隔 1~2 小时再吸入一次，连续 2~3 次；或舌下含服硝酸甘油，每日 3~4 次。吸入亚硝酸异戊酯或含服硝酸甘油时应卧床休息，以免由于扩张血管引起直立性低血压。反复按摩眼球、前房穿刺或口服乙酰唑胺以降低眼内压和扩张视网膜动脉血管，此方法亦可将栓子随血流移向较小动脉分支，以减小视网膜受损范围。在上述治疗的同时，可给予含 5%二氧化碳的混合氧气吸入，以增加脉络膜毛细血管的血液氧含量，缓解视网膜缺氧状态，二氧化碳也可刺激血管扩张，增加血流量。应用尿激酶或组织型纤溶酶原激活剂 (tissue-type plasminogen activator) 通过微导管做眼动脉介入溶栓治疗，也有一定疗效，但在临床实际操作时有较大难度和风险性。视网膜毛细血管前小动脉阻塞的治疗方案与视网膜中央动脉阻塞相似[3]。

经急诊处理后患者的视功能有所恢复，继续内服血管扩张剂(如烟酸或复方丹参滴丸)，亦可用丹参注射液加低分子右旋糖酐或 5%葡萄糖 500mL 静脉滴注，或葛根素加生理盐水或 5%葡萄糖 250~500mL 静脉滴注。同时可给予抗血小板凝集剂(如乙酰水杨酸肠溶片、双嘧达莫)和各种支持药物(如 B 族维生素、ATP、辅酶 A)等。积极查找病因和治疗原发系统性疾病，如高血压病、高血脂或糖尿病等。

3.5 预后

视网膜中央动脉阻塞是一种严重危害视力的急症眼病，视功能预后很差。是否能挽救部分视功能，取决于就诊及抢救是否及时，也决定于阻塞的程度、部位和原因。发病后数小时内立即得到抢救者，预后较好。血管痉挛者及阻塞不完全者预后较好，分支阻塞比中央阻塞的预后较好。因此中老年人如果出现一过性黑矇，应及时就医检查，以期在尚未发生完全阻塞时得到治疗。

4 视网膜静脉阻塞

视网膜中央静脉阻塞 (central retinal vein occlusion)是临床上较常见的视网膜血管病，虽然视功能损害程度不如视网膜动脉阻塞急剧，但亦可严重影响视功能，部分患者可因新生血管性青光眼等并发症而失明。多见于 50 岁以上的中老年人，常单眼发病。

4.1 病因与发病机制

发病原因比较复杂，常与高血压病、动脉硬化、高血脂、血液高黏度、血液流变学和血流动力学改变等多种因素有密切关系。老年人与青壮年人的发病原因也有很大差异，前者多数继发于视网膜动脉硬化，常伴发有高血压、高血脂等疾病。后者多为静脉血管炎症，如视网膜静脉周围炎(Eales 病)、葡萄膜炎、Behcet 病、结节病等。血液黏稠度及血小板凝集性增高，也可使血液通过静脉管腔狭窄处更加困难和易于发生血栓[2-3]。

4.2 临床分类

视网膜中央静脉阻塞有多种分类方法,按照阻塞位置分为中央、分支和半侧阻塞三种,按照阻塞轻重程度分为不完全型和完全型阻塞两种,按照有无动脉供血不足又分为缺血性和非缺血性 (淤滞性)阻塞两种。缺血性和非缺血性阻塞实际上也就是完全性和不完全性阻塞,完全性(缺血型)阻塞表现为视网膜毛细血管大面积缺血,检眼镜下可见视网膜广泛出血,患者病情重,视力预后较差。不完全性阻塞(非缺血性)患者的视网膜毛细血管缺血面积较小,视网膜出血也较少,非缺血性阻塞比缺血性阻塞多见,但随着病程的进展,非缺血性阻塞可以转变为缺血性阻塞[3]。

4.3 临床表现

视功能损害以阻塞的程度和是否累及黄斑区而异。当静脉阻塞较轻时可保持一定视力,出现与阻塞区相对应的不规则视野改变。当黄斑区受累时,中心视力可突然或在数天内显著下降,并出现视物变形,严重者仅存眼前指数或手动。眼底改变

因病程早晚、阻塞位置和阻塞程度不同而不同。缺血型视网膜中央静脉阻塞患者急性期表现为视乳头充血水肿,边界模糊不清。视网膜水肿混浊,可见大量放射状、线状或火焰状视神经纤维层出血,并间有不规则形深层出血。视网膜动脉变细,静脉纡曲怒张,部分血管被组织水肿和出血掩盖而呈节段状。后极部视网膜常见到棉絮斑,黄斑区出现放射状皱褶、星芒状渗出或水肿, 视力常降至 0.1 以下(图 9-12)。出血量多时可见到视网膜前出血,甚至出血可突破内界膜进入玻璃体, 形成玻璃体积血。随着病程的延长,视网膜出血水肿逐渐减少,可出现黄白色硬性脂质渗出、黄斑前膜或黄斑囊样水肿,2~3 个月后约有 30%~60% 的患者出现虹膜新生血管或新生血管性青光眼。非缺血型阻塞患者的眼底表现为视网膜各象限散在的数量不等的点状或火焰状出血,视网膜静脉纡曲扩张,偶可见到少量棉絮斑, 少数可出现黄斑出血或黄斑囊样水肿,视力中度下降。约有 1/3 的非缺血型患者可转变为缺血型。

视网膜分支静脉阻塞 (branch retinal vein occlusion)以颞上支静脉受累最常见,其次为颞下支和黄斑分支静脉。发生分支静脉阻塞时,可见到受累区

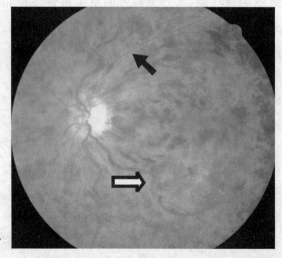
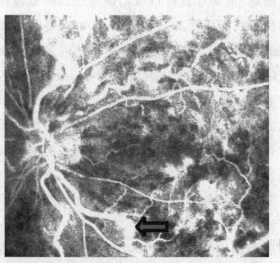

A.左眼底可见视乳头边界不清,视网膜动脉明显变细(黑箭头),静脉纡曲扩张(白箭头),沿静脉血管周围可见大量火焰状或点片状出血,矫正视力为 0.06;

B.荧光素眼底血管造影可见视网膜表面出血掩盖了脉络膜和视网膜荧光,视网膜静脉血管纡曲扩张(红箭头),静脉管壁及其附近组织染色而呈现弥漫性强荧光

图 9-12 视网膜中央静脉阻塞患者眼底像(见彩 6)

域内的视网膜出现出血、水肿、渗出、血管扩张纤曲或棉絮斑等改变。患者的中心视力与黄斑受累程度有关,范围可从正常至数指,波及黄斑区者可出现黄斑出血或水肿,并引起明显视力障碍(图9-13)。

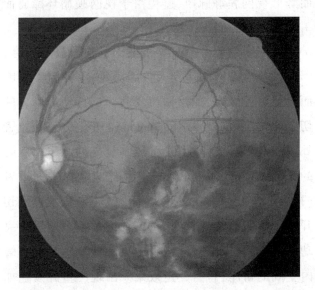

A.患者左眼底可见颞下支视网膜分支静脉阻塞,血管周围可见大量出血,矫正视力为0.1

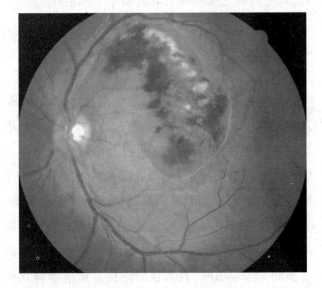

B.患者表现为黄斑分支静脉阻塞,出血累及黄斑区,并引起黄斑水肿,矫正视力为0.02

图9-13 视网膜分支静脉阻塞患者眼底像(见彩7)

当其中的两支视网膜分支静脉同时发生阻塞时,称为半侧中央静脉阻塞(hemicentral retinal vein occlusion)。半侧阻塞所引起的病变范围要大于分支静脉阻塞,约占整个眼底的1/2~2/3(图9-14)。

荧光素眼底血管造影检查对视网膜静脉阻塞

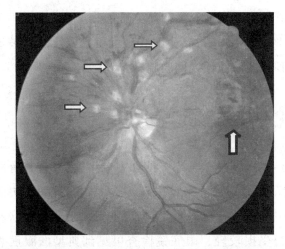

可见左眼鼻上和颞上方两支视网膜分支静脉血管阻塞,上方视网膜静脉纤曲扩张,周围可见大量点片状出血和白色棉絮斑(黄箭头),出血累及黄斑区(白箭头),矫正视力为0.06

图9-14 视网膜半侧静脉阻塞患者眼底像(见彩7)

的诊断及治疗非常重要,患者在造影早期因视网膜表面有大量出血,使脉络膜和视网膜荧光被出血遮蔽,未被遮蔽处可见到充盈迟缓的视网膜动脉、静脉血管,后期可见静脉管壁及其附近组织染色而呈现弥漫性强荧光(图9-12)。由于视网膜内层毛细血管床缺血可出现无灌注区,无灌注区周围毛细血管呈瘤状扩张。病变累及黄斑区者可因毛细血管渗漏出现花瓣状强荧光(囊样水肿)。半侧视网膜静脉阻塞和分支静脉阻塞患者的造影表现与中央静脉阻塞相似,但受累范围则仅限于该分支区域;严重者可见到黄斑囊样水肿或视网膜新生血管。缺血型患者在早期由于出血遮挡或毛细血管无灌注而呈现明显的弱荧光,出血吸收后可见大片毛细血管无灌注区以及黄斑弥漫性水肿或囊样水肿。非缺血型患者表现为血管壁染色、微血管瘤和视乳头毛细血管扩张,部分患者可见黄斑囊样水肿,少有毛细血管无灌注区[4]。

随着时间的推移,视网膜静脉阻塞患者的视网膜出血、水肿逐渐消失,视网膜动脉静脉血管变细,出现白鞘或血管瘤样扩张。出血水肿消退后常遗留有不规则的色素紊乱,有时可见到视网膜或黄斑前膜形成。视网膜血管旁可见有灰白色或黄白色硬性渗出,黄斑区可表现为星芒状渗出。完全性静脉阻塞患者因视网膜缺血出现新生血管,继而导致新生血管性青光眼。少数患者在视乳头表面或视网膜表面形成新生血管,新生血管破裂可导致反复性玻璃体积血或牵拉性视网膜脱离[4]。

4.4　诊断与鉴别诊断

视网膜静脉阻塞多见于中老年人,多合并有高血压病、动脉硬化或糖尿病。多为急性发病,中央静脉阻塞完全者视力障碍明显,不完全阻塞者症状和视力受损较轻,眼底镜检查可见到典型的眼底表现,荧光素眼底血管造影也见有典型的临床改变。

4.5　治疗

目前尚无特效的药物治疗方案,治疗目的主要是防止或减轻并发症。抗血凝药物目前仍为本病治疗的首选药物,纤维蛋白溶解酶制剂有尿激酶、链激酶、纤溶酶、蛇毒抗栓酶等。抗血小板凝集药物有阿司匹林肠溶片和双嘧达莫,阿司匹林可抑制前列腺素合成酶和环氧化酶,有强大持久的血小板稀聚作用,双嘧达莫可抑制血小板凝集。等容血液稀释疗法(isovolemic haemodilution)是抽取患者静脉血400~500mL,分离血细胞和血浆后将血浆再输回给患者体内,用以降低红细胞压积,减少血液黏稠度和改善微循环。低分子右旋糖酐静脉点滴也能降低血液黏稠度,阻止血小板聚集。青年患者多由静脉炎症引起,可加服糖皮质激素,如泼尼松 30~50mg/d。持续存在的黄斑囊样水肿可采用玻璃体注射糖皮质激素或抗血管内皮生长因子制剂治疗[1]。

对于缺血型患者应密切随访,一旦出现大片状毛细血管无灌注区或虹膜新生血管,应立即进行全视网膜光凝术(panretinal photocoagulation),可预防新生血管发生或封闭已有的新生血管,从而极大程度地减少视网膜出血和新生血管性青光眼的机会。光凝治疗还可减少和防止毛细血管渗漏,减轻黄斑囊样水肿形成。对于非缺血性中央静脉阻塞患者可行激光视网膜-脉络膜吻合术 (laser chorioretinal anastomosis),诱导视网膜与脉络膜间血管吻合支形

成。应用氩-绿激光(亦可用穿透力较强的氪红激光)破坏视网膜色素上皮层及其下的 Bruch 膜,使视网膜与脉络膜之间血管构成短路,视网膜静脉血便可顺着压力梯度流向脉络膜并形成固定的吻合支,从而降低视网膜静脉压,避免由于视网膜循环障碍而引发的一系列病理改变。

视网膜动静脉交叉处被共同的血管外膜包裹,因此静脉在交叉处易于受到动脉硬化等因素影响而导致管腔狭窄,血液回流受阻。试行动静脉外膜切开术(arteriovenous sheathotomy)切开交叉处血管外膜以缓解分支静脉压,可改善分支静脉阻塞患者的预后。对于中央静脉阻塞且视功能损害严重者(视力低于 0.05),在视乳头鼻侧做放射状视神经切开术 (不能损及视乳头-黄斑纤维束及视网膜中央动脉静脉),以解除视网膜中央动脉静脉在巩膜管内受到的挤压,也有一定效果。出现严重并发症如牵引性视网膜脱离、持续不吸收的致密玻璃体积血、致密的机化膜等可采取玻璃体手术治疗[2]。

4.6　预后

本病视力预后与视网膜静脉阻塞的原因、部位及程度相关,也与是否及时合理治疗有关。炎症引起的视网膜中央静脉阻塞的视力预后优于老年动脉硬化性静脉阻塞,分支静脉阻塞视力预后优于半侧静脉阻塞,半侧静脉阻塞又优于中央静脉阻塞,非缺血性静脉阻塞优于缺血性静脉阻塞。缺血性视网膜中央静脉阻塞患者发生新生血管性青光眼的概率约为 5%~20%,视力预后不良。黄斑囊样水肿在短期内不能消退者,也可严重损害中心视力。

5　缺血性视神经病变

缺血性视神经病变 (ischemic optic neuropathy)是指视神经的营养血管发生循环障碍而导致的急性营养不良性疾病,是眼科的常见疾病。在临床上以病变部位可分为前部和后部缺血性视神经病变,

以病变性质分为动脉炎性和非动脉炎性病变,其中非动脉炎性前部缺血性视神经病变最为常见。

5.1　发病机制

视乳头的前端即筛板前区及筛板区的血液供应来源于睫状后动脉分支,每个分支血管供应一小部分视乳头,如果其中某一支或几支动脉发生缺血性病变则可造成该支动脉供应区域的视神经纤维发生缺血缺氧,进而产生梗死等一系列病理变化,出现缺血性改变,最终发展为视神经萎缩。主要相关全身病有高血压病、动脉硬化、糖尿病、动脉炎、颈动脉阻塞、白血病及红细胞增多症等,眼压过高也可使视乳头小血管的灌注压降低而引起缺血性改变。全身性血管炎有巨细胞动脉炎、结节性多动脉炎、系统性红斑狼疮、过敏性血管炎或梅毒等。血液中某些成分的改变和血液黏稠度的增加,可导致血循环变慢,携氧量减低,致使视乳头缺血缺氧,例如真性红细胞增多症、镰状细胞病或急性低血压性休克等[1-2]。

5.2　临床表现

非动脉炎性前部缺血性视神经病变多见于中老年人,临床特点为多单眼发病,少有双眼先后发病。一般发病都较突然,患者常可明确说出具体发病日期。主要症状为单眼或双眼突发的视功能障碍,并在几天内逐渐加重,不伴有眼球胀痛或眼球转动时疼痛。黄斑区通常不受损害,因此中心视力障碍有时并不明显。眼底表现为轻度视乳头水肿,边界较模糊,视乳头可有局限性颜色变淡,视乳头周围可有一些局限性火焰状出血,视网膜血管改变不很明显,少数患者出现视网膜动脉变细(图9-15)。在部分单眼发作的患者中还可观察到对侧眼虽然视功能正常,然而也能见到视乳头水肿(临床前期缺血性病变)。视乳头水肿消退后其边界仍非常清楚,但视乳头的某一区域出现颜色稍淡或呈苍白色(部分视神经萎缩)。多数患者伴有高血压、糖尿病或动脉硬化等疾病(图9-16)。

动脉炎性前部缺血性视神经病变除上述非动脉炎性缺血性视神经病变的临床表现外,还表现有明显的头痛、眼痛症状,常伴有身体其他部位的大动脉炎症,皮下可见动脉变粗,动脉处常有触痛,该处动脉搏动减弱或消失。患者红细胞沉降率和C反应蛋白明显增高,并可伴有明显的贫血症状。

后部缺血性视神经病变的特点表现为视力突然下降并伴有视野缺损,无头痛、眼痛症状,眼底检

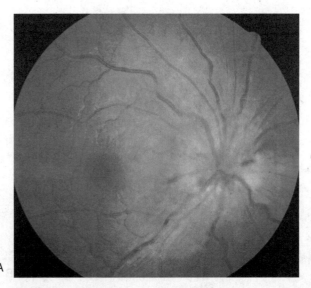
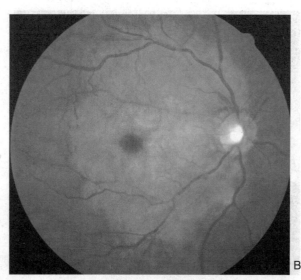

A.右眼底可见视乳头充血水肿,边界欠清晰,周围可见散在的楔形出血,矫正视力为0.2;
B.治疗1个月后的患者右眼眼底像,表现为视乳头水肿吸收,边界清晰,颞侧颜色略淡,视网膜动脉细,矫正视力为0.8

图9-15　前部缺血性视神经病变患者眼底像(见彩8)

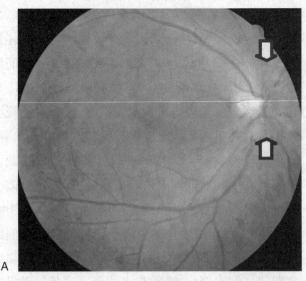
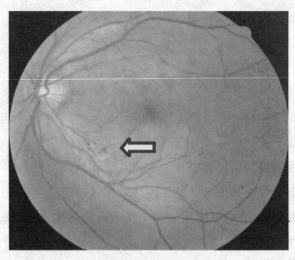

A.患者右眼底表现为视乳头充血水肿,边界不清(箭头),周围有散在出血,后极部视网膜血管旁也可见散出血,矫正视力为0.2;

B.同一患者左眼底表现为视乳头边界清晰,无水肿,后极部视网膜血管旁可见散在出血点(箭头),矫正视力为0.8

图 9-16　前部缺血性视神经病变合并糖尿病视网膜病变患者眼底像(见彩 8)

查无异常发现或视乳头鼻侧颜色略淡,边界清晰。年龄多在 40 岁以上,常伴有高血压、低血压、动脉硬化或血液成分改变。

　　视野检查可见有典型的与生理盲点相连的弓形或扇形视野缺损,以下方或鼻下方较多见,缺损部位与视乳头水肿相对应。

　　荧光素眼底血管造影对缺血性视神经病变有一定诊断价值,造影早期可见视乳头某一部分呈弱荧光,而视乳头其他部分呈正常荧光;晚期此弱荧光区有明显的荧光素渗漏而呈现强荧光(图 9-17)。少数患者在血管造影早期也显示局部强荧光,造影晚期荧光更为强烈。病变晚期患者视乳头出现苍白色萎缩,造影呈现为弱荧光。

5.3　诊断与鉴别诊断

　　缺血性视神经病变的特点为年龄常大于 40 岁、

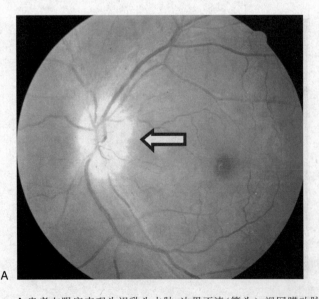
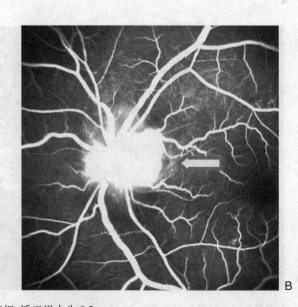

A.患者左眼底表现为视乳头水肿,边界不清(箭头),视网膜动脉变细,矫正视力为0.2;

B.荧光素眼底血管造影显示早期视乳头弱荧光,晚期因有明显的荧光素渗漏而呈现强荧光(箭头)

图 9-17　前部缺血性视神经病变患者眼底像和荧光素眼底血管造影像(见彩 9)

视力突然下降、视野缺损呈水平状、视乳头水肿或伴有少量出血。主要鉴别疾病有压迫性视神经病变、脱髓鞘疾病和遗传性疾病等。后部缺血性视神经病变的临床诊断较为困难，需与球后视神经炎相鉴别。由于前部缺血性视神经病变患者的两眼可先后发病，当另一眼又发病时可表现为一眼视神经萎缩而另一眼视乳头水肿，易与 Foster–Kennedy 综合征混淆。后者由前颅凹占位性病变所致，肿瘤同侧视神经因直接受到压迫出现萎缩，对侧眼则因颅内压增高而发生视乳头水肿。临床特点为发病缓慢，视力逐渐减退，视乳头水肿日益加剧，隆起度常大于 3.00D，视网膜静脉充盈纡曲，与双眼缺血性视神经病变不同[1-2]。

5.4 治疗

对于缺血性视神经病变患者目前尚无确切有效的治疗方案，糖皮质激素可减轻视神经水肿，短期给予有一定疗效，伴有糖尿病、高血压病的患者要慎用糖皮质激素。同时可辅以血管扩张剂和降低眼压药物以改善眼动脉灌注压，给予维生素 B 族药物以营养视神经。查找病因并对其并存的高血压病、动脉硬化、糖尿病等全身疾病进行妥善处理，由动脉炎引起的患者应短期内给予大剂量糖皮质激素冲击治疗[2]。

5.5 预后

缺血性视神经病变常持续 2~3 个月，视乳头水肿可自然消退，留下局限性或弥漫性苍白色视神经萎缩。如能及时治疗，视功能预后较好。如果未能及时治疗，可留下不同程度的视神经萎缩和视力减退。

6 缺血性眼症

缺血性眼症又称为眼球缺血综合征 (ocular ischemic syndrome)，是由于慢性严重的颈动脉狭窄或阻塞导致眼部供血不足并产生一系列眼部临床综合征，主要见于 60 岁以上的中老年人，双眼受累者占 20%。临床上以视网膜中周边部点状出血、棉絮斑、静脉扩张、虹膜新生血管和继发性青光眼为特点，常伴发于高血压病、糖尿病、动脉粥样硬化或动脉炎症性疾病。该病在临床上并非少见，由于临床表现复杂多样，易被误诊或漏诊。该类患者的 5 年死亡率约为 40%，致残或死亡的主要原因是缺血性心脏病和脑血管意外[1]。

6.1 发病机制

眼动脉是颈内动脉的第一分支，一旦颈内动脉发生粥样硬化或斑块形成并引起中度以上狭窄时，可影响视网膜中央动脉或睫状动脉的血流灌注。缺血性眼症就是由于颈动脉狭窄造成视网膜中央动脉和睫状动脉长期低灌注，导致眼前节和眼底出现多种病理改变，睫状体和虹膜缺血缺氧，引起角膜水肿和虹膜新生血管。视网膜和脉络膜缺血表现为视网膜动脉狭窄、静脉扩张，视网膜出现小点片状出血和微血管瘤，严重者可见视乳头新生血管，最终导致新生血管性青光眼而致盲[2-3]。另外巨细胞性动脉炎也是常见的引发原因。

6.2 临床表现

最常见症状是渐进性视力下降，视力下降程度不一，部分患者可发生突然视力丧失，常伴有间歇性眼痛或头痛，少数患者可无临床症状，发病前多有一过性黑矇病史。眼前节炎症和虹膜新生血管是较常见眼前节表现，由于睫状体缺血导致房水生成减少，早期眼压可下降或正常。眼底表现为视网膜小动脉变细变窄，静脉扩张及微动脉瘤，视网膜出现棉絮斑、水肿，视网膜赤道部及周边部可见点、片状深层出血和视网膜静脉"串珠"样扩张，并可伴有视网膜棉絮斑或黄斑水肿等，严重者在视乳头表面或视网膜出现新生血管(图 9-18)。

荧光素眼底血管造影检查表现为臂–视网膜循环时间和视网膜动静脉循环时间明显延长，脉络膜充盈迟缓或呈斑块状充盈，周边部视网膜可见大量

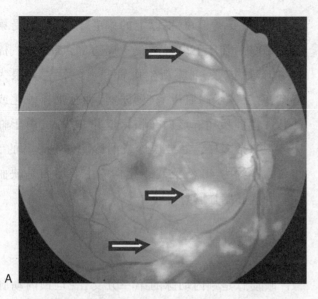
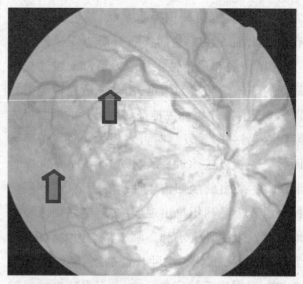

A.患者右眼眼底表现为视网膜动脉平直变细，静脉扩张，后极部视网膜可见大量白色棉絮斑(白箭头)，矫正视力为0.02；

B.另一患者右眼表现为视网膜动脉变细，静脉呈"串珠"样扩张(红箭头)，后极部视网膜可见大量棉絮斑、散在出血和视网膜新生血管(绿箭头)，矫正视力为眼前指数

图9-18　缺血性眼症患者彩色眼底像(见彩9)

微动脉瘤形成、小血管渗漏或视网膜毛细血管无灌注区，动脉静脉血管着染以及侧支循环形成等改变(图9-19)。

脉络膜血管的主要功能是为眼内组织提供营养，特别是供养视网膜外层组织，因此脉络膜缺血可明显影响视网膜功能。由于脉络膜血管丰富且有吻合支，通常极少发生缺血性病变。由于脉络膜缺血性改变常只能通过其表面的视网膜神经上皮和色素上皮改变来判断，因此视网膜色素上皮的继发性改变常成为既往脉络膜缺血的重要诊断线索。典型的脉络膜缺血性疾病表现为三角综合征和妊娠高血压性脉络膜视网膜病变。外伤性脉络膜缺血(三角综合征)多发生于眼球钝挫伤后，钝力作用于眼球后部球壁，可使脉络膜某一后睫状动脉分支发生痉挛阻塞，该分支远端的脉络膜缺血，受其血流供应的视网膜色素上皮和神经上皮因缺血而发生水肿混浊、出血或渗出，后期出血和

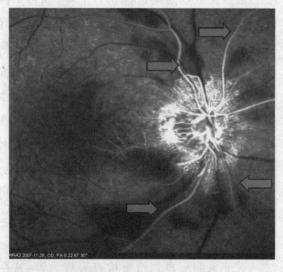
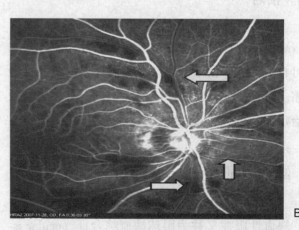

A.视网膜动脉充盈时间延长，视网膜动脉在22s时才开始充盈(红箭头)；

B.视网膜静脉在36s后开始充盈(黄箭头)

图9-19　缺血性眼症患者荧光素眼底血管造影像(见彩10)

水肿消退后,呈现尖端朝向后极的类三角形脉络膜视网膜萎缩区。妊娠高血压性脉络膜视网膜病变是由于急进型高血压导致视网膜和脉络膜血管痉挛,发生小血管闭塞和脉络膜小叶缺血坏死[4]。

6.3 诊断与鉴别诊断

由于本病缺乏典型的临床表现,易与视网膜中央静脉阻塞、糖尿病性视网膜病变或大动脉炎相混淆。缺血性眼症的眼底出血多表现为小片状、出血量少,常位于中周边部,颈动脉彩色超声多普勒检查可见同侧颈总动脉或颈内动脉管腔狭窄、内膜增厚或粥样斑块形成,严重者血管管腔闭塞。非缺血型视网膜中央静脉阻塞和糖尿病性视网膜病变的出血则多见于后极部,出血量多。大动脉炎是累及主动脉及其主要分支动脉的免疫性炎症,当累及头臂动脉时可引起动脉狭窄或阻塞,导致脑部不同程度缺血,出现头疼、头晕、一过性黑矇和视力减退等症状;多见于 40 岁以下女性,患者可出现间歇性跛行、动脉搏动减弱、中风、高血压或充血性心力衰竭等全身症状,红细胞沉降率加快和 C 反应蛋白升高也是病变活动性指标之一,荧光素眼底血管造影和颈动脉影像学检查有助于鉴别诊断[3-4]。

6.4 治疗

急性期治疗原则是争取在短时间内增加眼组织的供血供氧量,按摩眼球可促使栓子向远端移动,减少视网膜缺血范围;强效扩血管药物可缓解血管痉挛并增加组织血流量,前房穿刺或口服降眼压药物降低眼内压,有助于增加眼组织的血液灌注量;吸氧和高压氧治疗可提高眼组织的血氧分压。对于炎症性因素所引起的血管阻塞(如巨细胞动脉炎)应及时应用大剂量糖皮质激素治疗。放射状视神经切开术切开筛板和巩膜环可缓解巩膜管内压力,有助于恢复眼部血液供应。

慢性期的治疗原则是尽可能保存视功能,减少并发症。控制原发病及其致病危险因素(如高血压、高血糖、高血脂等),改善缺血组织的微循环状态,营养支持治疗,减少黄斑病变和新生血管性病变等并发症的发生机会。密切随诊,必要时采用激光光凝和封闭视网膜毛细血管无灌注区,以减少视网膜水肿或黄斑水肿,减少因视网膜缺血缺氧而产生新生血管[1-2]。

6.5 预后

缺血性眼症患者的视力预后和全身预后均较差,尽管积极治疗,仍有 60% 的患者视力低于眼前指数,出现虹膜新生血管者视力预后更差。由于缺血性眼症是全身血管硬化或狭窄的早期表现和重要标志,单眼缺血性眼症患者常提示同侧颈内动脉狭窄达 70%~80%,双眼缺血性眼症提示一侧颈内动脉完全闭塞,另一侧狭窄超过 50%[3]。由于缺血性眼症患者的 5 年病死率超过 40%,因此在接诊该类患者时不要忽略患者的心脑血管疾病,及时转诊到心内科和神经科检查,以便于及早发现和治疗全身血管性疾病,及早转诊和及时行颈动脉内膜手术可降低患者的中风危险度和降低病死率。

参考文献

[1] 李凤鸣. 中华眼科学. 2 版. 北京: 人民卫生出版社, 2005: 2076-2158.

[2] Ryan SJ, et al. Retina. 4th edition. Elsevier:Mosby, 2006: 1323-1382.

[3] Joussen AM, Gardner TW, et al. Retinal Vascular Diseases. Springer: Berlin, 2007:424-526.

[4] Albert DM, Miller JW, et al. Principles and Practice of Ophthalmology. 3rd edition. Saunders: Elsevier, 2008:1741-1774.

血管性痴呆

胡德龙　刘春英　滕寿英

血管性痴呆是指已经达到正常水平的智力机能的人，因为供血原因形成脑部发育障碍，造成日常生活及社会活动障碍。不仅有记忆障碍、认知障碍，还有智能上的广泛障碍。是由脑动脉粥样硬化引起慢性血流逐渐降低和脑萎缩而产生的疾病，若发生脑出血、脑梗塞，则血管性痴呆加重。

1 概述

血管性痴呆（vascular dementia），简称 VD，是指已经达到正常水平智力机能的人，因为供血原因形成脑部发育障碍，造成日常生活及社会活动障碍。不仅有记忆障碍、认知障碍，还有智能上的广泛障碍。但是血管性痴呆这一概念仍缺乏统一的定义。Kraepelin 等在 1896 年提出了"动脉硬化性痴呆"的概念。Hachinski 等在 1975 年提出了"多发梗死性痴呆"的概念。1993 年 Hachinski 和 Bowler 等提出了血管性认知障碍（vascular cognitive impairment，VCI）的概念，其中包括血管性痴呆、伴血管病变的阿尔茨海默病（Alzheimer disease）和不符合痴呆诊断标准的血管性认知障碍等。随后血管性认知障碍逐渐替代成为用于描述脑血管病导致认知下降的主要概念。Sachdev 等 1999 年提出了血管性认知障碍疾病（VCD）的概念，包括 VCI（指非痴呆的血管性认知障碍）和 VD。迄今为止虽然血管性认知障碍的概念得到了广泛的认同，10 余年各有关组织作出了血管性痴呆诊断标准，但新的建议不断提出，正如 Aggarwal 等在 2007 年指出血管性痴呆是与脑血管损伤相关的血管性认知障碍综合征中的痴呆亚型。

2 病因

以往认为，血管性痴呆是由脑动脉粥样硬化引起慢性血流逐渐降低和脑萎缩而产生的疾病，后研究任何脑血管病都能引发痴呆，如脑出血、脑梗塞、高血压等。日本学者高尾昌树总结了四类疾病易引发 VD（表 9-2）。

表 9-2 引起血管性痴呆的疾病

来自大血管病变
　多发梗死性痴呆（muti-infarct dementia）：大脑皮质和皮质下可见多发性大梗塞
　单一关键部位梗死性痴呆（strategic single-infarct dementia）：单发梗塞灶，角回、大脑后动脉梗塞、大脑前动脉
　　梗塞，丘脑、额叶下面等部位可引起痴呆
来自小血管病变
　皮质下缺血性血管性痴呆（subcortical ischemic vascular dementia）
　Binswanger 病
　腔隙性梗塞性痴呆
　CADASIL
　皮质和皮质下（cotical-subcortical）
　高血压性、细小动脉硬化性血管病
　淀粉样血管病变
　结缔组织病
　静脉性血管病变
缺血性、低灌流
　弥漫性缺氧性脑病
　层状坏死
　颗粒萎缩
　海马硬化（hippocampal sclerosis）
　不完全性脑梗塞（incomplete infarction）
　分水岭脑梗塞
出血性
　外伤性慢性硬膜下血肿
　蛛网膜下腔出血
　脑出血

其中各大血管出现的梗塞及脑出血后出现的痴呆易发现，并容易作出诊断。小血管病、脑缺血性疾病有时因受检查手段限制不易及时发现诊断，应引起临床重视。

3 病理生理

大脑供血血管的硬化、梗死使脑组织缺血缺氧，脑组织出现的病理改变为脑室周围白质的广泛性脱髓鞘病变与多发性腔隙灶共存，髓鞘染色苍白，腔隙处可伴或不伴巨噬细胞浸润，大量胶质细胞激活增生。严重病理中，整个白质近乎消失，仅存弓状纤维。此处神经元消失，胶质细胞增多，可能是血液灌流减少引发片状损害所致。常出现在中脑动脉和前脑动脉灌注交界处的脑回嵴上。Torvik 等讨论了 4 种可能的原因，为血流动力学的变化、颈内动脉起始部管腔狭窄、心源性或动脉血管性栓塞和其他原因引起的血管内血栓形成。

脑动脉的硬化、狭窄、栓塞以致梗死，引起相关部位机能下降以致丧失，出现相应的症状。与精神活动有紧密联系的有额叶、颞叶、丘脑等，常与智能密切相关。

额叶特别是前额叶及眶面的病变，可出现躁狂、缄默、语言及动作失流畅，缺乏主动性，注意力不集中，记忆力障碍，出现痴呆综合征。

颞叶特别是海马回病变时，可出现记忆障碍，特别是近记忆力明显减退，丢三落四，漫不经心，还可出现各种知觉障碍，幻嗅、幻味、视物变形，或变大变小，梦幻感，陌生感，也可出现精神运动性兴奋、自伤、伤人、无意识的咀嚼、运动、摸索等自动症。多为间断性发作，也可持续出现。

丘脑大体可分为 3 组核团：前核、外侧核、内侧核，丘脑性痴呆常见的病变就是丘脑内侧核的局灶性腔隙性梗死。多为双侧病变，偶尔是左侧单一病变。临床出现如记忆力减低、淡漠、性格改变、嗜睡。丘脑病变显示的遗忘，不仅有回忆障碍，而且有识认障碍。白质病变常与智能相关，尤其脑室旁白质的病变，临床可有智障。侧脑室后角旁的白质病变，

常显示有视空间觉、注意力、指动速度障碍，以及对触觉分辨的潜伏期延长。

4 临床表现

血管性痴呆是脑血管病所致精神障碍中的一种，一般在 50~60 岁发病。近年来发病年龄趋于中年化，男性多于女性。病程短则 2 个月，长达 20 多年。其早期表现主要有头痛眩晕、肢体麻木、睡眠障碍、耳鸣等，可有近期记忆力轻度受损、注意力不集中和一些情绪变化，无明显的痴呆，以后出现如发音不清、吞咽困难、面肌麻痹、失认、尿失禁、偏执、凭空听见声音(幻听)、看见实际不存在的东西(幻视)，或情感脆弱易激惹、哭笑无常等精神症状。

5 实验室检查

5.1 化验室检查

目前有研究脑脊液或血液中 Aβ(淀粉样蛋白)42、Tan 蛋白（一种在神经系统广泛表达的微管蛋白)，升高支持 VD 的可能，过磷酸化 Tan 蛋白升高不支持 VD。

目前为止血液生化检查对 VD 无特异性帮助，但如发现血糖、血脂、血流变学及心肌酶等的异常改变对原发性血管病诊断有帮助。心电图提示高电压、心肌缺血以及梗死同样支持血管病的存在，血管多普勒检查如发现血管狭窄、血流速度升高，血管弹性减弱，特别是颈动脉、椎动脉、基底动脉、大脑前、中、后动脉等则间接支持 VD 的可能。

5.2 电生理检查

临床常用 EEG、视觉和听觉诱发电位(VEP、AEP)、运动诱发电位(MEP)、体感诱发电位(SEP)和事件相关电位(ERP)等对血管性痴呆患者进行常规检查。

正常老年人的 EEG：主要表现为 α 节律减慢，

从 α 节律 10~11Hz 减慢为老年期的 9~9.5Hz，同时在颞区出现 3~8Hz 的慢波，如双侧额区和中央区出现散在的 θ 或 δ 活动，特别是在困倦状态下更显著，提示为大脑老化的表现。

缺血性脑血管病患者的 EEG 和诱发电位：在大面积脑梗塞的急性期，由于脑组织缺血、坏死和周围水肿，可表现为病灶区基本节律减慢，波幅减低，甚至消失，出现弥漫性不规则性 θ 或 δ 波。

AEP 和 SEP 均出现潜伏期延长和波幅下降，其中大面积脑梗塞的阳性率较高，小灶梗死的阳性率在 30%~50%。枕叶梗死所致皮质盲患者的 VEP 检查，异常的波形和潜伏期时限延长改变占 40%，临床视觉功能恢复后，VEP 波形亦有明显改善。缺血性脑血管病患者的 AEP 异常检出率波动在 20%~70%，表现为波 Ⅰ~Ⅴ 的峰间潜伏期(IPL)延长。

血管性痴呆患者的 EEG 和 ERP：在多发性脑梗塞病灶导致的 EEG 改变基础上，α 节律进一步减慢至 8~9Hz 以下，双侧额区、颞区和中央区出现弥漫性 θ 波，伴有局灶的阵发性出现的高波幅 δ 节律。ERP 检查血管性痴呆患者时，无论是应用视觉诱发试验，还是应用听觉诱发试验，P300 潜伏期均比同龄对照组明显延长，其中 40% 患者无法诱发出明显的 P300 波形，提示认知功能严重损害。

5.3 影像学检查

5.3.1 颅脑 CT 检查

对脑血管性痴呆的诊断具有极为重要的意义，脑血管性痴呆在 CT 上多显示为单个或多个大小不等、新旧不等的低密度病灶，多位于侧脑室旁、基底节、丘脑等处，左侧多于右侧，或双侧分布。常伴有侧脑室或第三脑室扩大，Loeb 等对 40 例多发脑梗塞性痴呆（MID）与 30 例对照者进行了临床与 CT 观察，发现多梗死痴呆组比有梗死但无痴呆的对照组，其梗死的总体积痴呆组大于非痴呆组，前者多见双侧梗死，皮质萎缩明显。吴氏等对 Binswanger 病（皮质下动脉硬化性脑病）的 CT 所见进行了研究，认为本病在 CT 上表现为脑室周围白质及半卵圆中心有大致对称的低密度影。边缘模糊，呈月晕状，多数伴有多发性腔隙性脑梗塞及脑室不同程度扩大。CT 对 Binswanger 病的诊断无疑有重要意义。后来 Hachinski 曾针对这种影像学上的特点定名为"白质疏松（Leukoaraiosis）"，并认为白质疏松并非 Binswanger 病所特有，其他许多情况，特别是脑水肿、脑缺氧、高血压等都可在影像学上显示这种特点。黄氏更从病理上证实这种改变原因多种多样。因此必须结合临床综合考虑，不能单凭 CT 所见诊断本病。

5.3.2 颅脑 MRI 检查

与 CT 相同，可显示脑内病灶，其优点是能显示 CT 难以分辨的微小病灶，以及位于脑干的病灶，无疑对病因的鉴别有一定的意义。

值得注意的是病灶区（在 CT 上显示为低密度，在 MRI 上显示为高信号）。

5.4 核医学检查

5.4.1 单光子发射计算机扫描检查

单光子发射计算机扫描(SPECT)可探测局部脑血流量。Hachinski 曾注意到多发性脑梗塞性痴呆的全脑平均局部脑血流量低于每 100g 脑组织 36mL/min。徐东等通过 SPECT 评价多发性脑梗塞痴呆组与无痴呆的多发性脑梗塞组脑血流量的变化，以灌注缺血容积指数为指标，发现多发性脑梗塞痴呆组的指数明显大于无痴呆的对照组，提示皮质局部脑血流有明显降低。但阳性结果出现较晚，对早期诊断无意义。

5.4.2 正电子发射断层扫描检查

正电子发射断层扫描(PET)可进一步提供脑组织含氧与葡萄糖代谢的情况。在痴呆早期，脑组织在出现可见的病理改变前，可能已有某些代谢异常，特别在额叶、颞叶、基底神经核、丘脑等处，氧代谢与葡萄糖代谢可能已表现低下。因此，PET 不仅对痴呆的早期诊断有一定意义，对疗效的判断也比较客观。

其他如数字减影全脑血管造影,可清楚显示脑血管主干及主要分支的走行,是否有狭窄、闭塞,有无畸形、侧支循环的代偿情况等,无疑对脑血管病变有明确的了解。

6 诊断

目前 VD 的诊断标准很多,缺乏统一的认识,以下是使用较多的四种国外诊断标准,美国精神疾病统计和诊断手册第 4 版(DSM-Ⅳ)、WHO 疾病分类第 10 修订版(ICD10)、美国加州 AD 诊断和治疗中心 (Alzheimer disease diagnosis and treatment center,ADDTC) 标准以及美国国立神经系统疾病与卒中研究所(National Institute of Neurological Disease and Stroke,NINDS) 和瑞士神经科学研究国际协会(Association Internationale pour la Recherche er l'Enseignement en Neurosciences,AIREN) 标准(NINDS-AIREN)等。

6.1 美国精神疾病统计和诊断手册第 4 版诊断标准

要求有脑血管病的症状、体征,或者实验室证据。该标准对于痴呆的定义中要求多个认知领域障碍,包括记忆障碍和失用、失认、失语或者执行功能障碍中的至少一项;这种障碍必须排除是在谵妄过程中出现的。摘要见表 9-3。

表 9-3 DSM-Ⅳ制定的血管性痴呆的分类及诊断标准

A.出现各种认知功能的缺损,分以下 2 种:
　(1)记忆障碍
　(2)以下认知功能的 1 种(或 1 种以上)
　(a)失语 (b)失用 (c)失认 (d)执行障碍
B.标准 A1 和标准 A2 的认知功能缺损可明显影响社会交往或工作能力,使之较病前的功能水平明显降低
C.局部精神体征和症状或临床检查的结果可提示与认知功能障碍有关的脑血管病
D.认知功能缺损不只出现于谵妄时

6.2 国际疾病统计分类标准

是在满足 G1~G4 的基础上,将其分为 6 种,这里的急性发病指在脑梗塞或一次大面积脑梗塞,1 个月以内最长不超过 3 个月内迅速出现痴呆。多发梗塞性痴呆是指继发于多发小面积脑梗塞的缓慢出现的痴呆,一般 3~6 个月。皮下血管性痴呆是指既往有高血压,特殊检查发现大脑白质有血管病变而大脑皮质未受累。皮质和皮质下混合型性血管性痴呆是指临床或辅助检查发现皮质和白质均受累。摘要见表 9-4。

表 9-4 WHO 制定的关于血管性痴呆的报告(ICD-10)

诊断标准
G1 满足痴呆的全部标准(G1~G4)
G2 高级认知功能障碍中, 有被损伤的部分和残留的部分提示为不均匀性功能损伤
G3 一侧痉挛性瘫痪、一侧腱反射亢进、Babinski 征、假性球麻痹至少一项
G4 从病史和临床检查可知存在与痴呆有关的脑血管病
分类
F01 血管性痴呆
F01.0 急性发病的血管性痴呆
F01.1 多发梗死性痴呆
F01.2 皮质下血管性痴呆
F01.3 皮质和皮质下混合性血管性痴呆
F01.8 其他血管性痴呆
F01.9 血管性痴呆,详细不明

6.3 美国加州 AD 诊断和治疗中心标准

特点是重视影像学和病理学诊断。摘要见表 9-5。

6.4 美国国立神经系统疾病与卒中研究所和瑞士神经科学研究国际协会标准

特点是提出通过影像检查证实脑血管病存在,并且在该脑血管病发病 3 个月内出现痴呆,在引起痴呆的脑血管病中加入脑出血、硬脑膜下血肿、蛛网膜下腔出血等疾病见表 9-6。

表 9-5　ADDTC 的关于缺血性血管性痴呆的报告

很可能(probable)

满足以下全部条件

1)痴呆

2)在病史、神经检查和(或)影像检查(CT 或 MRI),有 2 次以上脑梗塞或时间上与痴呆关系明显的 1 次脑卒中

3)CT 或 MRI 上,有小脑以外的至少 1 个脑梗塞灶

可能(possible)

1)在痴呆的基础上,具备下列 1 个以上条件

　a.既往或目前有与痴呆的关系不清的 1 次脑卒中

　b.Binswanger 病(满足下列全部条件)

　　● 早期开始的尿失禁和步态障碍

　　● 存在脑血管病的危险因素

　　● 影像检查有大面积的白质病变

确定(definite)

具备脑的病理诊断,并且 A 临床存在痴呆,B 病理诊断显示小脑以外的多发性脑梗塞。若同时具备 Alzheimer 病或痴呆的其他病理所见,则为混合型痴呆(mixed dementia)

表 9-6　NINDS-AIREN(1993 年)制定的血管性痴呆的报告

Ⅰ.可能的血管性痴呆(probable vascular dementia)

1.痴呆

在记忆障碍的基础上,有 2 种以上的认知功能障碍(定向力、注意力、语言、视空间功能、解决问题、行为),通过临床检查和神经心理检查可知晓,脑卒中不仅引起身体机能损伤,还影响日常生活

除外内容:意识障碍、谵妄、精神病、存在重度失语和妨碍神经心理学检查的感觉运动障碍,存在影响记忆和认知功能全身性疾病和 Alzheimer 病等

2.脑血管病

神经查体可见局部神经体征,CT 和 MRI 可见多发性大血管病变,单发的角回、丘脑、大脑后动脉和大脑前动脉梗塞,多发性大脑基底节梗塞,大脑白质多发性腔隙性梗塞,弥漫性白质病变等

3.两病间的关系

　(a)脑卒中发病后 3 个月以内出现痴呆

　(b)认知功能急剧加重或波动性阶梯性加重

Ⅱ.很可能的血管性痴呆(possible vascular dementia)的临床症状

1.早期开始步态障碍

2.不稳定性、反复跌倒

3.早期开始的泌尿科无法解释的排尿障碍

4.存在假性球麻痹、人格改变、意志低下、抑郁、情绪失控等疑有皮质下病变的症状

Ⅲ.不像血管性痴呆的症状

1.早期有记忆和认知障碍,随之出现失语、失用、失认,影像检查没有发现相应的病变

2.缺少局部神经体征

3.影像检查没发现脑血管病的病灶

Ⅳ.可能的血管性痴呆(possible vascular dementia)

出现伴有局部神经症状的痴呆;影像检查没清楚显示脑血管病;痴呆和脑卒中的时间关系不确定;与认知障碍相关的脑血管病的发病证据不足,症状不变或追踪后有改善

Ⅴ.确定的血管性痴呆

1.临床上满足很可能的血管性痴呆的标准

2.神经病理学(活检或尸检)显示脑血管病

3.与年龄对应的神经原纤维改变和老年斑的出现

4.无其他痴呆的临床及病理的疾病

6.5 2002年中华医学会神经病学分会血管性痴呆诊断标准草案

要点如下:

(1)临床很可能血管性痴呆:①痴呆符合DSM-IV-R的诊断标准;②脑血管疾病的诊断:临床和影像学表现支持;③痴呆与脑血管病密切相关,痴呆发生于卒中后3个月内,并持续6个月以上,或认知功能障碍突然加重或波动或呈阶梯样逐渐进展;④支持血管性痴呆诊断:A.认知功能损害的不均匀性(斑块状损害);B.人格相对完整;C.病程波动,有多次脑卒中史;D.可呈现步态障碍、假性球麻痹等体征;F.存在脑血管病的危险因素。

(2)可能为血管性痴呆:①符合上述痴呆的诊断;②有脑血管病和局灶性神经系统体征;③痴呆和脑血管病可能有关,但在时间或影像学方面证据不足。

(3)确诊血管性痴呆:临床诊断为很可能或可能的血管性痴呆,并由尸检或活检证实不含超过年龄相关的神经元纤维缠结(NFTs)和老年斑(SP)数,以及其他变性疾患组织学特征。

(4)排除性诊断(排除其他原因所致的痴呆):①意识障碍;②其他神经系统疾病所致的痴呆(如阿尔茨海默病等);③全身性疾病引起的痴呆;④精神疾病(抑郁症等)。

虽然以上这些诊断标准都包括3个要素:痴呆、脑血管病以及脑血管病和痴呆相关,但是对于这些要素的具体描述仍有较多差异。NINDS-AIREN标准是目前临床研究中应用最广泛的。该标准对于痴呆的定义中要求有记忆障碍以及至少两个其他认知领域的障碍。ADDTC标准中对痴呆的定义要求有两个认知领域异常,但不强调记忆障碍。着重影像证据。ICD-10和DSM-Ⅳ标准中要求脑血管病事件是显著的并且可合理地推断与痴呆发生有关;对于认知能力下降要求必须包括记忆障碍,判断和思考的衰退等。此外要求有情绪改变,没有要求必须有脑影像学证据。ICD-10标准对于病程有规定

的,该标准要求认知障碍持续6个月以上。2002年中华医学会神经病学分会血管性痴呆诊断标准草案增加了病理检查、提升了诊断的可靠性。

临床有符合痴呆标准的症状,且症状出现突然,时轻时重,阶梯性加重,并有明确的脑血管病如脑出血、脑梗塞(大面积梗塞或多发小面积梗塞)、脑缺血等,有血管病的危险因素如高血压、高血脂、糖尿病、心脏病等,CT、MRI等检查确认脑血管病。血液生化发现生物标记物$A\beta42$、总tau蛋白升高特别是$A\beta42$即可诊断。

7 鉴别诊断

7.1 阿尔茨海默病

阿尔茨海默病(Alzheimer),又称老年性痴呆(AD),此病于1960年德国医生阿洛伊斯·阿尔茨海默医生发现一位51岁的女性奥古斯特的病历,此前5年,奥古斯特开始丧失记忆。她逐渐表现出语言障碍,变得糊涂、妄想、情绪激动,临终时已大小便失禁、卧床不起并忘却了一切。尸体解剖显示,她的大脑由于神经元缺失而萎缩,且被纤维缠结和斑块堵塞。当年11月,阿尔茨海默在一次研讨会上公布了研究结果。此后以阿尔茨海默的名字命名这种疾病。1910年,阿尔茨海默的启蒙老师、德国精神病学家Emil Kraepelin在其主编的一本很有影响的《精神病学教材》第8版中把阿尔茨海默描述的这个疾病命名为AD。特点是进行性发展的致死性神经退行性疾病,病理改变主要为皮质弥漫性萎缩,沟回增宽,脑室扩大,神经元大量减少,并可见老年斑,神经原纤维缠结等病变,胆碱乙酰化酶及乙酰胆碱含量显著减少。为原因不明的脑组织变性所致疾病通常无明显脑血管病。临床特点通常起病隐匿,进行性加重,无缓解,由发病至死亡平行病程约8~10年,但也有些患者病程可持续15年或以上。AD的临床症状分为两方面,即认知功能减退症状和非认知性精神症状。常伴有高级皮层功能受损,如失语、失认或失用和非认知性精神症状。根据疾

病的发展和认知功能缺损的严重程度，可分为轻度、中度和重度。最近美国阿利桑那州 Sun 健康研究所申博士带领的小组发现，脑脊液中 β 分泌酶（BACE1）升高，与轻度认知障碍（MCI）和 AD 呈正相关，可能提示 BACE1 升高，为阿尔茨海默病的早期阶段。脑脊液中 Aβ42 指标对 AD 与 VD 有较高的敏感性，有报道如以 493pg/mL 为界质特异性 80%，敏感性 77%。界质越高特异性亦有所提高。表 9-7 列举了血管性痴呆和 Alzheimer 病的鉴别要点。

为将多发性梗死性痴呆（VD）与阿尔茨海默病鉴别，Hachiski 提出缺血评分表。表 9-8 总分 2 分以下是 Alzheimer，3~4 分为可能，7 分以上是血管性痴呆。

7.2　皮克病

皮克病（Pick disease）为老年性痴呆的少见类型，一般在 65 岁以前发病，逐渐出现自制力丧失、不修边幅、情感淡漠、闲逛行为和食欲亢进的人格改变，有重复和刻板语言，以往熟练的技巧退化，但记忆力和计算力损害的程度较轻，症状出现的相对较晚。神经影像学检查头颅 CT 或 MRI 可见特征性的额叶、颞叶萎缩，SPECT 检查发现额区、颞区的脑血流量明显减少。神经病理检查可在额叶、颞叶皮质发现肿大淡染的细胞——Pick 细胞，电子显微镜

下观察细胞质内含有嗜银包涵体——Pick 小体，其内是微丝、微管的聚集。

表 9-8　Hachiski 的缺血评分

特点	分数
急剧发病	2
阶段性加重	1
波动性	2
夜间精神错乱	1
人格相对保留	1
抑郁	1
躯体不适	1
情绪失控	1
既往有高血压	1
既往有脑卒中	2
合并动脉粥样硬化的证据	1
局部神经症状	2
局部精神体征	2

7.3　帕金森病

帕金森（parkinson）病为 60 岁以上老年人好发的锥体外系疾病，临床表现以震颤、强直和运动减少为特征，部分患者可合并痴呆，表现为波动性的认知功能障碍和发作性幻视，部分患者可出现偏侧肢体运动障碍，神经影像学检查无特征性改变。

表 9-7　血管性痴呆和 Alzheimer 病的鉴别要点

	血管性痴呆	Alzheimer 病
痴呆的发病形式	急性、亚急性、有时突然发病	缓慢
痴呆的进展	急性、阶梯状	持续进展
自觉症状	头晕、口不听使唤	一般没有
脑部症状	有（失语、偏瘫、假性球麻痹、腱反射亢进、病理反射阳性、帕金森综合征等）	一般没有
危险因素	有（高血压、DM、高脂血症、心脏病等）	一般没有
就诊时态	正常	过度礼貌
回答问题	回答不知道	高明的逃避回答
自觉痴呆	一直到晚期	超早期可有，但一般没有
痴呆早期的妄想	无	被盗妄想
CT、MRI	脑血管病	即使有也是皮质下白质病变
SPECT	不确定	双侧顶叶和颞叶血流降低

8 治疗

8.1 疾病因素治疗

由于脑血管性痴呆是由血管疾病所致,所以治疗血管疾病和危险因素是其治疗原则。根据原发病的不同,可单独或联合采用溶栓、抗凝、降纤和抑制血小板功能治疗外,应及时给予调节脑循环和促进脑代谢的药物。

(1)降纤酶类制剂:对于血浆纤维蛋白原含量增高的患者,去纤酶(降纤酶)5~10Bu 加入生理盐水 100mL 静脉点滴,隔天 1 次,3 次为 1 个疗程。

(2)血小板功能抑制剂:阿司匹林 25~50mg,每日 1 次口服。噻氯匹定(抵克利得)100~250mg,每日 1 次口服。银杏叶片 1 片,每日 3 次口服。舒血宁注射液,20mL 加入 5% 葡萄糖 250mL,静脉滴注,每日 1 次。丹参注射液 10~20mL,注入 5% 葡萄糖注射液 100~500mL,静脉滴注,每日一次,7~14d 为 1 个疗程。蝶脉灵注射液 30mL 加入 5% 葡萄糖 250mL,静脉滴注,每日 1 次,7~14d 为 1 个疗程。

脑功能不全综合征的治疗给予调节脑循环和促进脑代谢的药物,预防脑缺血事件发生。尼莫地平 20~40mg,或尼莫地平(尼莫通)30mg,每日 3 次口服,用药 2~3 个月。脑蛋白水解物(脑活素)20~40mL,加入生理盐水 100mL 中静脉点滴,每日 1 次,每周用药 5d,连用 4 周为 1 个疗程。小牛血去蛋白提取物(爱维治)400~800mL,加入生理盐水 100mL 中静脉点滴,每日 1 次,10~20d 为 1 个疗程。

8.2 血管性痴呆的治疗

促进胆碱能系统功能的药物:临床曾试用乙酰胆碱的前体物质胆碱作为老年性痴呆的替代治疗,但无明显疗效。使用的胆碱酯酶抑制剂石杉碱甲可改善患者的记忆力,延缓痴呆进程给予 100~200mg,每日 2 次,口服,1~2 个月为 1 个疗程。美国 FDA 新近批准上市的拟胆碱药物他克林(Tacrine)和 E2020 在国外已广泛用来治疗老年性痴呆和血管性痴呆。

改善脑代谢的药物:吡拉西坦(脑复康)0.8g,每日 3 次口服。阿米三嗪/萝巴新(都可喜)1 片,每日 2 次口服。茴拉西坦(阿尼西坦)0.2g,每日 3 次口服。

精神及行为异常的治疗:激越或躁狂,氟哌啶醇 1~2mg,每日 2~3 次口服。奋乃静 2~4mg,每日 2~3 次口服。

抑郁和焦虑:给予新型抗抑郁药物 SSRI 类制剂氟西汀 20mg,每日 1 次口服。舍曲林 50mg,每日 1 次口服。

8.3 睡眠障碍的治疗

可选用松果体素美乐托宁、苯二氮类镇静催药物,已经有第 3 代安眠药物应用临床,无药物依赖和宿醉的副作用,对于老年人长期应用比较安全。依匹克隆(忆梦返)7.5mg,每晚 1 次,口服。唑吡坦(思诺思)10mg,每晚 1 次,口服。

8.4 康复治疗

由于痴呆患者对抗精神病药物的耐受性较弱,且容易引起各种副作用,所以治疗重点是心理治疗,调整心理环境的因素,改善全身状态,对幻觉、妄想、抑郁状态、谵妄、徘徊及焦躁不安等,有较好疗效。

参考文献

[1] 高尾昌树.脑血管性痴呆.日本医学介绍,2005,26(3):113.

[2] Wiederkehr S, Simard M, Fortin C, et al. Comparability of the clinical diagnostic criteria for vascular dementia: a critical review. part I . *J Neuropsychiatry Clin Neurosci*, 2008, 20:150–161.

[3] Wiederkehr S, Simard M, Fortin C, et al. Validity of the Clinical Diagnostic Criteria for Vascular Dementia: A Criti-

cal Review. Part Ⅱ. *The Journal of Neuropsychiatry and Clinical Neurosciences*, 2008, 20:162–177.

[4] Nagata K, Saito H, Ueno T, et al. Clinical diagnosis of vascular dementia. *J Neurol Sci*, 2007, 15, 257(1–2):44–48.

[5] Gold G, Bouras C, Canuto A, et al. Clinicopathological vali-

dation study of four sets of clinical criteria for vascular dementia. *Am J Psychiatry*, 2002, 159:82–87.

[6]冯涛, 王拥军.血管性痴呆的国际诊断标准与生物学标记物. 中国医学前沿网,2009.9.29.

防治篇

动脉粥样硬化的非药物治疗

高玲玲

动脉粥样硬化症的非药物治疗已经受到了广泛的关注。饮食疗法、运动疗法、心理疗法等皆可收到良好的疗效。

随着我国经济发展，人民生活水平不断提高，生活方式发生了很大改变，人们被越来越多的美味食物所吸引，摄入过多食物；体力劳动被电器机器所取代，居家、出行、工作体力消耗都大大减少，造成大量热量在体内堆积。饮食结构从以前蛋白质热量不足，转变为过剩，人们的血管中脂肪堆积，在诸多的不良生活方式影响之下，形成动脉粥样硬化。目前我国每年有 260 万人死于动脉粥样硬化相关疾病，发病率、病死率不断上升，采取综合防治措施刻不容缓。防治措施分为一级预防和二级预防。一级预防是改变不良生活习惯和用药，从源头控制高血压、高血脂、肥胖、高血糖等心脑血管疾病易患人群的发病率。二级预防即对易患心脑血管疾病的患者通过药物多角度干预，防治心脑血管事件再发。药物控制详见相关各章，本章不赘述。正如病因篇所述，年龄、性别、种族、家族遗传、吸烟、肥胖、缺乏运动、饮食缺少蔬菜水果、精神紧张、大量饮酒是动脉粥样硬化的成因。除去年龄、性别、种族、家族遗传不能控制以外，不良生活方式是动脉粥样硬化可控因素，是治疗的首选途径，如戒烟限酒、清淡饮食、减肥、有氧运动、舒缓情绪等，为治疗打下基础。基础治疗对提高患者的生活质量、降低死亡率和致残率、减少并发症和增强药物疗效等方面有着不可估量的作用。如果只用药物治疗，依然保持不合理的生活方式，就不可能治愈动脉粥样硬化，没有哪一种药物能真正治疗动脉粥样硬化。流行病学调查表明，动脉粥样硬化越来越低龄化，因此预防是根本，从娃娃做起、从青年做起，养成良好的生活习惯才是最重要的。

1 饮食

即合理膳食，中国营养学会于 1989 年制定了我国第一个膳食指南，原则是食物要多样，饥饱适当，油脂要适量，粗细要搭配，食盐要限量，甜食要少吃，饮酒要节制，三餐要合理。1997 年根据当前我国居民存在的膳食中维生素 A、维生素 B_2 和钙摄入不足，谷类、薯类、蔬菜摄入减少，油脂和动物食

品摄入过高、能量过剩，体重超常在城市成年人中日益突出，发布了新的膳食指南：食物多样，谷类为主；多吃蔬菜、水果和薯类；常吃奶类、豆类及制品；常吃鱼、禽、蛋、瘦肉，少吃肥肉和荤油；适量的体力活动，保持正常体重；限量饮酒；吃干净不变质的食品。这个指南对所有人群普遍适于，对动脉粥样硬化患者要实行更严格的饮食控制，就是低脂、低盐、低饱和脂肪酸、低胆固醇饮食，限制总热量，选择富含膳食纤维的食物(如蔬菜、粗粮、杂粮)，建立良好的饮食行为习惯，如避免暴饮暴食或极端膳食，避免狼吞虎咽式的进食，每日三餐定时定量，早饭要吃好，早餐达到全天总量的 30%，中餐占 40%，晚餐避免过饱，不要超过每日总食量的 30%(表 10-1)。

1.1 限制脂肪摄入

膳食中的脂肪的质和量对血脂浓度有直接影响，主要取决于其脂肪酸的类型即饱和脂肪酸和不饱和脂肪酸。动物脂肪含饱和脂肪酸较高，过量摄入会导致肥胖、高脂血症、高胆固醇血症，促进动脉硬化。适当地吃瘦肉、禽类、鱼类，研究发现海鱼的脂肪中多含不饱和脂肪酸，能降低血清胆固醇和甘油三酯，从而保护心血管，预防动脉粥样硬化。植物脂肪的营养价值高，主要在于含有较多的不饱和脂肪酸，可降低血清胆固醇，防止动脉硬化。因此膳食中尽量选择植物油，少吃动物油。同时植物油也是高热量食物，不是多多益善，必须适量摄入，每日摄入 25g 油为宜，不超过每日热能供应的 25%。现在市场上常见的保健食品深海鱼油主要含 DHA(二十二碳六烯酸)和 EPA(二十碳五烯酸)，其中 EPA 有降血脂作用，适于中老年人。DHA 有增强记忆功效，适于儿童少年。要根据自身需要选择。下面列举常见食用油脂肪酸构成，作为选择的参考(表 10-2)。

1.2 适量摄入钠盐

高血压的发生、发展与膳食中钠盐摄入量密切

表 10-1 合理膳食控制方案

食物类别	限制量(g/d)	应选择品种	应减少或避免的品种
肉类	75	瘦猪肉、瘦牛肉、瘦羊肉、去皮鸡肉、鱼、扇贝	肥肉、禽肉皮、熟肉制品、动物内脏、鱼子、鱿鱼、贝类、烤鸭
蛋类	相当于1个鸡蛋的量	蛋类、蛋清	蛋黄
奶类	250~500	牛奶、羊奶、酸奶	含奶饮料、奶酪
食用油	25	豆油、葵花籽油、橄榄油、香油、花生油、菜子油、色拉油、调和油	猪油、牛油、鸡鸭油、棕榈油、椰子油、黄油、奶油
糕点甜食	偶尔少量		奶油蛋糕、多油糕点
糖类	10(一平勺)	白糖、红糖	巧克力
新鲜蔬菜	400~500	绿叶菜、红黄色蔬菜	
新鲜水果	100~200	各种水果	
饮品	1200mL	白开水、新鲜果蔬汁	定型包装饮料、果汁、纯净水、果味饮料
盐	6(半小勺)	碘盐、低钠盐	咸菜、咸鱼
主食	*男500,女400	米、面、各种杂粮、红薯	油饼、油条、炸糕
豆类	黄豆30、豆腐150、豆腐干45	黄豆、豆腐、豆腐干、豆浆	油豆腐、豆腐泡、素什锦

*指脑力劳动或轻体力劳动,体重正常者。

表 10-2 常见食用油的脂肪酸构成(%)

油脂名称	饱和脂肪酸	不饱和脂肪酸			其他脂肪酸*
		亚油酸	亚麻酸	油酸	
花生油	19	41	38	0.4	1
豆油	16	22	52	7	3
菜子油	13	20	16	9	42
芝麻油	15	38	46	0.3	1
玉米油	15	27	56	0.6	1
猪油	43	44	9		3
牛油	62	29	2	1	7
羊油	57	33	3	2	3
黄油	56	32	4	1.3	4
可可油	93	6	1		
椰子油	92	0	6	2	
橄榄油	10	83	7		
茶油	10	79	10	1	1
葵花籽油	14	19	63	5	
棉籽油	24	25	44	0.4	3
棕榈油	42	44	12		
米糠油	20	43	33	3	

*主要为芥酸。

相关。动物实验也证实钠盐摄入过多可导致大鼠高血压,且血压增高的程度与摄盐量成正比。临床上一些轻度高血压患者只需中度限制钠盐摄入,即可使其血压降至正常范围。关于钠盐引起高血压的机制可能与体内水钠潴留、细胞外液增多、心排出量增加等因素有关。正常成人每天对钠的生理需要量仅0.2g,相当于0.5g食盐,而我国人群的每天平均食盐摄入量高达15g,远远超过了人体的生理需要量。对于大部分高血压患者,每天的食盐摄入量应不超过2~5g为宜。提倡清淡饮食,即食物菜肴中有轻度咸味即可,用盐量约为以前饮食的 1/3 左右。北方人尝试改变每菜必咸的饮食观念,使用甜、酸、辣、麻等佐料代替钠盐,其中酸味菜品可以不放盐,甜味菜品少放盐。我国著名的长寿之乡广西巴马食用盐的方法可以借鉴,是所有菜都不放盐,在餐桌上放一小盘盐,喜欢吃咸的自己蘸一点儿,有效地控制了钠盐的摄入。也可选择低钠食盐,可减少钠盐的使用。尽量少食用咸肉、腊肉、咸菜、咸鱼等含盐量较高的腌制品。当然,对长期限钠者和鼻饲患者还需注意防止发生低钠综合征,患者表现为食欲减退、周身无力、恶心呕吐,甚至神志昏迷等。

1.3　多吃蔬菜和水果

蔬菜中含有充分的维生素、纤维素和钾,能清除自由基,降低血脂,阻碍脂肪的吸收,改善动脉硬化。营养价值较高的蔬菜有芹菜、胡萝卜、西红柿、大蒜、洋葱、蘑菇、菠菜、白菜、海带、黑木耳、腐竹、豆腐等,每天应摄入 400~500g 蔬菜。水果多数主要含纤维素、糖和水;鲜枣、橘子除外,含维生素 C 较高。水果维生素含量很少,多吃水果不能代替蔬菜,每天应摄入水果 100~200g。不同品种所含营养成分不尽相同,甚至悬殊;红、黄、绿等深色的蔬菜中维生素含量超过浅色蔬菜和一般水果,它们是胡萝卜素、维生素 B_2、维生素 C 和叶酸,矿物质(钙、磷、钾、镁、铁),膳食纤维和天然抗氧化物的主要或重要来源。钙、钾含量高而钠低的有土豆、芋头、茄子、海带、莴笋、冬瓜、西瓜等。含钙丰富的食物有牛奶、酸奶、芝麻酱、虾皮和绿色蔬菜等。我国近年来开发的野果如猕猴桃、刺梨、沙棘、黑加仑等也是维生素 C、胡萝卜素的丰富来源。有些水果维生素及一些微量元素的含量不如新鲜蔬菜,但水果含有的葡萄糖、果酸、枸橼酸、苹果酸、果胶等物质又比蔬菜丰富。红黄色水果如鲜枣、柑橘、柿子和杏等是维生素 C 和胡萝卜素的丰富来源。

1.4　限制饮酒

目前能证明饮酒量与血压水平呈显著正相关,饮酒还可使脑卒中的危险性增加。喝酒所致的高血压只需戒酒或减饮酒量就可使血压降低或恢复正常。单纯用药物治疗而继续饮酒者,血压常不易被控制;戒酒后药物治疗的效果显著。当前有人报道少量饮酒能活血,预防动脉粥样硬化,减少冠心病发病的危险,有的报道却认为能增加冠心病的危险,所以不提倡用少量饮酒预防心血管病。有人报道法国人由于常年饮用葡萄酒,心血管疾病明显减少,也有人认为这种说法存在问题。我国市场供应的葡萄酒绝大多数为兑制而成,葡萄原浆占很小比例,相反色素、人工香料、酒精是主要成分,与白酒区别不大,因此不建议经常饮用葡萄酒。

1.5　限制胆固醇的摄入量

如前所述,长期摄入高胆固醇食物可引起高胆固醇血症,导致动脉硬化。人体胆固醇来源于食物和自身合成,食物来源过剩导致高胆固醇血症,摄入过少人体自身会合成,因此动脉粥样硬化患者应控制胆固醇的摄入量,既符合人体日常需要,又不过量。一般每天摄入<300mg,相当于 1 个鸡蛋黄中含的胆固醇量。如果>1000mg 则视为高胆固醇饮食。胆固醇较高的食物有动物脑、内脏(肾、肠、胃、肝等)、墨斗鱼、小虾皮、贝类、鱼子、鱿鱼、蟹黄、蛋黄等。植物食物无胆固醇,有植物固醇,存在于稻谷、小麦、玉米、菜子等植物中,在植物油中呈现游离状态,有降低胆固醇作用。尤其是大豆中豆固醇有明显降血脂的作用,因此提倡多吃豆制品,代替动物食品。下面列举常见食物的胆固醇含量,以供参考(表 10-3)。

1.6　供给适量的蛋白质

食物中的蛋白质分为动物蛋白和植物蛋白。动物蛋白高的食物主要有牛奶、鸡蛋、瘦肉、禽类和鱼虾类,特点是蛋白质含量高,氨基酸评分高,生物价高,消化率高。植物蛋白高的食物主要有大豆、芝麻、花生、各种豆类,大米和面粉虽然蛋白质含量不是特

表 10-3　每 100g 食物中胆固醇含量(mg/100g)

食物	含量	食物	含量	食物	含量	食物	含量
猪脑	3100	羊肚	124	鸡蛋黄	1705	桂(鳜)鱼	96
牛脑	2670	猪肥肠	180	鸭蛋黄	1522	鲫鱼	93
羊脑	2099	羊肥肠	111	鹅蛋黄	1813	鲤鱼	83
猪肝	368	牛肥肠	148	皮蛋	1132	青鱼	90
牛肝	257	肥猪肉	107	鹌鹑蛋	674	草鱼	81
羊肝	323	肥牛肉	194	炼猪油	85	甲鱼	77
鸡肝	429	肥羊肉	173	炼牛油	89	带鱼	97
鸭肝	515	瘦猪肉	77	炼羊油	110	大黄鱼	79
猪肺	314	瘦牛肉	63	炼鸡油	107	马哈鱼	86
牛肺	234	瘦羊肉	65	奶油	163	水发鱿鱼	265
羊肺	215	鸡肉	117	全脂奶粉	104	梭鱼	128
牛心	125	兔肉	83	脱脂奶粉	28	墨鱼	275
羊心	130	填鸭	101	炼乳	39	黄鳝	117
猪心	158	广东腊肠	123	牛奶	13	鲫鱼子	460
猪舌	116	北京腊肠	72	酸牛奶	12	桂(鳜)鱼子	494
羊舌	147	粉肠	69	羊奶	34	鱼肉松	240
牛舌	102	火腿肠	70	虾子	896	河螃蟹	235
猪肾	405	蒜肠	61	小虾米	738	海蜇皮	16
牛肾	340	鸡蛋	680	青虾	158	水发海蜇头	5
羊肾	340	鸭蛋	634	虾皮	608	花生油	0
猪肚	159	鹅蛋	704	对虾	150	水果	0
牛肚	132	皮蛋	649	凤尾鱼	330	人造奶油	0

别高,但食用量大,成为主要的蛋白质来源。植物食品特点是不含胆固醇,不饱和脂肪酸含量高。大豆蛋白质含量 36.3/100g,在植物中最高。每天应摄入牛奶 100g,肉类及水产品共 125~200g,大豆类 50g。植物蛋白质(主食加副食)的摄入量要维持在 50% 以上。日常的食物中,每 100g 谷类含蛋白质 8g,豆类 30g,蔬菜 1~2g,肉类 13g,蛋类 13g,鱼类 10~12g。应均衡蛋白质摄入,不偏食。蛋白质虽是人体最重要的营养物质,也不能过多摄入。因为蛋白质不易消化,加快新陈代谢,增加心脏负担,增加冠心病的发病率,代谢分解增加肾脏的负担,剩余不能利用部分转化为脂肪,增加动脉粥样硬化的危险。酸奶营养价值高、易消化,并且含大量乳酸菌有益于肠道,宜经常食用。

1.7　控制总摄入量

　　动脉粥样硬化患者要控制总热量的摄入,适当减少碳水化合物和动物性食品的摄入,防止热量过剩导致的超重和肥胖。动物性食品每餐不超过 50g,尤其是动物的脂肪和鸡皮、鸭皮,脂肪和胆固醇含量都很高,不能多吃。主食选择多样化,除大米、白面外,薯类、大豆、麦片、小米、燕麦、豆类、黑米等杂粮都要吃,其热量相对较低,纤维素含量高,可减少胆固醇的吸收,具有降血脂的作用。薯类含有丰富的淀粉、膳食纤维,热量相对较低,以及多种维生素和矿物质。我国居民 10 年来吃薯类较少,应当鼓励多吃些薯类。减少高热量食物的摄入量,如含糖量高的水果、果汁、饮料、酒和纯热量食品蔗糖、糖浆、蜂蜜、麦芽糖等;少吃或不吃油炸食品,如果子、油豆腐、面筋、炸鸡、多油糕点等。每天吃粮食 300~400g,占总热量的 55%~65%。有人有吃零食的习惯,花生、瓜子、腰果、核桃、开心果等都含有较高的不饱和脂肪酸,同时脂肪的热量也很高,需要控制摄入量,每天食用 50g 以下较为合理。

1.8 适量饮水

水作为至关重要且最廉价、最方便的营养品往往被忽视。水占成人体总重的 65%，血液的 80% 以上，是人体必需的化学反应介质和排泄物载体。缺水人体将不能正常的代谢掉废物；缺水造成血液浓稠，黏度增高，易发生动脉粥样硬化并发症。患者应注意经常饮水，尤其在干燥的季节、晚上入睡前、早晨起床后和锻炼前后都要饮水，不要等到口渴，尤其是中老年人口渴中枢不敏感，往往在缺水情况下没有感觉，易发生动脉粥样硬化并发症。饮水还可以促进排除体内过多的钠盐，使血压尽快回复。每天饮水约 1200mL 为宜。喝水最好是白开水，不要以喝瓶装饮料代替白开水。因为生产厂家为了保证瓶装水或饮料的质量，都要去除水中各种杂质，使水纯化，同时也去除了对人体有益的钙、镁等离子，而离子形态的钙最易被人体吸收，是人体钙的主要来源。一些流行病学调查发现水的硬度由钙和镁离子浓度构成，饮用水的硬度与心、脑血管疾病的死亡率呈负相关。长期饮用纯净水和瓶装饮料容易造成缺钙低镁，低镁缺钙也是动脉粥样硬化的诱因之一。饮料中都含糖较高，可以造成热量摄入过剩，诱发动脉粥样硬化，偏爱饮料的人可以用少放糖的鲜榨汁代替，美味而且营养丰富。

2 运动

运动之前首先要明确运动目的是以增加心血管功能为主，认清这是一项长期、伴随终身的活动，享受运动的快乐。不能急功近利，不能要求运动成绩，不能与年轻时比，根据自身的情况，循序渐进，持之以恒必然得到良好效果。

运动对心血管疾病的防治机制是运动增加心肌侧支循环的生成，改善心肌供血，预防和治疗冠心病；减低安静和活动时的心率和收缩压，降低心肌耗氧量，增加心脏每搏输出量，增加心肌毛细血管的密度，从而提高心肌收缩力和氧的供应。运动对外周的作用是通过外周骨骼肌和自由神经系统的适应性改变血流动力学，扩张血管，加强血管弹性，增加血红蛋白含量，增加毛细血管密度，刺激血管内皮产生舒张因子，降低安静时血压。

2.1 运动方式

运动锻炼的方式宜选择能提高体内有氧代谢水平的耐力性运动项目，包括散步、快走、慢跑、体操、健身舞、骑自行车、太极拳、上楼梯等有氧运动。游泳不适宜有并发症及急性期的患者，除需要一定游泳技术水平以外，水压使心肺的负担加大，有可能引发其他并发症。另外北方气候较凉，水温较低，下水时全身体表血管遇冷收缩，引起血压升高，心脏负荷加大，有可能引发其他并发症。游泳属于失重状态运动，不能促进钙质吸收，相对其他运动效果差一些。对于体重过大的人，在适宜水温中运动，可减少关节过分受力，对于保护关节有好处。

2.2 运动量

有效的运动强度应超过日常生活运动水平。要根据自身情况，循序渐进，逐渐加大运动量。开始采取小运动强度（相当于最大耗氧量的 40%），感觉无不适，经过数月，加大为中等运动强度（相当于最大耗氧量的 50%~60%）；以不超过运动时的最高心率[最高心率(次/分)=170-年龄(岁)]为限。每次有氧运动持续半小时以上，也可累积半小时。计算方法在运动中往往不易操作，可以用自觉感受来控制运动量。如运动中不喘，运动后不热，是运动量过小。运动中以自觉呼吸稍加快，喘息不难受能谈话，全身慢慢发热，运动后微微出汗，为运动量较为合适。运动中感觉呼吸困难，心跳剧烈，疲乏无力，为运动量过大，应立即减低活动量，直至恢复后再缓慢运动。运动后感觉稍累，休息一会儿就能恢复，精神饱满，体力充沛，为运动适度。运动后疲劳不易恢复，无精打采，为运动量过大，需要减量。

2.3　运动时间

每次运动的持续时间可在 15min~1h,每日或隔日一次;有困难可多次进行,每次 10~15min,1 日内累计达 30min 亦可。时间太短没有效果,时间太长,过分疲劳对身体也没好处。

我们的老祖宗生活在没有工业污染的时代,早晨空气清新,体力充沛,腹中已排空,适宜锻炼。现在城市早晨空气污染程度最高,再沿用以前的方法不太合适,会吸入过多的脏空气,不利于健康。因此,锻炼时间不要太早,天光大亮,气温升高,地面污染物上升,再进行锻炼;也可在饭早后 1h 进行。研究显示,同样的运动项目和强度,下午或晚上要比上午多消耗 20% 的能量,所以运动的时间可选在下午或晚上。下午 3 点钟以后空气最干净,胃内排空,是最好的运动时间。晚上运动要在饭后 1h 后,光线充足处,预防运动损伤,采取散步等小运动量活动,避免运动量大,兴奋大脑,影响睡眠。冬天运动时一定要注意保暖,做好充分的准备活动。下雾、沙尘天气不要在户外锻炼。运动效果至少需要 6 周效果才较显著,停止运动一般在 2 周后开始减退,因此必须坚持不懈。

2.4　运动禁忌

动脉粥样硬化并发症急性期应避免运动,以免发生严重并发症;禁忌做过分低头弯腰动作和大幅度快速动作等。禁忌参照运动员的训练方式和运动量。

3　戒除不良生活习惯

3.1　戒烟

吸烟是一种不良习惯,对人体有百害而无一利。综合大量资料证实,吸烟是高血压病、冠心病的主要危险因素;心血管疾病的患病率调查,吸烟者是不吸烟者的 2.6 倍, 其中高血压性心脏病是不吸烟者的 1.5 倍;有吸烟习惯的高血压病患者,由于对降压药物的敏感性减低,抗高血压治疗不易获得满意的疗效,以至不得不加大用药剂量;长期吸烟的高血压患者,其远期预后也较差。香烟中的化学成分较复杂,含有 30 余种对人体有害的物质,长期大量吸烟,即每日抽 30~40 支,可引起小动脉的持续收缩,钙盐、胆固醇等物质沉积在血管壁,日久天长,小动脉壁的平滑肌变性,血管内壁增厚,发生小动脉硬化。吸烟对血脂、糖代谢也有影响,使血胆固醇、低密度脂蛋白升高,高密度脂蛋白下降,动脉粥样硬化的进程加快,容易发生急进型恶性高血压。因此吸烟者必须戒烟, 对于烟量较大者可逐步减量,最后达到戒烟。

3.2　控制体重

国内外的研究都已经证明体重超重和肥胖是冠心病和其他动脉粥样硬化性疾病的独立的危险因素。超重肥胖的原因很复杂,有遗传因素、内分泌因素、膳食因素、缺乏运动等。控制膳食因素和运动是治疗的首选。成人保持正常体重[体重指数(BMI) 18.5~24.9kg/m²]只要体重减轻,即使只有 5%~10%, 身体就可获益。体重超标的患者,以每月减重 1~2 kg 为宜。当体重减轻后,血清胰岛素水平降低,胰岛素敏感性提高。

体质指数计算公式:体质指数(BMI)=体重/身高²(kg/m²)

减重的方法:减重的最好方法是科学节食和运动,二者相辅相成,互相协同。所谓科学节食就是保持原有的饮食次数 (一般为一日三餐), 低脂肪、低糖、足够的蛋白质和维生素、纤维素。要避免短时间内大幅度节食和减少饮食次数,急功近利不会取得理想效果。节食会导致机体静息代谢率降低,此时必须要维持足够的运动量 (30min/d 以上的中等以上运动量)来抵消这种降低,否则体重会反弹。让控制体重成为日常生活习惯,才能持久有效。

4 精神

长期精神压抑和心情抑郁造成血管收缩,微循环障碍是引起高血压和其他一些慢性病的重要原因之一。

4.1 减轻精神压力

对有精神压力和心理不平衡的患者注重自我减轻精神压力和改变心态,舒缓情绪,换个角度看待问题,要正确对待自己、他人和社会,获得自我解脱。

4.2 放松训练

可使全身肌肉处于松弛状态、骨骼肌紧张水平下降,血管紧张度下降,同时缓解小动脉痉挛状态,并消除患者的紧张心理,有助于降低血压。

4.3 音乐

对高血压病的治疗途径主要在于它可使患者的情绪在优美的乐曲当中得到释放与宣泄,缓解躯体的应激状态,解除心理的紧张,改善大脑皮质功能,降低中枢交感神经兴奋性,从而达到降压效果。

4.4 瑜伽等静功

主要在于转移注意力,缓解精神压力,肌肉放松,血管舒张,血压下降。

5 其他

气功疗法、针灸疗法、催眠疗法等都有一定效果。

参考文献

[1]吴兆苏,姚崇华.心血管系统疾病流行病学及预防.北京:人民卫生出版社,2008.

[2]葛可佑,程义勇,郭俊生,等. 中国营养师培训教材.北京:人民卫生出版社,2006.

[3]中国医学科学院卫生研究所. 食物成分表. 3 版.北京:人民卫生出版社,1981.

[4]董晓虹. 运动健身学.杭州:浙江大学出版社,2006.

[5]武虹,李凯峰. 高血压的饮食及基础治疗.中国公共卫生管理,2007,23(2):169-170.

[6]袁萍,陈静.浅谈高血压的基础治疗.中年临床医学研究杂志,2006,12(17):2384-2385.

[7]魏华伟,任梅芳.代谢综合征的干预进展.中华护理杂志,2005,40(10):760-762.

[8]李荣琼,方荣华,任皓.高脂血症的基础治疗.现代预防医学,2005,32(4):324-326.

动脉粥样硬化的药物治疗学

刘丹　章臣桂

动脉粥样硬化是复杂的病理生理演变过程。本篇主要介绍药物治疗和预防动脉粥样硬化的临床试验结果,探讨抗动脉粥样硬化药物的类别及其作用机制。

1 抗动脉粥样硬化药理与动脉粥样硬化的发病机制

动脉粥样硬化(atherosclerosis,AS)是累及全身动脉血管壁增厚、弹力肌消失、变硬、管腔缩小的炎症性退行性和增生性的病变。当前社会趋向老年化、脂质异常、高血压、糖尿病和代谢性综合征增高的背景下致使 AS 罹病率明显上升。AS 涉及动脉主要分为粥样硬化型、蒙克贝格硬化(Monckeberg sclerosis)中膜钙化型和细动脉硬化型等 3 型,发病频率最高的为心肌梗死和脑梗塞,以粥样硬化型占多数。我们在诠释早期病变之前,先温习一下动脉血管壁正常解剖结构(图 10-1)[1],为药物治疗提供基础参考资料。

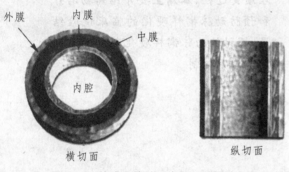

图 10-1 动脉血管壁正常解剖结构示意图

1.1 早期病变

早期病变因为动脉血管壁内膜局限性受损,致使血液中脂质成分(磷脂、脂蛋白、胆固醇)、胶原纤维和细胞外基质(matrix)成分以及细胞成分(包括平滑肌细胞、巨噬细胞、T 淋巴细胞)等各种成分含量和质量均不相同,形成脂点或脂纹(fatty streak)。前者肉眼可见动脉血管内膜呈隆起样帽状针尖样脂点;后者可见宽 1~2mm 长短不一的黄色脂纹。脂纹的检出率在我国病理普查中,新生儿冠状动脉开口部检出率为 1.7%,主动脉脂纹检出率,10 岁以前为 11.5%、10~20 岁为 50%[2]。

更因为脂纹不断沉积、扩大、变软形成前斑块

(intermediate lesion),此种病变是从早期向晚期病变过渡的一种形态,在此阶段未能给予相应干预,则发展到晚期病变。

早期 AS 病变由于血管内皮细胞功能障碍(dysfunction)和损伤(injury)为起因,以平滑肌细胞为主,伴随少数巨噬细胞聚集形成轻度斑块为特征(图 10-2)[3]和冠状动脉早期斑块的形成(图 10-3)[3]。早期病变取决于致病危险因素(见病因篇)的作用时间和强度,或者取决于个体的血管壁对 AS 的耐受性。

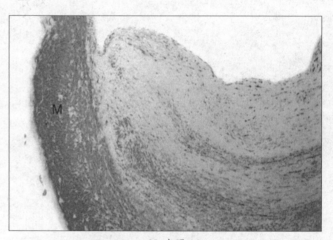

M:中膜

图 10-2 年轻人早期 AS 病变(见彩 10)

1.2 晚期病变

AS 晚期病变主要由于动脉血管壁内膜出现复合性斑块(complicated plaque)所致。以下分别叙述。

1.2.1 纤维粥样斑块

肉眼可见动脉血管内膜表面呈隆起样灰白色或黄色纤维粥样斑块 (atherosclerotic plaque),纤维粥样斑块向管腔内一侧突入,形成偏心性增厚,导致管腔内严重狭窄或堵塞。纤维粥样斑块表面覆盖厚、薄不均的纤维盖(帽),斑块核心可见大小不等的脂质芯(lipoid core,LC)(图 10-4~10-6)[3]。

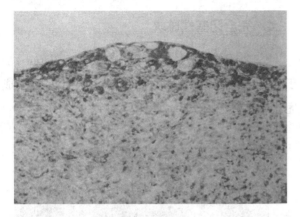

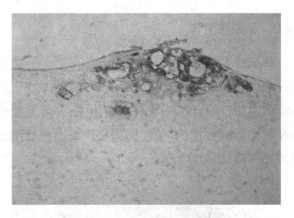

A.管腔内膜侧确认泡沫细胞、巨噬细胞(红色)、平滑肌细胞(蓝色)　　　B.氧化低密度脂蛋白胆固醇(蓝色)、载脂蛋白(红色)

图 10-3　冠状动脉前斑块的组织学所见(见彩 10)

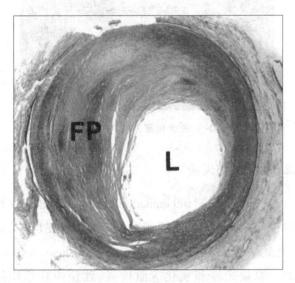

L:血管内腔呈偏心型,FP:纤维斑块

图 10-4　纤维性斑块(见彩 11)

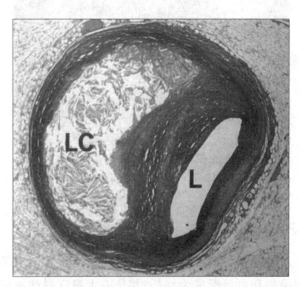

L:血管内腔呈偏心型

LC:脂质芯示厚的纤维盖和厚粥样斑块

图 10-5　纤维性斑块(见彩 11)

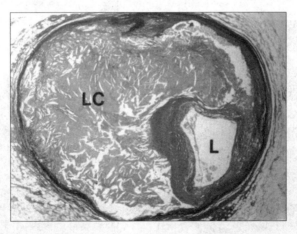

L:血管内腔呈偏心型

LC:脂质芯示薄的纤维盖和薄粥样斑块

图 10-6　脂质丰富型纤维性斑块(见彩 11)

1.2.2　破裂性斑块

破裂性斑块(ruptured plaque)好发生于不稳定心绞痛(UAP)或急性心肌梗死(AMI)的患者中,以丰富的脂质(lipoid rich)斑块破裂为主,并伴有血管腔高频率形成血栓,致使纤维粥样斑块表面纤维盖破裂等所致(图10-7)[3]。

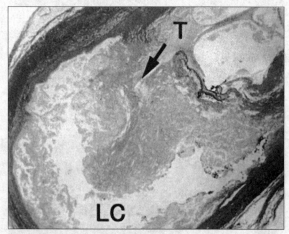

LC:巨大脂质芯;T:血栓;↑:部分纤维盖破裂

图10-7　破裂性斑块(见彩11)

1.2.3　侵蚀性斑块

侵蚀性斑块(eroded plaque)是以严重性内皮细胞受损和血栓形成为特征,并伴有大量巨噬细胞以及中性白细胞浸润。多发生于不稳定心绞痛或急性心肌梗死患者(图10-8)[3]。

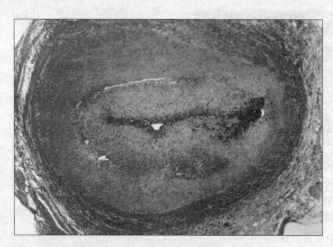

内皮细胞受损侵蚀内皮下组织,其周围附着大量血栓

图10-8　侵蚀性斑块(见彩12)

1.2.4　完全闭塞性斑块

完全闭塞性斑块(totally occlusive plaque)是由于血栓组织增殖堵塞血管腔构成器质化而形成的完全性闭塞性的斑块(图10-9)[4-5]。

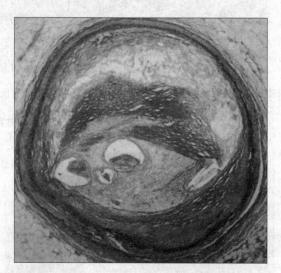

图10-9　完全闭塞性斑块(见彩12)

1.2.5　炎症性斑块

炎症性斑块(inflammation plaque)是由于发现斑块中白细胞等炎症细胞浸润,故称炎症斑块,并在炎症细胞内看见髓过氧化物酶(myeloperoxidase,MPO)聚集阳性和氧化应激增强,致使炎症组织结构非常不稳定,因而造成炎症斑块反复发作(图10-10)[4-5]。

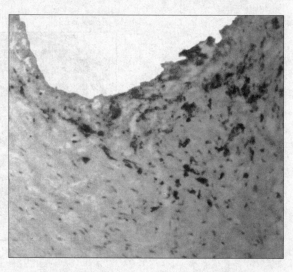

巨噬细胞(红色);平滑肌细胞(蓝色)

图10-10　炎症性斑块(不稳定性斑块)(见彩12)

1.2.6 动脉粥样硬化斑块转归与临床相关性

AS 斑块引起动脉血管腔狭窄所致严重后果是一个缓慢发展的过程,能够从儿童和青少年时期依据 AS 病变发生和发展的规律设计防治对策。避免高糖、高脂饮食,阻遏斑块破裂脱落引起急性冠心病或脑梗塞等事件的发生。

尤其值得关注 AS 炎症斑块,已经过许多实验研究确认斑块内炎症细胞的存在或髓过氧化物酶聚集阳性,这些提示药物治疗的开拓,有利于遏止 AS 的发展。

2 抗动脉粥样硬化药物的类别

2.1 概述

抗 AS 药物简称 AASD。本章着重介绍前述各种斑块引起的心脑血管疾病的防治药品。虽然 AS 病因不明、发病复杂,但应用抗 AS 药物对已发生并发症的治疗,仍能获取满意的效果。由于抗 AS 药物种类繁多,除脏器篇已阐述药物外,略做如下叙述。

2.2 羟甲戊二酰辅酶 A 还原酶抑制剂

羟甲戊二酰辅酶 A 还原酶 (hydroxy-methyl-glutaryl coenzyme A,HMG-CoA) 抑制剂或称他汀类 (statins)药物,1976 年 Fndo 等从桔青霉素菌的培养液中发现并提取 compactin 有抑制 HMG-CoA 还原酶和降低血脂作用[1]。

2.2.1 药理

血浆脂蛋白中的胆固醇并非从饮食中摄取,大部分来自体内的合成,在合成过程中 HMG-CoA 还原酶能够使 HMG-CoA 转变为甲羟戊酸(meval-onic acid),这是胆固醇体内合成途径上的一种限制酶,此酶活性增强即增加胆固醇在体内的合成,反之,该酶活性降低,而胆固醇在体内的合成也减少[6]。

他汀类药物还有改善血管壁内膜的内皮细胞受损功能,抑制炎症斑块,稳定粥样斑块,遏制坏死细胞脱落,因而减少心脑血管疾病的发生。

胆固醇治疗临床试验 (cholesterol treatment trialists,CTT)表明他汀类药物作为心脑血管疾病的抑制剂,其药理作用是多方面的。通过 CTT 试验, 对重症低密度脂蛋白血症和 C-反应蛋白高值两组均应用洛伐他汀治疗,结果治疗两组与对照组比较,治疗两组明显降低。还有报道,307 例急性冠状动脉综合征(ACS)实施 PCI 后在 72h 内应用洛伐他汀 4mg/d 和阿托伐他汀 20mg/d,治疗 8~12 个月,采用血管内超声(IVUS)对血管壁斑块容积在治疗前后各检测一次,观察斑块发展程度,作为治疗前后比较,结果表明斑块容积明显萎缩[7]。

2.2.2 药代动力学

他汀类药物药代动力学特征具有明显差异,如氟伐他汀和阿托伐他汀为人工合成制剂,仅有普伐他汀为水溶性,其他他汀均为油溶性(表 10-4)。

表 10-4 主要他汀类药物药代动力学特征

药品名称	吸收(%)	血浆蛋白结合(%)	有效药达峰时间(h)	终末半衰期 $t_{1/2}$(h)	肝吸收量(%)	肾排泄量(%)	通过血脑屏障
洛伐他汀	31	95	2~4	3	70	30	能
辛伐他汀	60~85	95	1~2	<2	87	13	能
普伐他汀	35	45	1~2	3	50	60	不能
氟伐他汀	98	98	1~2	0.5~0.8	95	5	不能
阿托伐他汀		≥98	1~2	13~16	>95	1~2	

2.3 苯氧芳酸类

苯氧芳酸类又称贝特类药物。自 20 世纪 60 年代末研制出这类药品,包括氯贝特(clofibrate,或称安妥明)、苯扎贝特(benzafibrate,或称必降脂)、利贝特、益多酯等。虽然降低甘油三酯和极低密度脂蛋白的作用较强,可是到 20 世纪 70 年代末 WHO 大规模长期临床应用报告发现癌症和结石症明显增多,因此该药品很少被临床应用。

20 世纪 80 年代,经国际多中心试验,在苯氧芳酸类原有的药理基础上,重新对吉非贝齐(gemfibrozil,又称康脂)、非诺贝特(fenofibrate,或称立平之)和环丙贝特(ciprofibrate)等进一步研制,减少了不良反应的发生。其中吉非贝齐能使甘油三酯降低 43%,低密度脂蛋白胆固醇降低 10%,高密度脂蛋白胆固醇升高 10%,减少冠心病的发生率。但仍有胆石症发生,或偶见视力障碍和血象异常。

2.3.1 药理

苯氧芳酸类药物具有激活过氧化物酶体增殖物激活受体(peroxisome proliferator activated receptors,PPAR)的作用,通过激活 PPAR 刺激脂蛋白酯酶、载脂蛋白 AI 和 AII(apo AI~AII)等基因表达,增强脂蛋白酯酶的脂解活性,有利于去除血液循环中富含甘油三酯的脂蛋白,因而降低血液中甘油三酯,并能抑制肝脏摄取游离脂肪酸,减少极低密度脂蛋白合成和分泌。此外还有降低血浆纤维蛋白原水平和抑制血小板聚集的作用,所以有抗动脉粥样硬化作用。

2.3.2 药代动力学特征

表 10-5。

2.4 胆苯烯胺类降脂药

胆苯烯胺(cholestyramine)早已应用于临床成为一种降脂药,其中有考来烯胺(cholestyramine,或称消胆胺)和考来替泊(colestipol,或称降脂宁)。

2.4.1 药理与药代动力学

胆苯烯胺类药物共同的降脂机制是阻止胆酸和胆固醇从肠道吸收,促使胆酸和胆固醇随粪便排出体外。导致胆酸从肠道回收减少,同时肝肠循环回至肝脏的胆酸也减少,虽然肝细胞对胆酸的合成增加,但在胆酸合成过程中离不开胆固醇为原料,因此使其胆固醇的消耗增加。通过反馈机制刺激肝细胞膜表面的低密度脂蛋白(LDL)受体,致 LDL 受体数目增多,活性增强,加速 LDL 受体从血浆中摄取 LDL,结果血浆中的 LDL-C 水平降低[6]。

2.4.2 用法

考来烯胺每次 1~5g,每日 1~6 次。考来替泊每次 10g,每日 2 次。

2.4.3 副反应

恶心、腹胀、便秘,老年更易出现便秘,致不能耐受时应停用。罕见副反应为腹泻、脂痢、严重腹痛或肠梗阻。还应注意合并应用双香豆素类、洋地黄、苯巴比妥、保泰松、四环素等药物时,妨碍这些药物的吸收。

表 10-5 贝特类药物药代动力学特征

药品名称	吸收 (%)	血浆蛋白结合(%)	有效药达峰时间(h)	终末半衰期 $t_{1/2}$(h)	肾排泄量 (%)	粪便排泄
吉非贝齐	100	95	1~2	1.5	70	少数
非诺贝特普通片	良好	99	4~6	19.6~26.6	90	少数
非诺贝特缓释片	良好	99	6~11	18.5~28.9	90	少数
环丙贝特	良好		1.5~4	1.5~4		少数

2.5 烟酸类降脂药

烟酸(nicotinic acid)是 B 族维生素,包括普通烟酸、烟酸肌醇酯(inositol hexanicotinate)和阿昔莫司(acipimox,又称乐脂平、氧甲吡嗪)等。烟酸类制剂的剂量与效应呈相关性,服用大剂量能抑制极低密度脂蛋白(VLDL)的合成,致使血清甘油三酯降低 40%~60%;提升高密度脂蛋白 25%~30%,给药后 1~4d 即可出现。但不良反应较多,刺激胃黏膜,增加血浆尿酸浓度及糖耐量,以及用量较大,因此临床未能广泛应用。

2.5.1 药理

烟酸类药物的调脂机制是抑制 cAMP 的形成,致使甘油三酯酶活性降低,抑制游离脂肪酸的释放,使其肝中甘油三酯、极低密度脂蛋白等的合成减少,也促使低密度脂蛋白减少。

2.5.2 药代动力学

烟酸易于通过胃肠道吸收,口服 20~30min 即达血药浓度峰值,终末半衰期约为 45min。大剂量口服主要代谢为烟尿酸衍生物,约 2/3 以不变形式从尿排出。阿昔莫司口服后迅速被吸收,血药浓度 2h 即达峰值,终末半衰期为 2h。与血浆蛋白结合,几乎原形不变地从尿中排出[6]。烟酸肌醇酯口服吸收后,通过体内酶的作用,逐渐分解为烟酸和肌醇而发挥作用,肌醇有降低毛细血管脆性和抗脂肪肝功能,烟酸肌醇酯的扩张周围血管虽然与烟酸相似,但更为温和持久。若烟酸与他汀类药物合用,能增强调脂作用,而不增加副作用。

2.5.3 用法

阿昔莫司每次 0.25g,每日 2~3 次,饭后服用。

烟酸首服 3~7d 内,每次从 0.1g 开始,酌情逐渐增至每次 1g,每日 1~2 次。

2.5.4 副反应

刺激胃肠道引起腹泻,加重溃疡病。由于扩张血管引发皮肤潮红、皮疹、瘙痒。因降低糖耐量,致并发高血糖症恶化。还可引起高尿酸血症及肝功能异常。烟酸治疗高脂血症因用量大,副作用多,患者难以耐受时,多停止应用。

2.6 普罗布考

2.6.1 药理机制

普罗布考(probucol)具有较强抗氧化作用。其药理机制为:能增加低密度脂蛋白的分解率;增加胆汁酸的排泄;抑制胆固醇的生物合成;改变高密度脂蛋白的结构和代谢;促使胆固醇的逆转运;抑制低密度脂蛋白的氧化。在服用普罗布考后可见阿基里斯(Achilles)跟腱增厚减少和皮肤黄色瘤消退,因而有利于抑制动脉粥样硬化的发生和发展,降低心脑血管病大事件的复发率(图 10-11)[7]。

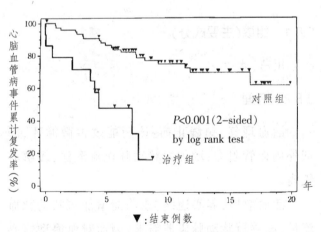

图 10-11　普罗布考二次预防心血管病的复发率

2.7 其他降血脂药

2.7.1 二十碳五烯酸(EPA)和二十碳六烯酸(DHA)

有降血脂和降低血液黏度,抗血小板聚集和抗血栓作用,长期服用此药可预防 AS 斑块形成,可使已形成的粥样斑块消退,并能从多方面发挥抗 AS 的效应。

2.7.2 过氧化物酶体增殖物激活受体激动剂

PPAR 现已发现 α、β、γ 三种亚型:PPARα 型是在肝、小肠、肾和心血管细胞等处表达，并在脂质代谢过程中起到重要作用。PPARα型激动剂除产生降低甘油三酯、升高高密度脂蛋白外，还能使血管内皮细胞产生抗炎作用；PPARγ型是在脂肪组织和胸腺等处表达，能阻止巨噬细胞的炎症反应，还能促使胆固醇从巨噬细胞流出，因而有助于阻止AS的发展。

2.7.3 抗炎性药物

早在20世纪70年代，通过许多资料证明动脉粥样硬化是一种炎症反应病变，应用甾体类和非甾体类抗炎药，通过抗血小板聚集和扩张血管作用均可发挥良好的抗AS作用。当前临床正当应用大样本抗生素治疗AS之时，初步显示抗生素确实对AS具有抗炎功能，对AS的防治发挥重要作用[1]。

2.8 速效救心丸

2.8.1 组成（主要成分）

川芎，冰片。

2.8.2 药理

活血理气，镇静止痛：该药能改善微循环，降低外周血管阻力，增加冠状动脉血流灌注，缓解心绞痛。

活血散瘀，养心通络：该药能增加冠状动脉血流量，改善冠状动脉供养需求，因而对血瘀型冠心病发挥效应。

该药经血管新生指标碱性成纤维细胞生长因子（bFGF）实验研究表明，冠心病患者血清中bFGF浓度显示高于正常人群，提示该药有利于血管新生和侧支循环的形成。

2.8.3 临床应用

冠心病，心绞痛。

2.8.4 用法及用量

口服，一次4~6粒，每日3次；急性发作时，含服或口服，一次10~15粒。每丸重40mg。

2.9 麝香保心丸

2.9.1 组成（主要成分）

麝香、人参提取物、牛黄、肉桂、苏合香、蟾酥、冰片。

2.9.2 药理

芳香温通，益气强心，用于气滞血瘀所致心前区固定不移的心肌缺血性心绞痛。该药能增加心肌血流灌注，减少心梗面积和减轻高血脂对动脉血管壁的损伤。

2.9.3 临床应用

冠心病、心绞痛、心力衰竭、室性早搏。

2.9.4 用法及用量

口服，一次1~2丸，每日3次。

2.9.5 不良反应

舌下含服有麻舌感。禁忌妊娠期及对本品过敏者[8]。

2.10 冠心苏合丸

2.10.1 组成（主要成分）

苏合香、冰片、乳香（制）、檀香、青木香。

2.10.2 药理

增加冠状动脉血流量，改善微循环，减缓心率，提高耐缺氧能力。

2.10.3 临床应用

心绞痛。

2.10.4 用法及用量

一次2丸，每日3次。

2.10.5 不良反应

孕妇及月经期慎用[8]。

参考文献

[1] 刘耕陶. 现代药理学. 2 版. 北京:中国协和医科大学出版社, 2008:495-502.

[2] 赵培真, 杨方. 中国年轻人动脉粥样硬化病理生物图谱.北京:中国协和医科大学出版社,2006:3-6.

[3] 稻叶真由美, 他. 动脉硬化の分类と病理. 日本综合临床, 2011,vol60(10):1972-1977.

[4] Naruko T,Furukawa A,et al. Increased expression and plasma levels of myeloperoxidase are closely related to the presence of angiographically-detected complex lesion morphology in unstable angina. *Heart*,2010,(96):1716-1722.

[5] Yunoki K,Naruko T,et al. Relation of elevated levels of plasma myeloperoxidase to impaired myocardial microcirculation after reperfusion in patients with acute myocardial infarction.*AMJ Cardiol*,2010,(105):922-929.

[6] 李小鹰,范利. 老年周围动脉硬化闭塞性疾病. 济南:山东科学技术出版社,2003:228-235.

[7] 山下静也. 药物疗法. 日本综合临床,2011,vol60(10):2092-2096.

[8] 孙晓波,徐惠波. 现代方剂药理与临床.天津:天津科技翻译出版公司,2005:665-670.

动脉粥样硬化的中医辨证施治

郝娜　王娜俐

　　动脉粥样硬化在中医学中属于胸痹范畴,是由于正气亏虚,饮食、情志、寒邪等所引起的,以痰浊、瘀血、气滞、寒凝痹阻心脉,以膻中或左胸部发作性憋闷、疼痛为主要临床表现的一种病证。虽属内科急症、重症,但只要及时诊断处理,辨证论治正确,患者又能很好配合,一般都能控制或缓解病情。

动脉粥样硬化在中医学中属于胸痹范畴,是由于正气亏虚,饮食、情志、寒邪等所引起的以痰浊、瘀血、气滞、寒凝痹阻心脉,以膻中或左胸部发作性憋闷、疼痛为主要临床表现的一种病证。轻者偶发短暂轻微的胸部沉闷或隐痛,或为发作性膻中或左胸含糊不清的不适感;重者疼痛剧烈,或呈压榨样绞痛。常伴有心悸、气短、呼吸不畅,甚至喘促、惊恐不安、面色苍白、冷汗自出等。多由劳累、饱餐、寒冷及情绪激动而诱发,亦可无明显诱因或安静时发病。

胸痹是威胁中老年人生命健康的重要心系病证之一,随着现代社会生活方式及饮食结构的改变,发病有逐渐增加的趋势[1],因而本病越来越引起人们的重视。由于本病表现为本虚标实,有着复杂的临床表现及病理变化,而中医药治疗从整体出发,具有综合作用的优势,因而受到广泛的关注。

1 理论渊源

《内经》对本病的病因、临床表现均有记载。《素问·脏气法时论》:"心病者,胸中痛,胁支满,胁下痛,膺背肩胛间痛,两臂内痛。"《素问·厥论》:"真心痛,手足青至节,心痛甚,旦发夕死,夕发旦死。"《金贵要略·胸痹心痛短气病脉证治》认为"胸痹缓急"(心痛时发时缓)为本病的特点,其病机以阳微阴弦为主,以辛温通阳或温补阳气为治疗大法,并创栝楼薤白白酒汤等9张方剂,为后世医家所宗法[2]。

唐代孙思邈《千金要方》对胸痹的证候特征也有论述,并提出"胸痹引背时寒,间使主之",强调针灸治疗。金元时代丰富了本病的治法:组方配伍多以芳香、辛散、温通之品,每与益气、阳血、滋阴、温阳之品相互为用。

明以前医家多将心痛与胃脘痛混为一谈,如《丹溪心法·心脾痛》:"心痛,即胃脘痛"。明代王肯堂《证治准绳》首次明确对心痛与胃脘痛做了鉴别,并强调用大剂的桃仁、红花、降香、失笑散等活血化瘀药物治疗死血心痛,开活血化瘀治疗心痛之先河。清代陈念祖《时方歌括》以丹参饮治疗心腹诸痛,《医林改错》以血府逐瘀汤治疗胸痹心痛,至今沿用不衰。

2 病因病机

2.1 肾气渐衰

本病多发于中老年人,年过半百,肾气渐衰。肾阳虚衰则不能鼓动五脏之阳,引起心气不足。年老体阳不振,血脉失于阳之温煦、气之鼓动,则气血运行滞涩不畅,发为心痛;若肾阴亏虚,则不能滋养五脏之阴,阴亏则火旺,灼津为痰,痰热上犯于心,心脉痹阻,则为心痛。

2.2 饮食不当

恣食肥甘厚味或经常饱餐过度,日久损伤脾胃,运化失司,酿湿生痰,上犯心胸,清阳不展,气机不畅,心脉痹阻,遂成本病;或痰郁化火,火热又可炼液为痰,灼血为瘀,痰瘀交阻,痹阻心脉而成心痛。

2.3 情志失调

忧思伤脾,脾虚气结,运化失司,津液不行输布,聚而为痰,痰阻气机,气血运行不畅,心脉痹阻,发为胸痹心痛。或郁怒伤肝,肝郁气滞,郁久化火,灼津成痰,气滞痰浊痹阻心脉,而成胸痹心痛。沈金鳌《杂病源流犀烛·心病源流》认为七情除"喜之气能散外,余皆足令心气郁结而为痛也"。由于肝气通于心气,肝气滞则心气涩,所以七情太过,是引发本病的常见原因。

2.4 寒邪内侵

素体阳虚,胸阳不振,阴寒之邪乘虚而入,寒凝气滞,胸阳不展,血行不畅,而发本病。《素问·举痛论》:"寒气人经而稽迟,泣而不行,客于脉外则血少,客于脉中则气不通,故猝然而痛。"《诸病源候论·心腹痛病诸候》曰:"心腹痛者,由腑脏虚弱,风寒客于其间故也。"《医门法律·中寒门》云:"胸痹心痛,然总因阳虚,故阴得乘之。"阐述了本病由阳虚感寒而发作,故天气变化、骤遇寒凉而诱发胸痹心痛。

胸痹心痛的病机关键在于外感或内伤引起心脉痹阻,其病位在心,但与肝、脾、肾三脏功能的失调有密切的关系。因心主血脉的正常功能,有赖于肝主疏泄,脾主运化,肾藏精主水等功能正常。其病性有虚实两方面,常常为本虚标实,虚实夹杂,虚者多见气虚、阳虚、阴虚、血虚,尤以气虚、阳虚多见;实者不外气滞、寒凝、痰浊、血瘀,并可交互为患,其中又以血瘀、痰浊多见。但虚实两方面均以心脉痹阻不畅,不通则痛为病机关键。发作期以标实表现为主,血瘀、痰浊为突出,缓解期主要有心、脾、肾气血阴阳之亏虚,其中又以心气虚、心阳虚最为常见。以上病因病机可同时并存,交互为患,病情进一步发展,可见下述病变:瘀血闭阻心脉,心胸猝然大痛,而发为真心痛[3];心阳阻遏,心气不足,鼓动无力,而表现为心动悸,脉结代,甚至脉微欲绝;心肾阳衰,水邪泛滥,凌心射肺而为咳喘、水肿,多为病情深重的表现,要注意结合有关病种相互参照,辨证论治。

3 临床表现

本病以胸闷、心痛、短气为主要证候特征。《金匮要略·胸痹心痛短气病》即首次将胸闷、心痛、短气三症同时提出,表明张仲景对本病认识的深化。多发于40岁以上的中老年人,表现为胸骨后或左胸发作性闷痛,不适,甚至剧痛向左肩背沿手少阴心经循行部位放射,持续时间短暂,常由情志刺激、饮食过饱、感受寒冷、劳倦过度而诱发,亦可在安静时或夜间无明显诱因而发病。多伴有短气乏力,自汗心悸,甚至喘促,脉结代。多数患者休息或除去诱因后症状可缓解[4]。

胸痹以胸骨后或心前区发作性闷痛为主,亦可

表现为灼痛、绞痛、刺痛或隐痛、含糊不清的不适感等,持续时间多为数秒钟至15min之内。若疼痛剧烈,持续时间长达30min以上,休息或服药后仍不能缓解,伴有面色苍白,汗出,肢冷,脉结代,甚至旦发夕死,夕发旦死,为真心痛的证候特征。

本病舌象、脉象表现多种多样,但因临床以气虚、阳虚、血瘀、痰浊的病机为多,故以相应的舌象、脉象多见。

4 诊断

4.1 临床症状

左侧胸膺或膻中处突发憋闷而痛,疼痛性质为灼痛、绞痛、刺痛或隐痛、含糊不清的不适感等,疼痛常可窜及肩背、前臂、咽喉、胃脘部等,甚者可沿手少阴、手厥阴经循行部位窜至中指或小指,常兼心悸。

4.2 发病情况

突然发病,时作时止,反复发作。持续时间短暂,一般几秒至数十分钟,经休息或服药后可迅速缓解。

4.3 常见诱因

多见于中年以上,常因情志波动、气候变化、多饮暴食、劳累过度等而诱发。亦有无明显诱因或安静时发病者。

4.4 心电图表现及化验指标

心电图应列为必备的常规检查,必要时可做动态心电图、标测心电图和心功能测定、运动试验心电图。休息时心电图明显心肌缺血,心电图运动试验阳性,有助于诊断。

若疼痛剧烈,持续时间长,达30min以上,含化

硝酸甘油片后难以缓解,可见汗出肢冷,面色苍白,唇甲青紫,手足青冷至肘膝关节处,甚至旦发夕死、夕发旦死,相当于急性心肌梗死,常合并心律失常、心功能不全及休克,多为真心痛表现,应配合心电图动态观察及血清酶学、白细胞总数、血沉等检查,以进一步明确诊断。

5 鉴别诊断

胃痛疼痛部位在上腹胃脘部,局部可有压痛,以胀痛、灼痛为主,持续时间较长,常因饮食不当而诱发,并多伴有泛酸、嗳气、恶心、呕吐、纳呆、泄泻等消化系统症状。配合 B 超、胃肠造影、胃镜、淀粉酶等检查,可以鉴别。某些心肌梗死亦表现为胃痛,应予警惕。

胸痛疼痛部位在胸,疼痛随呼吸、运动、转侧而加剧,常合并咳嗽、咳痰、喘息等呼吸系症状[5]。胸部 X 线检查等可助鉴别。

胁痛疼痛部位以右胁部为主,可有肋缘下压痛,可合并厌油、黄疸、发热等,常因情志不舒而诱发。胆囊造影、胃镜、肝功能、淀粉酶检查等有助于鉴别。

6 辨证论治

6.1 辨证要点

6.1.1 辨疼痛部位

局限于胸膺部位,多为气滞或血瘀;放射至肩背、咽喉、脘腹,甚至臂属、手指者,为痹阻较著;胸痛彻背、背痛彻心者,多为寒凝心脉或阳气暴脱。

6.1.2 辨疼痛性质

辨疼痛性质是辨别胸痹心痛的寒热虚实,在气在血的主要参考,临证时再结合其他症状、脉象而作出准确判断。属寒者,疼痛如绞,遇寒则发,或得冷加剧;属热者,胸闷、灼痛,得热痛甚;属虚者,痛势较缓,其痛绵绵或隐隐作痛,喜揉喜按;属实者,痛势较剧,其痛如刺、如绞;属气滞者,闷重而痛轻;属血瘀者,痛如针刺,痛有定处。

6.1.3 辨疼痛程度

疼痛持续时间短暂,瞬间即逝者多轻,持续不止者多重,若持续数小时甚至数日不休者常为重病或危候。一般疼痛发作次数与病情轻重程度呈正比,即偶发者轻,频发者重。但亦有发作次数不多而病情较重的情况,必须结合临床表现,具体分析判断。若疼痛遇劳发作,休息或服药后能缓解者为顺证,若服药后难以缓解者常为危候。

6.2 治疗原则

针对本病本虚标实,虚实夹杂,发作期以标实为主,缓解期以本虚为主的病机特点,其治疗应补其不足,泻其有余。本虚宜补,权衡心之气血阴阳之不足,有无兼见肝、脾、肾脏之亏虚,调阴阳补气血,调整脏腑之偏衰,尤应重视补心气、温心阳;标实当泻,针对气滞、血瘀、寒凝、痰浊而理气、活血、温通、化痰,尤重活血通络、理气化痰。补虚与祛邪的目的都在于使心脉气血流通,通则不痛,故活血通络法在不同的证型中可视病情,随证配合。由于本病多为虚实夹杂,故要做到补虚勿忘邪实,祛实勿忘本虚,权衡标本虚实之多少,确定补泻法度之适宜[6]。同时,在胸痹心痛的治疗中,尤其在真心痛的治疗时,在发病的前三四天内,警惕并预防脱证的发生,对减少死亡率、提高治愈率更为重要。必须辨清证候之顺逆,一旦发现脱证之先兆,如疼痛剧烈,持续不解,四肢厥冷,自汗淋漓,神萎或烦躁,气短喘促,脉或速、或迟、或结、或代、或脉微欲绝等必须尽早使用益气固脱之晶,并中西医结合救治。

6.2.1 寒凝心脉

症状:猝然心痛如绞,或心痛彻背,背痛彻心,或感寒痛甚,心悸气短,形寒肢冷,冷汗自出,苔薄白,脉沉紧或促。多因气候骤冷或感寒而发病或加重。

治法:温经散寒,活血通痹。

方药:当归四逆汤。方以桂枝、细辛温散寒邪,通阳止痛;当归、芍药养血活血;芍药、甘草缓急止痛;通草通利血脉;大枣健脾益气。全方共呈温经散寒,活血通痹之效。可加瓜蒌、薤白,通阳开痹。疼痛较著者,可加延胡索、郁金活血理气定痛。若疼痛剧烈,心痛彻背,背痛彻心,痛无休止,伴有身寒肢冷,气短喘息,脉沉紧或沉微者,为阴寒极盛,胸痹心痛重证,治以温阳逐寒止痛,方用乌头赤石脂丸。苏合香丸或冠心苏合香丸,芳香化浊,理气温通开窍,发作时含化可即速止痛。

阳虚之人,虚寒内生,同气相召而易感寒邪,而寒邪又可进一步耗伤阳气,故寒凝心脉时临床常伴阳虚之象,宜配合温补阳气之剂,以温阳散寒,不可一味用辛散寒邪之法,以免耗伤阳气。

6.2.2　气滞心胸

症状:心胸满闷不适,隐痛阵发,痛无定处,时欲太息,遇情志不遂时容易诱发或加重,或兼有脘腹胀闷,得嗳气或矢气则舒,苔薄或薄腻,脉细弦。

治法:疏调气机,和血舒脉。

方药:柴胡疏肝散。本方由四逆散(枳实改枳壳)加香附、川芎、陈皮组成,四逆散能疏肝理气,其中柴胡与枳壳相配可升降气机,白芍与甘草同用可缓急舒脉止痛,加香附、陈皮以增强理气解郁之功,香附又为气中血药,川芎为血中气药,故可活血且能调畅气机。全方共奏疏调气机,和血舒脉功效。若兼有脘胀、嗳气、纳少等脾虚气滞的表现,可用逍遥散疏肝行气,理脾和血。若气郁日久化热,心烦易怒,口干、便秘,舌红苔黄,脉数者,用丹栀逍遥散疏肝清热。如胸闷心痛明显,为气滞血瘀之象,可合用失笑散,以增强活血行瘀、散结止痛之作用。气滞心胸之胸痹心痛,可根据病情需要,选用木香、沉香、降香、檀香、延胡索、厚朴、枳实等芳香理气及破气之晶,但不宜久用,以免耗散正气。如气滞兼见阴虚者可选用佛手、香橼等理气而不伤阴之晶。

6.2.3　痰浊闭阻

症状:胸闷重而心痛轻,形体肥胖,痰多气短,

遇阴雨天而易发作或加重,伴有倦怠乏力,纳呆便溏,口黏,恶心,咳吐痰涎,苔白腻或白滑,脉滑。

治法:通阳泄浊,豁痰开结。

方药:瓜蒌薤白半夏汤加味。方以瓜蒌、薤白化痰通阳,行气止痛;半夏理气化痰。常加枳实、陈皮行气滞,破痰结;加石菖蒲化浊开窍;加桂枝温阳化气通脉;加干姜、细辛温阳化饮,散寒止痛。全方加味后共奏通阳化饮,泄浊化痰,散结止痛功效。若患者痰黏稠,色黄,大便干,苔黄腻,脉滑数,为痰浊郁而化热之象,用黄连温胆汤清热化痰,因痰阻气机,可引起气滞血瘀。另外,痰热与瘀血往往互结为患,故要考虑到血脉滞涩的可能,常配伍郁金、川芎理气活血,化瘀通脉。若痰浊闭塞心脉,猝然剧痛,可用苏合香丸芳香温通止痛;因于痰热闭塞心脉者用猴枣散,清热化痰,开窍镇惊止痛。胸痹心痛,痰浊闭阻可酌情选用天竺黄、天南星、半夏、瓜蒌、竹茹、苍术、桔梗、莱菔子、浙贝母等化痰散结之晶,但由于脾为生痰之源,临床应适当配合健脾化湿之品。

6.2.4　瘀血痹阻

症状:心胸疼痛剧烈,如刺如绞,痛有定处,甚则心痛彻背,背痛彻心,或痛引肩背,伴有胸闷,日久不愈,可因暴怒而加重,舌质暗红,或紫暗,有瘀斑,舌下瘀筋,苔薄,脉涩或结、代、促。

治法:活血化瘀,通脉止痛。

方药:血府逐瘀汤。由桃红四物汤合四逆散加牛膝、桔梗组成。以桃仁、红花、川芎、赤芍、牛膝活血祛瘀而通血脉;柴胡、桔梗、枳壳、甘草调气疏肝;当归、生地补血调肝,活血而不耗血,理气而不伤阴。寒(外感寒邪或阳虚生内寒)则收引、气滞血瘀、气虚血行滞涩等都可引起血瘀,故本型在临床最常见,并在以血瘀为主证的同时出现相应的兼证。兼寒者,可加细辛、桂枝等温通散寒之品;兼气滞者,可加沉香、檀香辛香理气止痛之品;兼气虚者,加黄芪、党参、白术等补中益气之晶。若瘀血痹阻重证,表现胸痛剧烈,可加乳香、没药、郁金、延胡索、降香、丹参等加强活血理气止痛的作用[7]。活血化瘀法是胸痹心痛常用的治法,可选用三七、川芎、丹参、当归、红花、苏木、赤芍、泽兰、牛膝、桃仁、鸡血藤、

益母草、水蛭、王不留行、丹皮、山楂等活血化瘀药物，但必须在辨证的基础上配伍使用，才能获得良效。另外，使用活血化瘀法时要注意种类、剂量，并注意有无出血倾向或征象，一旦发现，立即停用，并予相应处理。

6.2.5 心气不足

症状：心胸阵阵隐痛，胸闷气短，动则益甚，心中动悸，倦怠乏力，神疲懒言，面色㿠白，或易出汗，舌质淡红，舌体胖且边有齿痕，苔薄白，脉细缓或结代。

治法：补养心气，鼓动心脉。

方药：保元汤。方以人参、黄芪大补元气，扶助心气；甘草炙用，甘温益气，通经利脉，行血气；肉桂辛热补阳，温通血脉；或以桂枝易肉桂，有通阳、行瘀之功；生姜温中。可加丹参或当归，乔血沽血。若兼见心悸气短、头昏乏力、胸闷隐痛、口干咽干、心烦失眠、舌红或有齿痕者，为气阴两虚，可用养心汤，养心宁神，方中当归、生地、熟地、麦冬滋阴补血；人参、五味子、炙甘草补益心气；酸枣仁、柏子仁、茯神养心安神。补心气药常用人参、党参、黄芪、大枣、太子参等，如气虚显著可少佐肉桂，补少火而生气。亦可加用麦冬、玉竹、黄精等益气养阴之品。

6.2.6 心阴亏损

症状：心胸疼痛时作，或灼痛，或隐痛，心悸怔忡，五心烦热，口燥咽干，潮热盗汗，舌红少泽，苔薄或剥，脉细数或结代。

治法：滋阴清热，养心安神。

方药：天王补心丹。本方以生地、玄参、天冬、麦冬、丹参、当归滋阴养血而泻虚火；人参、茯苓、柏子仁、酸枣仁、五味子、远志补心气，养心神；朱砂重镇安神；桔梗载药上行，直达病所，为引。若阴不敛阳，虚火内扰心神，心烦不寐，舌尖红少津者，可用酸枣仁汤清热除烦安神；如不效者，再予黄连阿胶汤，滋阴清火，宁心安神。若阴虚导致阴阳气血失和，心悸怔忡症状明显，脉结代者，用炙甘草汤，方中重用生地，配以阿胶、麦冬、麻仁滋阴补血，以养心阴；人参、大枣补气益胃，资脉之本源；桂枝、生姜以行心

阳。诸药同用，使阴血得充，阴阳调和，心脉通畅。若心肾阴虚，兼见头晕、耳鸣、口干、烦热、心悸不宁、腰膝酸软，用左归饮补益肾阴，或河车大造丸滋肾养阴清热。若阴虚阳亢，风阳上扰，加珍珠母、磁石、石决明等重镇潜阳之晶，或用羚羊钩藤汤加减。如心肾真阴欲竭，当用大剂西洋参、鲜生地、石斛、麦冬、山萸肉等急救真阴，并佐用生牡蛎、乌梅肉、五味子、甘草等酸甘化阴且敛其阴。

6.2.7 心阳不振

症状：胸闷或心痛较著，气短，心悸怔忡，自汗，动则更甚，神倦怯寒，面色㿠白，四肢欠温或肿胀，舌质淡胖，苔白腻，脉沉细迟。

治法：补益阳气，温振心阳。

方药：参附汤合桂枝甘草汤。方中人参、附子大补元气，温补真阳；桂枝、甘草温阳化气，振奋心阳，两方共奏补益阳气、个温振心阳之功。若阳虚寒凝心脉，心痛较剧者，可酌加鹿角片、川椒、吴茱萸、荜茇、高良姜、细辛、川乌、赤石脂。若阳虚寒凝而兼气滞血瘀者，可选用薤白、沉香、降香、檀香、焦延胡索、乳香、没药等偏于温性的理气活血药物。若心肾阳虚，可合肾气丸治疗，方以附子、桂枝（或肉桂）补水中之火，用六味地黄丸壮水之主，从阴引阳，合为温补心肾而消阴翳。心肾阳虚兼见水饮凌心射肺，而出现水肿、喘促、心悸，用真武汤温阳化气行水，以附子补肾阳而祛寒邪，与芍药合用，能入阴破结，敛阴和阳，茯苓、白术健脾利水，生姜温散水气。若心肾阳虚，虚阳欲脱厥逆者，用四逆加人参汤，温阳益气，回阳救逆。若见大汗淋漓、脉微欲绝等亡阳证，应用参附龙牡汤，并加用大剂山萸肉，以温阳益气，回阳固脱。

7 转归预后

胸痹虽属内科急症、重症，但只要及时诊断处理，辨证论治正确，患者又能很好配合，一般都能控制或缓解病情。若临床失治、误治，或患者不遵医嘱，失于调摄，则病情进一步发展，瘀血闭塞心脉，

心胸猝然大痛,持续不解,伴有气短喘促,四肢不温或逆冷青紫等真心痛表现,预后不佳,但若能及时、正确抢救,也可转危为安[8]。若心阳阻遏,心气不足,鼓动无力,可见心动悸、脉结代,尤其是真心痛伴脉结代,如不及时发现,正确处理,甚至可致晕厥或猝死,必须高度警惕。若心肾阳衰,饮邪内停,水饮凌心射肺,可见浮肿、尿少、心悸、喘促等症,为胸痹心痛的重症并发症,应充分发挥中医药治疗本病具有安全及综合效应的优势,并配合西医抢救手段积极救治,警惕发生猝死。

8　预防与调摄

调情志,慎起居,适寒温,饮食调治是预防与调摄的重点。情志异常可导致脏腑失调,气血紊乱,尤其与心病关系较为密切。《灵枢·口问》云:"悲哀愁忧则心动",后世进而认为"七情之由作心痛",故防治本病必须高度重视精神调摄,避免过于激动或喜怒忧思无度,保持心情平静愉快。气候的寒暑晴雨变化对本病的发病亦有明显影响,《诸病源候论·心痛病诸候》记载:"心痛者,风凉邪气乘于心也",故本病慎起居,适寒温,居处必须保持安静、通风。饮食调摄方面,不宜过食肥甘,应戒烟,少饮酒,宜低盐饮食,多吃水果及富含纤维食物,保持大便通畅,饮食宜清淡,食勿过饱。发作期患者应立即卧床休息,缓解期要注意适当休息,坚持力所能及的活动,做到动中有静,保证充足的睡眠。发病时医护人员还应加强巡视,观察舌脉、体温、呼吸、血压及精神情志变化,做好各种抢救设备及药物准备,必要时给予吸氧、心电监护及保持静脉通道。

参考文献

[1] 陈灏珠. 心血管病学新理论与新技术. 上海:上海科技教育出版社, 2000: 32.

[2] Danesh J, Whincup P, Walker M, et al. Low grade inflammation and coronary heart disease: prospective study and up dated meta-analyses. *BMJ*, 2000,321(7255):199-204.

[3] 邝枣园, 黄衍寿, 吴伟. 黄芩苷对肺炎衣原体诱导的可溶性细胞粘附因子及 IL-8 的调节作用. 浙江中医杂志,2004,39(11):502-503.

[4] 王筠, 张军平. 冠心病之络脉虚滞论. 中医药学刊,2006,24(4):629-630.

[5] 杜立杰, 王学东, 胡大一. 炎症与动脉粥样硬化. 中国心血管杂志,2006,11(1):62-65.

[6] 郑刚. 抗血管壁慢性炎症动脉粥样硬化防治的新思路. 中西医结合心脑血管病杂志,2006, 4(2):143-146.

[7] 张卫娜.动脉粥样硬化中医辨证论治研究进展.河北北方学院学报(医学版),2008,25(1):72-74.

[8] 牛崇峰.从中医"湿瘀互结证"认识动脉粥样硬化的成因.江苏中医药,2008,40(3):23-24.

附彩页

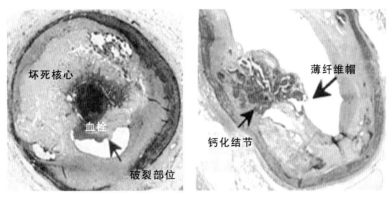

图 4-9　不稳定斑块破裂图解

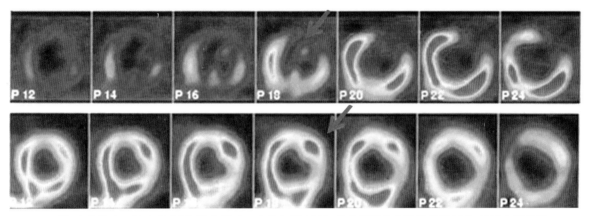

上排:左室前壁心肌血供中断(箭头所示),前壁心梗;下排:前壁梗死的心肌糖代谢旺盛,提示心肌存活

图 5-40　心肌梗死的心肌糖代谢所见 PECT 像

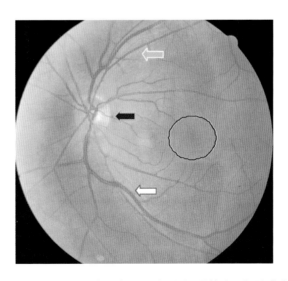

图 9-1　正常眼底彩色图像,可见视乳头(黑箭头)、视网膜动脉
(绿箭头)、视网膜静脉(黄箭头)和黄斑区结构(黑色圆圈区域)

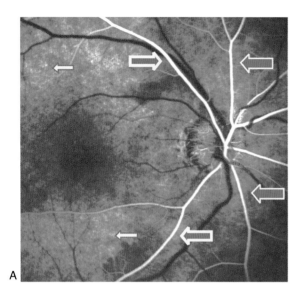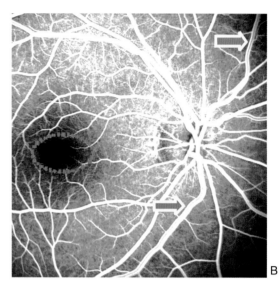

A.动脉期:注射荧光素 8s 后出现上下四支视网膜动脉血管充盈(大箭头),灰白色斑驳状荧光是脉络膜血管荧光充盈(小箭头);

B.静脉期:注射荧光素 18s 后出现上下四支视网膜静脉血管充盈,颞侧上下视网膜静脉血管呈现层流现象(箭头),红色圆圈内区域显示为黄斑暗区(无血管区)

图 9-2　荧光素眼底血管造影显示视网膜动静脉循环状态

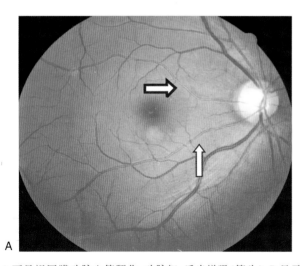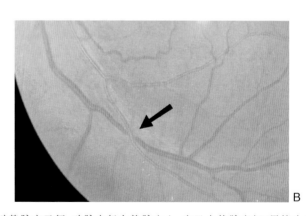

A.可见视网膜动脉血管硬化,动脉细、反光增强(箭头);B.显示动静脉交叉征,动脉走行在静脉之上,交叉点静脉变细(黑箭头)

图 9-3　视网膜动脉硬化彩色眼底像

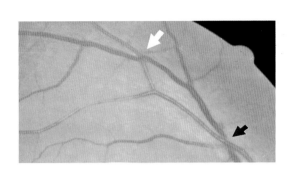

在动静脉交叉处可见动脉走行在静脉之上,其下静脉削瘦,似有中断(黑箭头);在另一交叉处,静脉弓起走行在动脉之上,形成静脉驼背(黄箭头)

图 9-4 视网膜动静脉血管交叉征

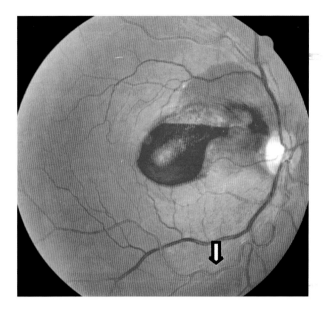

视网膜动脉瘤破裂,导致视网膜前致密出血;视网膜动脉血管走行纡曲(箭头)

图 9-5 视网膜大动脉瘤患者眼底彩色像

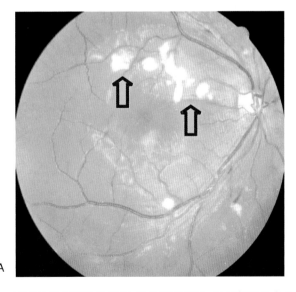

A

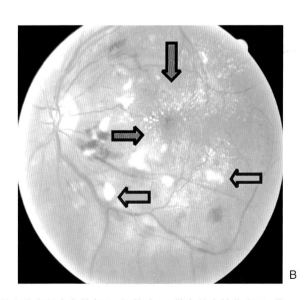

B

表现为视网膜动脉变细,静脉纡曲扩张,后极部可见大量散在分布的白色棉絮斑(绿箭头)和散在的火焰状出血,黄斑区可见环状分布的黄色硬性渗出斑(红箭头)

图 9-6 高血压视网膜病变患者眼底像

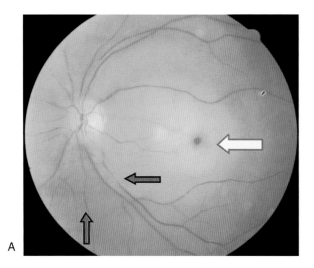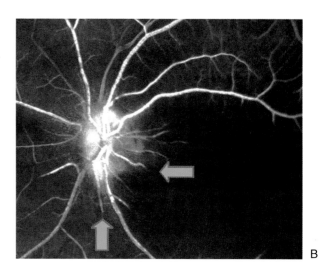

A.左眼眼底表现为视网膜动脉极细,部分血管狭窄或闭锁(红箭头),静脉也明显变细;后极部视网膜呈灰白色水肿,黄斑区呈樱桃红色斑(黄箭头),矫正视力为眼前指数;B.荧光素眼底血管造影显示视网膜动脉未见充盈,可见阻塞的动脉断端(绿箭头)

图9-7 视网膜中央动脉阻塞患者眼底像

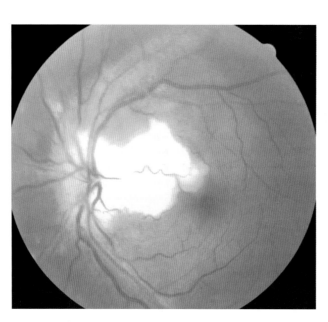

表现为视乳头充血水肿,边界不清;视乳头至颞侧黄斑区之间呈舌形灰白色视网膜缺血水肿区

图9-8 睫状视网膜动脉阻塞患者眼底像

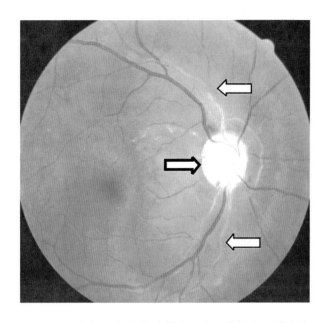

表现为视乳头颜色变白萎缩(白箭头),边界清晰,视网膜动脉血
管极细,部分血管闭锁呈白线状(黄箭头)

图 9-9 视网膜中央动脉阻塞患者后期眼底像

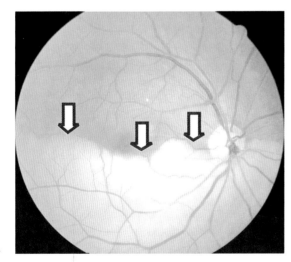

A

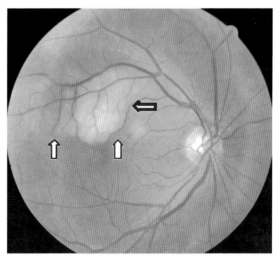

B

A.患者右眼颞下方视网膜呈缺血性灰白色水肿(箭头),视网膜动脉呈阶段性狭窄或闭塞,矫正视力为 0.08;B.患
者右眼颞上方视网膜呈灰白色缺血性水肿(箭头),视网膜动脉变细,矫正视力为 0.1

图 9-10 视网膜分支动脉阻塞患者眼底像

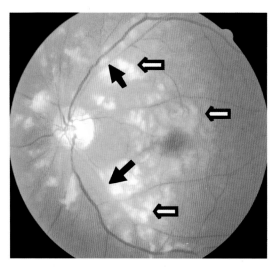

表现为视网膜神经纤维层的多发性、小片状灰白色棉絮斑(黄箭头),视网膜动脉血管明显变细(黑箭头),矫正视力为0.1

图 9-11　视网膜毛细血管前小动脉阻塞患者眼底像

A 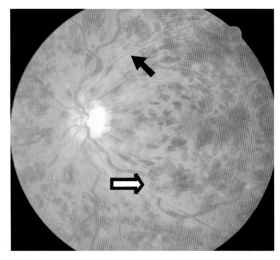 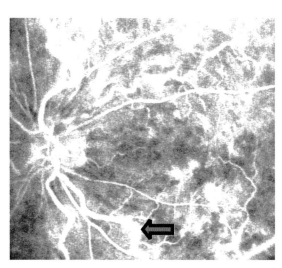 B

A.左眼底可见视乳头边界不清,视网膜动脉明显变细(黑箭头),静脉纤曲扩张(白箭头),沿静脉血管周围可见大量火焰状或点片状出血,矫正视力为0.06;B.荧光素眼底血管造影可见视网膜表面出血掩盖了脉络膜和视网膜荧光,视网膜静脉血管纤曲扩张(红箭头),静脉管壁及其附近组织染色而呈现弥漫性强荧光

图 9-12　视网膜中央静脉阻塞患者眼底像

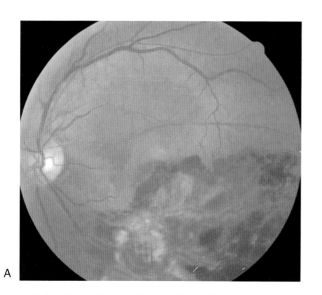 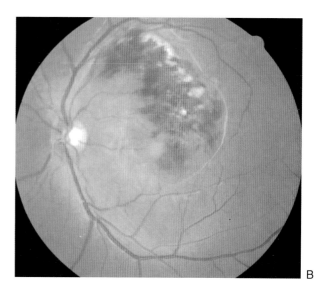

A.患者左眼底可见颞下支视网膜分支静脉阻塞,血管周围可见大量出血,矫正视力为 0.1;B.患者表现为黄斑分支静脉阻塞,
出血累及黄斑区,并引起黄斑水肿,矫正视力为 0.02

图 9-13　视网膜分支静脉阻塞患者眼底像

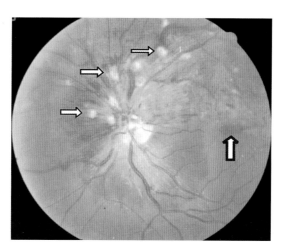

可见左眼鼻上和颞上方两支视网膜分支静脉血管阻
塞,上方视网膜静脉纤曲扩张,周围可见大量点片状
出血和白色棉絮斑(黄箭头),出血累及黄斑区(白箭
头),矫正视力为 0.06

图 9-14　视网膜半侧静脉阻塞患者眼底像

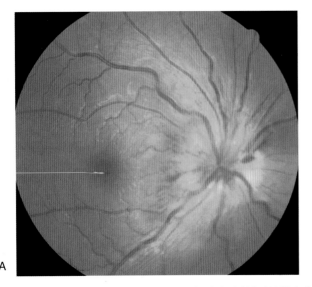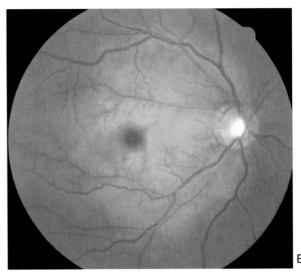

A.右眼底可见视乳头充血水肿,边界欠清晰,周围可见散在的楔形出血,矫正视力为0.2;B.治疗1个月后的患者右眼眼
 底像,表现为视乳头水肿吸收,边界清晰,颞侧颜色略淡,视网膜动脉细,矫正视力为0.8

图9-15　前部缺血性视神经病变患者眼底像

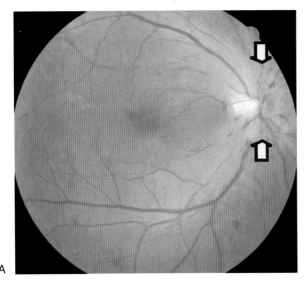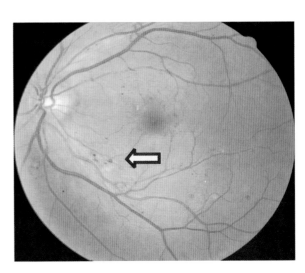

A.患者右眼底表现为视乳头充血水肿,边界不清(箭头),周围有散在出血,后极部视网膜血管旁也可见散出血,矫正视力为0.2;
 B.同一患者左眼底表现为视乳头边界清晰,无水肿,后极部视网膜血管旁可见散在出血点(箭头),矫正视力为0.8

图9-16　前部缺血性视神经病变合并糖尿病视网膜病变患者眼底像

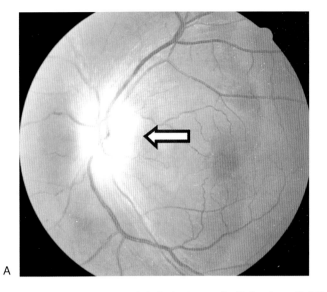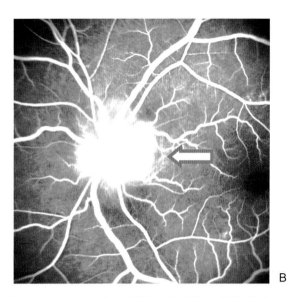

A.患者左眼底表现为视乳头水肿,边界不清(箭头),视网膜动脉变细,矫正视力为0.2;B.荧光素眼底血管造影显示早期视乳头弱荧光,晚期因有明显的荧光素渗漏而呈现强荧光(箭头)

图 9-17　前部缺血性视神经病变患者眼底像和荧光素眼底血管造影像

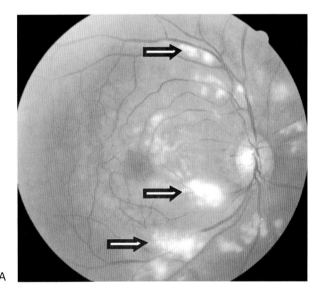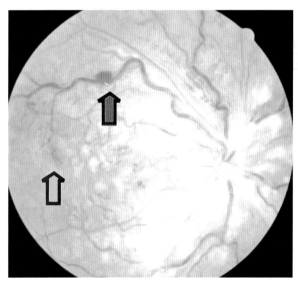

A.患者右眼眼底表现为视网膜动脉平直变细,静脉扩张,后极部视网膜可见大量白色棉絮斑(白箭头),矫正视力为0.02;

B.另一患者右眼表现为视网膜动脉变细,静脉呈"串珠"样扩张(红箭头),后极部视网膜可见大量棉絮斑、散在出血和视网膜新生血管(绿箭头),矫正视力为眼前指数

图 9-18　缺血性眼症患者彩色眼底像

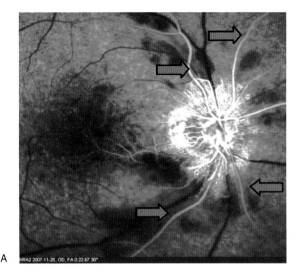
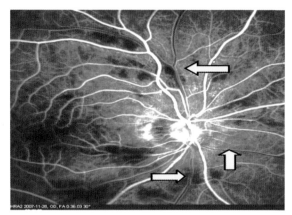

A.视网膜动脉充盈时间延长,视网膜动脉在 22s 时才开始充盈(红箭头);B.视网膜静脉在 36s 后开始充盈(黄箭头)

图 9-19　缺血性眼症患者荧光素眼底血管造影像

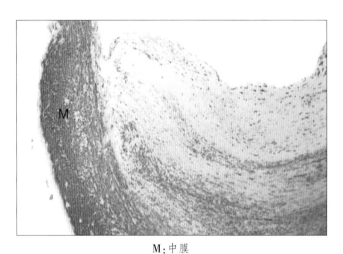

M:中膜

图 10-2　年轻人早期 AS 病变

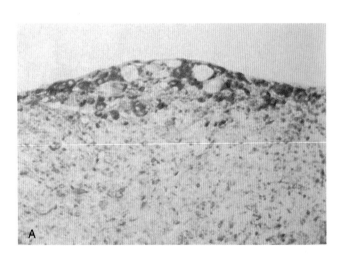
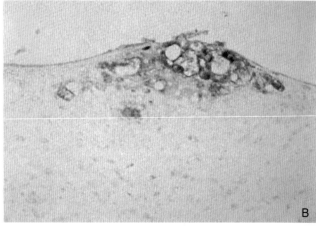

A.管腔内膜侧确认泡沫细胞、巨噬细胞(红色)、平滑肌细胞(蓝色);B.氧化低密度脂蛋白胆固醇(蓝色)、载脂蛋白(红色)

图 10-3　冠状动脉前斑块的组织学所见

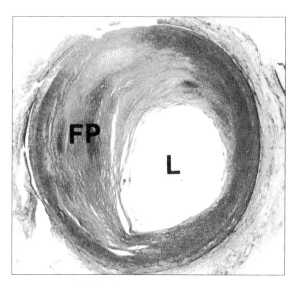

L:血管内腔呈偏心型,FP:纤维斑块

图 10-4 纤维性斑块

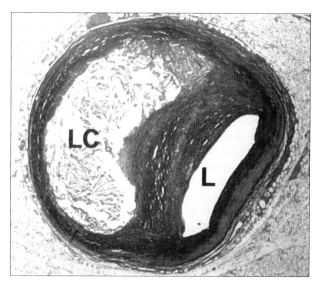

L:血管内腔呈偏心型

LC:脂质芯示厚的纤维盖和厚粥样斑块

图 10-5 纤维性斑块

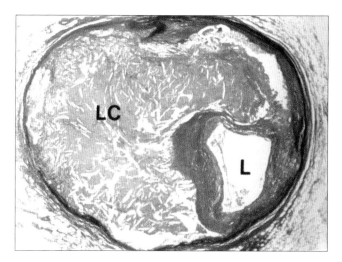

L:血管内腔呈偏心型

LC:脂质芯示薄的纤维盖和薄粥样斑块

图 10-6 脂质丰富型纤维性斑块

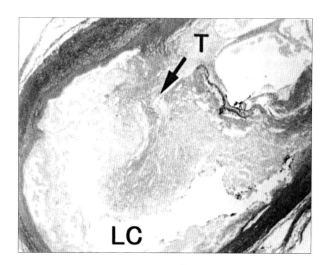

LC:巨大脂质芯;T:血栓;↑:部分纤维盖破裂

图 10-7 破裂性斑块

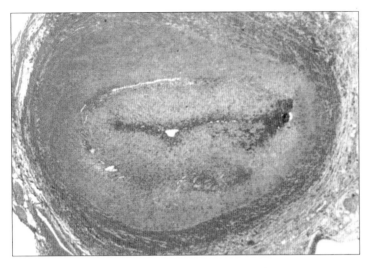

内皮细胞受损侵蚀内皮下组织,其周围附着大量血栓

图 10-8 侵蚀性斑块

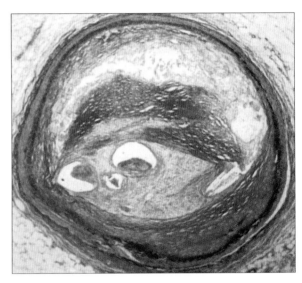

图 10-9 完全闭塞性斑块

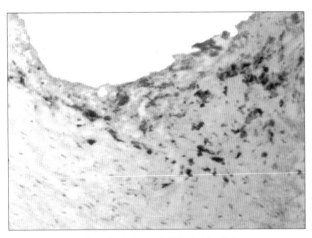

巨噬细胞(红色);平滑肌细胞(蓝色)

图 10-10 炎症性斑块(不稳定性斑块)